医学整合课程实践与研究

郭晓奎　主编

上海交通大学出版社

内容提要

    上海交通大学基础医学院"基于器官系统的整合课程体系的改革与实践"经历了多年的试点,并形成针对临床医学专业和理学专业的整合课程体系,在全国率先进行整合课程改革,完成了中国医学教育历史性的突破,建立了与整合课程体系相适应的跨学科教学团队。本书汇集了三十多篇总结教学经验和体会的论文,可供高等医药院校相关人员进行教学改革参考。

图书在版编目(CIP)数据

医学整合课程实践与研究 / 郭晓奎主编. —上海:
上海交通大学出版社,2017(2018 重印)
ISBN 978 - 7 - 313 - 15963 - 2

Ⅰ. ①医… Ⅱ. ①郭… Ⅲ. ①基础医学—教学研究—
高等院校 Ⅳ. ①R3 - 4

中国版本图书馆 CIP 数据核字(2016)第 258057 号

医学整合课程实践与研究

主   编:郭晓奎
出版发行:上海交通大学出版社   地   址:上海市番禺路 951 号
邮政编码:200030   电   话:021 - 64071208
出 版 人:谈 毅
印   制:江苏凤凰数码印务有限公司   经   销:全国新华书店
开   本:787 mm×960 mm 1/16   印   张:16
字   数:270 千字
版   次:2017 年 1 月第 1 版   印   次:2018 年 7 月第 2 次印刷
书   号:ISBN 978 - 7 - 313 - 15963 - 2/R
定   价:68.00 元

《医学整合课程实践与研究》编委会

主 编
郭晓奎

副主编
钮晓音

编 委（以姓氏笔画排序）

序

　　医学科学的学科高度分化与培养医生的整体观是现代医学科学发展的重要特征，也是当前医学教育中亟待解决的矛盾。正因为如此，也引发了广大医学教育工作者对医学教育整合的高度重视。

　　传统"以学科为中心"的课程模式具有较强的系统性和完整性，便于教学实施、组织管理和教学资源安排等优点。但学科之间界限过于分明，各学科内容之间存在交叉重复或表述不一。1993年，爱丁堡世界医学教育峰会推出"以器官系统为中心"的综合型课程教学模式，使学生从真正意义上认识和理解一个器官与系统的关系，形成医学整体观。

　　整合课程是指将原来自成体系的各门课程或各教学环节中有关的教学内容，通过新的组合方式进行整理与合并，使相关课程能够形成内容冗余度少、结构性好、整体协调的新型课程环节，以发挥其综合优势。实施整合课程的目的在于强调知识的整体性和培养学生综合运用知识解决问题的能力。

　　整合式课程的开展，有利于适应知识爆炸时代的要求；有利于基础医学与临床医学课程的整合；有利于学生建构完善的知识结构；有利于学生能力培养；有利于医学教育教学方法的改革。

　　上海交通大学医学院自1958年起经过多年的试点探索，借鉴国内外医学教育改革的宝贵经验，历经数次（1958年、1972年、1987年、1997年）整合课程改革尝试，2002年、2003年、2008年和2012年我们又在不同学制（七年制、四年制、八年制和五年制）开展了新一轮试点，试行全新的医学教育模式体系，以期探索一条既符合国际潮流又具有中国特色的医学教育改革的新途径。为促进整合课程改革在医学院的全面推广，形成针对医学专业和理学专业的特色整合课程体系，提升卓越医师和拔尖人才的教育质量和培养水平，2014年，我们启动骨干教师教学激励计划，依据新的整合课程对应组建由24位首席教师领衔的24支教学团队，在全国率先打通医学门类专业临床前整合课程改革的最后一千米,完成了中国医学教育的突破。

本书汇集了上海交通大学基础医学院的教师在整合课程体系实施过程中的实践和探索经验,为进一步完善我院临床前后整合课程体系建设,提供了模式、途径,也为今后的全面实施积累了经验。我们为能给予广大医学院校的教师、学生及其他读者一点启发而高兴,也诚挚地欢迎读者随时提出批评与建议。你们的反馈与评价是我们不断改进与完善的动力与支持。我坚信,只要我们朝着正确的目标不懈努力,扎实前行,就一定能为 21 世纪医学教育改革做出应有的贡献。

上海交通大学医学院

副院长   胡翔翔君华

2016 年 4 月 15 日

目　录

器官系统整合课程　　　　　　　　　　　　　　　　　　　　　79

理学专业整合课程　　　　　　　　　　　　　　　　　　　　　128

医学基础　　　　　　　　　　　　　　　　　　　　　　　　　142

实验整合课程　　　　　　　　　　　　　　　　　　　　　　　150

教学方法的实践与探讨   **188**

上海-渥太华联合医学院教学模式比较   **225**

中英文索引   **240**

上海交通大学基础医学
整合课程回顾与展望

钮晓音,郁 松,郭晓奎

(上海交通大学基础医学院,上海,200025)

[摘 要] 从 20 世纪中叶开始,国内外多所医学院校相继开展了高等医学教育的整合式教学改革,本文从我校医学整合课程发展历程出发,回顾上海交通大学医学院基础医学教育的发展,重点介绍目前基础医学整合课程的实施情况,提出面临的问题,希望能为国内其他院校的基础医学整合课程提供一定的借鉴。

[关键词] 基础医学;器官系统整合课程;教学改革

随着医学教育观念和模式的转变,以学科为中心的教学模式越来越不适应医学学科间交叉融合的需要[1]。从 20 世纪中叶开始,国内外多所医学院校相继开展了整合式教学改革。上海交通大学医学院(原上海第二医科大学)在办学的历程中也积极尝试,引进先进教学理念和教学方法,不断改革和改进整合式教学的整体培养方案和教学计划,为新型医学人才的培养创造更广阔的空间。

基金项目:上海交通大学医学院整合课程建设基金;上海交通大学医学院 21 教学论坛;上海交通大学医学院整合课程师资培训;上海市教委本科重点课程(2015-37-59),上海交通大学医学院 2015 年度医学教育研究课题项目重点项目(ZD150601)。

作者简介:钮晓音(1980—),女,副教授,博士。电子信箱:niuxiaoyin@163.com。

通信作者:郭晓奎,电子邮箱:xkguo@shsmu.edu.cn。

1　整合课程的起源与发展

早在 19 世纪,德国科学教育学的奠基人赫尔巴特从教育心理学角度提出"关于注意和整合作用的见解",其弟子齐勒在此基础上,创造性地提出以历史、文学和宗教为中心的"学科整合法",开创了整合课程的历程。20 世纪初期,杜威和基尔帕特里克就主张整合课程,掀起了整合教育的思潮。

1910 年的弗莱克斯纳报告,在美国掀起了医学教育改革的浪潮,促进了以学科为基础的科学化医学教育体系的形成[2-4]。1952 年,美国西余大学率先在医学教育领域开展"以器官系统为基础(organ system based curriculum model,OSBCM)"的课程改革,打破了学科界限,加强了学科间的综合。1969 年,加拿大麦克玛斯特大学、澳大利亚纽卡斯尔大学等 40 余所院校陆续采用以问题为基础的课程模式,进行课程优化整合。20 世纪 90 年代,美国医学院校协会在全国推行"医学院校培养目标研究项目(Medical School Objectives Project,MSOP)",许多院校实行了以器官系统为基础的课程、以问题为基础的课程、以社区为基础的课程等整合课程,成为第二次医学教育改革,对世界医学教育产生了深远的影响[4,5]。

2　我国整合课程改革的现实背景

我国医学院校开展医学课程整合起步较晚,覆盖面积较小。2008 年 9 月,教育部、卫生部发布的《本科医学教育标准——临床医学专业(试行)》,明确要求医学院校应积极开展纵向或(和)横向综合的课程改革,将课程教学内容进行合理整合。2009 年 2 月,教育部、卫生部《关于加强医学教育工作,提高医学教育质量的若干意见》文件中提出,医学院校要构建人文社会科学知识、自然科学知识与医学知识相结合,基础医学与临床医学相结合的知识、能力、素质协调发展的新型课程体系。2009 年 11 月,医学发展高峰论坛以"医学整合"为主题,发布《北京共识》,指出医学整合是实现全民健康宏伟目标的重要方略。2011 年,全国医学教育改革工作会议明确提出"改革教学内容与课程体系,推进医学基础与临床课程的整合"。"整合"成为新形势、新挑战下的医学发展和医学教育改革的重要方向。

我国香港地区的香港大学从 1997 年、香港中文大学从 2001 年开始先后采用整合式课程模式,以学生为中心,全面提升医学生的知识、素养和能力,我国台湾地区的医学教育委员会也于 2003 年颁布《医学教育白皮书——台湾医学教育之改进方向》,在 11 所大学医学院校中,完全或部分采用"基础——临床"整合式课程模式,且均采用以问题为基础的学习(problem based learning,PBL)教学法。长期以来,包括我校在内的内地多所医学院校积极探索,相继开展了医学整合课程改革。

3 我校基础医学整合课程历程

我校基础医学课程体系仍以学科为中心的课程体系为主,历史上开展过 3 种类型的整合课程改革,简单叙述如下。

3.1 横向基础医学整合课程

1958 年党中央提出"社会主义建设总路线",在"鼓足干劲,力争上游,多快好省地建设社会主义"的"跃进高潮"的推动下,我校与上海第一医学院、上海中医学院、第二军医大学、上海铁道医学院及上海医学专科学校等六校教师进行了一次医学课程的改革。这次医学课程改革,把基础医学和临床医学的 20 多门课程根据人体形态与功能结合、病理过程与病因结合、基础医学与临床医学结合的原则,重新编排课程,6 校教师共同编写了《正常人体学》《疾病学基础》两本教材,共 230 万字,由上海科学技术出版社出版。在此次教改中,上海各医学院校的知名教授均积极参加。但这次教改由于指导思想上急于求成,未作深入细致的思想工作;在组织方法上,搞"运动式"的大轰大嗡,未作较大范围的实验对比。因此,未能深入总结,这次较深刻及传统课程体系的改革尝试,以不了了之而告终[6]。

"文革"期间,大学六年制停止招生后,于 1972 年开始招三年制"工农兵学员",在学制统一压缩的前提下,进行了又一次医学课程改革的实践。我校与上海第一医学院、遵义医院的教师们,经过共同研究,在医学院校学制压缩一半的背景下,对基础医学课程进行了合并。这次对医学课程的改革,主要集中在医学基础课程横向联系方面,把医学基础的解剖、组胚、生理、生化四门课程合并为《正常人体学》,把病解、病生、寄生虫、微生物合并为《疾病学基础》,教材编成后由上海人民出版社出版发行。这次教改由于受到"文革"极"左"思潮的干扰,学习年限受到强制性压缩,教师的积极性未能充分地调动起来,教学效果评价没有进行。随着医学院校的学制恢复为五至六年制,使用了五年的《正常人体学》《疾病学基础》教材又被废置[6]。

21 世纪初,针对部分专业,如检验、护理和营养等专业学制由五年制转为四年制,针对以适应医学相关专业培养目标的要求,我校又组织学校有关教研室的专家教授编写了以"分子、细胞、组织、器官和系统的正常形态结构、功能及化学组成和变化规律"为主要内容的《正常人体学》,以及涵盖病原微生物学、病理学、病理生理学、免疫学、遗传学等多学科的《疾病学基础》,这两本多学科交叉的整合式教材由人民卫生出版社出版,书中把有关疾病发生的多学科知识进行整合,为学习临床医学和医学相关专业课程奠定坚实的基础。

3.2   以临床问题为引导的基础医学教程

上海交通大学医学院(原上海第二医科大学)曾在 20 世纪 80 年代初实施"以临床问题为引导的基础医学教程(clinical problem oriented basic medical science curriculum, PBC)"和"以问题为引导的临床医学教程(problem oriented clinical medical curriculum, PCMC)"的改革,促进了基础结合临床,理论联系实际,提高了学生的主观能动性及综合思维能力[7]。经过两年的筹备,我校在 86 级一个小班开始了以临床问题为引导的基础医学教程试点,通过接触社会、接触患者,通过自学掌握学习内容,学生的学习主动性有了提高,但有部分学生认为学习花了更多时间,能力虽有提高,但成绩未见明显增加,因而缺乏积极性;试点班的教师在指导学生自学、联系和组织医院等方面也花费了大量精力,付出了艰巨的劳动,但教学实践中的付出无法得到评估,削弱了积极性[8]。1988 年,国家教委开始在全国 15 所重点医学院校中试行七年制高等医学教育,作为试行院校之一,我校将七年制课程结构设计成互相渗透融合的五大模块,即公共基础课程模块、医学基础课程模块、临床理论和临床见实习模块、回归基础模块、定向实习和毕业论文模块。各模块的教学内容又根据新世纪生命科学的发展趋势做了相应的调整[9]。

3.3   器官系统整合基础医学课程

20 世纪 90 年代,我校在法文班七年制专业中试行器官系统整合教学,教师按照器官系统进行授课,但当时没有专门的教材,学生使用的还是以学科划分的课本,各学间的联系不够紧密,学生的积极性不够高,此次教改未大面积推广。

2002 年 9 月,原上海交通大学医学院开始试行酝酿已久的教育改革方案,在临床医学七年制中进行了全面的教学改革,开设了以器官系统为基础的综合性整合课程,并安排以问题为基础的讨论课程、学生小组活动和教师指导下的自学。并分阶段逐步培养学生的临床技能,安排学生参加早期接触临床活动,开设前后期整合课程。增加了选修课课程内容,开设综合性医学专题讲座和医学前沿进展讲座。

实践证明,这些改革措施使学生的自学和分析综合能力、书面和口头表达能力以及团队合作能力均有了明显提高[10,11]。

上海交通大学医学院在2006年开展了第八次教育思想大讨论。通过讨论,理清了办学思想,明确了新的培养目标,并围绕目标进行课程体系的改革。调整后的八年制医学人才培养目标为培养具有良好思想品格与职业道德;较为广泛的人文、社会和科学知识;拥有终身学习、科学思维、善于实践、敢于创新、沟通交流和社会适应等综合能力;掌握较为扎实的医学理论与基本技能;能解决基本的临床实际问题;能适应医学新模式的高层次临床医师[12]。自2008年始,在八年制学生办学过程中,开展了更为系统的整合教学试点。围绕"八年一贯、整体优化、强化基础、注重临床、培养能力、提高素质"的原则,整体设计,分步实施,保证质量,确立教育改革的方向。改革力求八年制医学人才达到以下要求:知识、能力、素质、智慧与人格并重;具备自学、实践、交流、创新能力;基础宽、能力强、素质高、潜力大;适应医学新理念与新模式。

3.3.1　课程设置

在课程设置方面,打破传统的医前教育、基础医学和临床医学三段式分割教学局面,通过系统整合的课程体系,使基础临床教学交错融合(见表1)。将医学导论(或称健康与疾病导论)、以器官系统为基础的整合课程、临床医学整合课程三者进

表1　基础医学整合课程体系

专　　业	理　论　课　程		实验或实践课程
	医学导论(模块整合)	基础医学系统整合课程	基础医学实验整合课程
临床医学 预防医学	人体结构	呼吸系统	人体结构
	分子、细胞与组织	消化系统	医学形态学
	代谢与能量	泌尿系统	医学功能学
	医学遗传与胚胎发育	生殖系统	生化与分子
	病理与病生总论	神经系统	病原生物学
	机体防御与免疫	循环系统	医学化学
	病原生物学	血液系统	RBL
	药理学总论	内分泌系统	科研轮训
护理学 检验医学 营养学	正常人体学 疾病学基础	PBL	基础医学实验课

行有机整合，"以器官系统为主线，淡化学科，融形态与功能、基础与临床、医学与人文为一体"的系统整合式课程体系[7]。以系统整合为手段，以问题导向为基础，以循证思维为方法，以科研训练为目的，以人文精神为实质，使学生将医学基础知识直接与临床疾病相联系，激发学习积极性、主动性，改变以往不明确基础医学课程学习目的、只为考试而学的状况。

3.3.2　教学方法与教学模式改革

教学方法直接关系到教学的效果，关系到学生的培养质量。在八年制教学改革实施过程中，尽量减少大班课堂教学，增加小组教学、案例讨论、床边教学；减少授课时数，采用学生参与式学习方法。在教学过程中，跳出以往以授课为基础的学习（lecture based learning，LBL）灌输式教学方式，提倡以团队为基础的学习（team based learning，TBL）、以问题为基础的学习（problem based learning，PBL）、以案例为基础的学习（case based learning，CBL）、以探究为基础的学习（research based learning，RBL）、计算机辅助学习（computer assisted learning，CAL）相融合的多元模式。如 RBL 科研训练是"以探究为基础"的教学模式，以探究未知问题为基础、设计性综合性实验为载体，构建开放式、学生主动参与的教学模式，可充分调动学生学习的主动性、积极性和创造性以提高学生发现问题、分析问题和解决问题的能力，提高学生自学能力和实践能力，培养学生的科学思维、创新意识，包含验证性实验（形态学）、技能性实验（细胞与分子、免疫）、综合性实验（生理、病生、药理）、探究性实验（围绕某个医学问题）4 个部分。

3.3.3　器官系统整合课程实施

医学院在 2008 级临床医学八年制中首先开展器官系统整合式教学改革。方案中第二学年的模块课程涉及基础医学多学科整合，第三学年器官系统课程涉及基础与临床整合（见表 1）。经过专家顶层设计，将基础医学各课程实现交叉融合，形成 8 门基础医学模块课程，作为器官系统课程的前期课程，命名为《人体健康与疾病导论》；将基础医学与临床医学整合，以器官系统为中心，形成 8 门系统课程。

3.3.3.1　整合课程筹备

为顺利完成课程改革，基础医学院积极准备，成立 8 个模块课程组（人体构造；分子、细胞与组织；代谢与能量；医学遗传与发育；机体防御与免疫；病原生物学；病理学与病理生理学总论;药理学总论),遴选师资,确定各模块负责人,负责组织教学,组织编写教学大纲、讲义等。同时,基础医学院配合教务处遴选了8位器官系统整合课程负责人,与临床负责人共同负责8门器官系统整合课程(循环系统、神经系统、消化系统、呼吸系统、内分泌系统、血液系统、泌尿系统、生殖系统)的教学。为保证教学改革成功,基础医学院投入了最强的师资力量担任各课程组负责人,其中不少是课题组长和临床医生。授课前,对教学内容、教学方法、教学手段、考核方法等进行了反复讨论。

3.3.3.2　整合课程运行

在课程建设和教材建设方面,各课程组先后编写了中文和英文版《人体健康与疾病导论》整合式教学大纲和讲义,并且为学生提供了国内和国外的参考教材、教学网站。与临床医学院共同编写并出版了8本器官系统整合课程的系列教材。在教学方法上,除了传统的课程讲授外,还开展了多种形式的教学,如 PBL、CBL、小组讨论等。

教学管理方面,制订了整合课程教学管理流程,规定了教学管理部门、课程负责人、教学秘书、教师各自的职责、任务和时间节点。为保证教学质量,学院安排了5位专家担任教学督导,跟踪模块整合课程,每年听课100多节,专家认为模块课程的教学体现了教学改革的初衷和先进的教学理念,符合顶层设计的要求,教师总体水平较高,教学认真负责,但模块内和模块之间需要进一步加强沟通,保证教学内容的衔接得更自然、更严密。

与此同时,基础医学院在八年制整合课程中开展了多元化、全方位的考核方式改革,明确要求终结性考核的比例控制在70%以下,加强形成性考核,如 PBL、CBL、实验、文献综述、小论文等考核,以配合整合课程对学生创新精神和能力培养的总体目标。

在模块整合课程教学实践中,学院及时发现了教学内容遗漏,为此,基础医学院随即开设了一门《基础医学讲座》课程,针对模块教学中遗漏的内容进行补缺。共17学时,涉及组胚、病理、病生、药理等课程。

3.3.3.3　整合课程的教学效果

经过5年的运行,各整合课程总体上进展顺利,体现出其综合优势。首先,课程整合提高了教学效率,各模块内部、模块之间经过整合避免了一些重复的内容,节省了教学时数;淡化了学科界限,学科间联结更为紧密。其次,高水平的师资、全新的课程体系、新颖的教学方法,让学生明确了主体地位,教师充分发挥主导作用,学生在教学过程中主动参与,积极思考,大胆实践,使学生体会到学习的快乐;不同的教学形式,营造活泼的教学氛围,在启发式教学中,引导学生提出问题,培养学生解决问题的能力。再者,整合课程让学生养成良好的学习习惯,创新的教学模式营造浓厚的科学氛围,努力为学生创造创新实践的软硬件条件,构建以学生能力培养为基础的新型教学过程,有助于学生自主学习能力、科学思维等能力的培养。学生对整合课程总体评价满意。

4   整合课程目前存在的问题及对策

横向基础医学整合课程有利于学生在掌握基础理论、基本知识和基本技能的基础上,注重各学科知识的交叉、融合,适合四年制医学相关专业,如营养、预防、护理、检验等专业学生的培养。以临床问题为引导的基础医学教程,由于教师、学生积极性不高,并受到财力物力限制,没有得以推广。

新的器官系统整合课程的实施过程中,我们也发现一些存在的问题,如部分整合式课程的教师以被改革者的被动姿态进入整合课程,对整合课程总体设计不明确,不了解为何整合,对整合的目标和教学体系缺乏认识。这就要求推动整合教改的教学主管领导和教学管理部门实事求是地面对问题、分析系统原因,通过加强教师培训、定期组织教学交流研讨会,与师生更深入地解释;加强协调组织和管理,通过试点、树立标杆去推动整体教改工作就显得十分重要。

其次,顶层设计的课程体系存在结构不稳定、实施课程的组织架构不完善、教学组织难度大、整合课程配套教学资源,如教材和师资不充分等缺点,特别是教材、讲义、教学大纲需进一步更新,尤其在改革的初期,旧的行为模式被打破,而新的课程体系尚未完善时,需要及时调查、总结,并完善其考核评价体系。

第三,模块知识体系的融合度不够紧密,目前绝大多数教师是以学科为中心的课程体系中培养出来的,已习惯于学科概念,知识面较局限,缺乏学科间的联系和协作,教师对系统整合的执行力不统一。教学内容需要进一步实现有机融合,可以采用课程组内教师的集体备课、教学交流等形式进一步加强沟通交流。

此外,基础医学院部分课程负责人和教师退休、出国、离职等情况,需进一步加大师资培训力度。对于整合程组的课程建设、教学研讨、集体备课、编写讲义和大纲等,需要更多教学改革经费的投入。

上海交通大学的基础医学整合课程的开展已取得了初步成效,但也面临着一些困难和挑战，我们要在不断总结经验、改进不足的基础上，不断完善，不断进取，并将整合教学的模式推广到我校各个医学专业的学生培养中，为我国医学教育事业的发展做出应有的贡献。

参考文献

［1］　顾敏鸣，胡涵锦.21 世纪初中国高等医学教育改革的探索与研究［M］.上海：上海科学技术文献出版社，2003.

［2］　Flexner A. Medical education in the United States and Canada：a report to the carnegie foundation for the advancement of teaching［M］. New York：Carnegie Foundation for the Advancement of Teaching，1910.

［3］　田明国.纪念弗莱克斯报告发表 100 周年［J］.中国高等医学教育，2012(2)：128 - 130.

［4］　孙鹏，黄继东，柏杨，等.整合课程教学在医学教育中的历程与展望［J］.中国高等医学教育，2012(5)：62 - 63.

［5］　易露茜，陶立坚，陈启元.高等医学教育计划改革浅析［J］.中国高等医学教育，2005(3)：27 - 31.

［6］　丘祥兴，林蕙菁.中国高等医学教育的昨天今天和明天：21 世纪的中国高等医学教育改革与发展［M］.上海：上海中医药大学出版社，1999.

［7］　顾敏鸣，黄钢.中美英医学院校医学课程整合的比较与分析［J］.医学与哲学，2009(5)：68 - 70.

［8］　章有章，丘祥兴，蒋鉴新，等.以临床问题为引导的基础医学教程的初步实践［J］.中国高等医学教育，1988(2)：41 - 43.

［9］　张艳萍，胡冰，姜叙诚，等.七年制高等医学教育的实践与思考［J］.医学教育，2004(4)：6 - 8.

［10］　郑晓瑛，王一飞.上海交通大学医学院创建和运行的历程［J］.医学教育，2003(6)：7 - 9.

［11］　富冀枫，张君慧，姜叙诚，等.八年制医学教育培养方案的构建和教育改革的探索［J］.上海交通大学学报(医学版)，2008(28suppl)：25 - 28.

［12］　黄钢，顾敏鸣，唐红梅，等.医学新目标与上海交通大学医学教学改革新思路［J］.上海交通大学学报：医学版，2008，28(suppl)：1 - 3.

基础医学实验教学中心建设、改革与发展的探索

顾鸣敏,许伟榕,程 枫,郭晓奎

(上海交通大学医学院基础医学实验中心,上海,200025)

[**摘 要**] 上海交通大学医学院基础医学实验中心成立于 2007 年。本文回顾了该实验教学中心成立以来在制度建设、实验室建设、课程体系建设、教材建设和师资队伍建设方面的措施与成效,同时,总结了整合式实验教学改革的理念、内容、方法、手段和评价等方面的得与失,最后探讨了进一步深化实验课程整合、改进实验教学方法、提升师资队伍水平、加强虚拟仿真实验教学中心建设和再版实验系列教程的思路与途经。

[**关键词**] 实验室建设;教学改革;实验课程整合;发展规划

英国近代哲学家弗兰西斯·培根(Francis Bacon)曾指出:"没有实验,任何新的东西都不能得知,几乎每一个新的科学发现都离不开实验,每一个科学理论的建立都要用实验来加以检验和证明。"[1]进入 21 世纪以来,实验研究在科学发现中的作用有增无减。同样,实验教学已成为高等医学教学的重要环节,在卓越医学人才培养体系中起着承上启下的作用。然而,传统的以课程为单位的实验教学模式已难以适应卓越医学人才培养的要求,为此基础医学实验教学面临新的抉择。经过利弊得失分析,上海交通大学医学院于 2007 年做出了组建基础医学实验教学中心(简称实验中心)的决定,将原先从属于各教研室或学科管理的实验教学资源重新组合,组成了形态学、功能学、细胞与分子生物学、病原生物学和医学化学 5 大实验

作者简介:顾鸣敏(1960—),男,教授,博士;电子邮箱:gumm@sjtu.edu.cn。

通信作者:郭晓奎,电子邮箱:xkguo@shsmu.edu.cn。

教学平台。经过 8 年的不懈努力,实验中心基本实现了以学生为本、注重素质、夯实基础、激发兴趣、鼓励创新的目标,并构建了注重学生动手能力、科学思维和创新能力培养的实验教学新模式,也为基础医学实验教学的交叉、融合提供了实践案例。

1　基本建设提前完成

实验中心包括 5 大实验教学平台,其中形态学教学实验平台涵盖了人体解剖学、组织胚胎学和病理解剖学部分;功能学实验教学平台涵盖了生理学、病理生理学和药理学部分;细胞与分子生物学实验教学平台涵盖了细胞生物学、医学遗传学、免疫学和生物化学等部分;病原生物学实验教学平台涵盖了微生物学和寄生虫学部分;医学化学实验教学平台涵盖了无机化学和有机化学部分[2]。实验中心成立以来,每年承担临床医学、口腔医学等 7 个专业的本科生、研究生及夜大生的教学任务,学生人数约 12 000 人/年,实验课程总数达 51 门/年,总学时数约 3 600 学时/年,可谓面广量多。凡是开头难。实验中心主要在制度建设、实验室建设、课程体系建设、教材建设和师资队伍建设等方面开展探索和实践。

1.1　管理制度逐步完善

实验中心遵循由基础医学院领导、自身独立运行、教学人员归属于实验中心的管理体制。实验中心实行主任负责制,由基础医学院教学院长兼任主任,负责实验中心的规划与发展、教学改革与队伍建设。同时由 2 位具有教学管理和实验室建设经验的老师担任副主任,分别负责实验中心的平台建设与课程建设、日常事务与安全保障。各实验教学平台设主任 1 名,负责相关平台的日常工作、教学安排和平台发展等。实验中心建立了较完善的管理制度,其中包括《上海交通大学医学院基础医学实验教学中心管理条例》《基础医学实验教学中心各级技术人员职责》《基础医学实验教学中心实验室安全制度》《基础医学实验教学中心实验室考核制度》等,同时严格执行医学院的相关规定,如《上海交通大学医学院实验室管控药品试剂管理办法》《上海交通大学医学院低值、易耗材料(危险品、同位素等)管理办法》等,通过制度建设保证实验中心运作的规范和有序。

1.2 实验条件明显改善

在上海市教委及医学院的大力支持下,实验中心得到了快速发展。目前,实验中心共有实验用房 7 000 m²,有实验室 34 间,准备室、标本室、电教控制室等共 20 间,可同时容纳 900 名学生开展实验。现有各类仪器设备 2 331 台(套),设备总值 2 256 万元,其中 10 万元以上的教学仪器或设备 21 台,总值 731 万元。简言之,实验中心仪器设备数量充足、有前瞻性,使用率高,能满足各层次实验教学和科研基础训练需求。此外,各实验室通风照明良好,水、电、气管道、网络线布局安全、合理,符合国家规范标准。每个楼层和每个实验室都安装了监视探头,能保证实验中心安全、有序的运行。实验中心还采取预约登记制度,课余时间向学生开放,并派专人负责设备维护和管理。用于以探究为基础的学习(research based learning,RBL)教学的实验室则全天候向学生开放。此外,实验中心加强了师生的安全意识教育,并对实验室进行了生物安全风险评估,杜绝安全隐患。2007 年,实验中心被评为上海市级实验教学示范中心,2012 年又通过了上海市级实验教学示范中心的验收。

1.3 课程体系已经形成

实验中心充分利用医学院强大的学科优势,构建了"重视基础、结合临床、注重创新"的模块化实验教学体系,以充分发挥实验教学在培养医学生实践能力和创新能力中的作用。新的实验课程体系包括 3 个部分,即基础性实验、综合性实验和设计性实验。① 基础性实验:涵盖各学科最基本的实验操作和技能,目的是帮助学生学习和掌握人体正常和异常的形态结构及功能变化。该部分实验约占实验总量的 55%。② 综合性实验:为综合运用各学科知识和实验技能的整合性实验。通过这部分实验可以帮助学生从多学科、多层次、多角度认识复杂的生命现象,同时要求学生对实验现象进行综合观察与思考。此部分实验约占实验总数的 35%。③ 设计性实验:这部分实验充分发挥学生的主观能动性和创造力,通过运用已有的知识和技能,自己设计实验,并搜集、整理和分析实验数据,写出实验报告。此部分实验约占实验总数的 10%[1]。

上述 3 部分内容的比例并非一成不变,而是根据不同学制、不同专业的要求及不同学生的意愿,提前组合成了若干个实验教学模块,以备相关学院及学生选择,尽可能满足卓越医学人才培养的需要。

1.4　实验教材已成系列

实验教材是实验教学的基础。为了规范实验教学、保证实验教学质量,按照新的实验课程体系及教学内容的要求,实验中心先后主编出版了5部实验教程和指导,包括《医学功能学科实验教程》《医学形态学——组织胚胎学与病理学实验教程》《细胞与分子生物学实验教程》《病原生物学实验教程》和《医学化学实验》,形成了相近学科交叉融合的系列实验教程[3-7]。实验教程的内容包括基础实验的原理,经典实验技术的发展,新的实验技术的应用,还举例说明设计性实验的设计思路,以启迪学生的科学思维。实验教程的内容还包括实验室生物安全操作规范、动物实验操作技术,常用试剂的配制等。为配合系列实验教程的使用,各实验平台还编写了与之配套的教辅材料,包括实验教学大纲、实验报告、实验试剂配制手册、教师用补充材料、实验思考题等。

1.5　师资队伍得到加强

建设一支高素质的实验教学队伍是实验中心建设的关键。医学院一贯重视实验教师队伍的建设,制定了明确的人才培养规划,还出台了一系列的政策和措施,吸引了一批高水平的教师加盟实验中心,提高了实验中心教师队伍的素质。迄今为止,实验中心共有在编人员27人,平均年龄44岁。总体而言,实验中心的职称结构、学历结构和年龄结构较合理(见表1、表2)。

表1　实验中心在编人员的职称、学历和年龄结构

职　称	人　数	学　历	人　数	年龄/岁	人　数
正　高	2	博　士	9	＞50	8
副　高	7	硕　士	3	41～50	11
中　级	12	学　士	7	31～40	5
其　他	6	其　他	8	≤30	3

2015年起医学院开始实施的教师激励计划为实验中心师资队伍建设提供了良机。由于实验中心5大平台主任均被聘为首席教师,使他们有了遴选专、兼职教师的权利,同时他们也有对团队成员进行培训的义务。实验中心则从整体上考虑各实验平台的人才引进计划,并为现有青年师资提供出国进修、培训和在职攻读学

表 2　实验中心在编人员的职称、学历和年龄结构百分比统计表

项　目	人　数	百分比/%
职　称		
正　高	2	7.4
副　高	7	25.9
中　级	12	44.4
其　他	6	22.2
学　历		
博　士	9	33.3
硕　士	3	11.1
学　士	7	25.9
其　他	8	29.6
年龄/岁		
>50	8	29.6
41~50	11	40.7
31~40	5	18.5
≤30	3	11.1

位等机会。此外,还鼓励青年教师承担教改项目、撰写教材、建设课程网站、改革教学方法与考核方式、撰写教研教改论文等,以提高他们的业务能力和水平。迄今为止,实验中心教师共申请承担各类教育研究课题 22 项,发表教学研究论文 24 篇,为进一步提高教师的素质与能力奠定了基础。

2　教学改革取得成效

2.1　教学理念更加明晰

经过 8 年的教改实践,基础医学实验教学改革的理念更加明晰:① 体现 4 个结合,即理论与实践相结合、基础与临床相结合、科研与教学相结合和实验室内外相结合;② 体现 3 类实验有机整合,即基础性实验、综合性实验和设计性实验有机整合;③ 体现教学模式的多样性,即课程建设针对不同专业、不同学制、不同教学模式的学生,量身定制具有多样性的实验教学模块。在此基础上,以期形成整合式实验教学体系,营造重视实践教学的良好氛围,激发学生主动探究科学问题、设计科学实验及解决科学难题的意识及能力。

2.2　教学内容更加多元

教学内容改革是教学改革的基石。实验中心成立后,各教学实验平台根据相关学科的特点及不同学制、不同专业的培养目标,对原有实验内容进行重新设计和组合,减少基础性实验部分的验证性实验,增加跨学科的综合性实验和设计性实验。同时,为不同专业量身定制了不同的实验教学模块。如临床医学专业主要采用整合式实验教学模块,适当增加设计性实验及综合性实验的比例。医学相关专业(如检验、护理、营养专业)则组合成新的实验教学模块,更加体现教学内容的多元性。值得一提的是,实验中心还为长年制学生开展 RBL 及大学生开展科技创新项目提供实验及实践平台,并指导学生完成相关项目。8 年来,共指导 RBL 学生撰写科研论文 223 篇,其中 26 篇论文已发表在国内学术期刊上;共使 77 个项目入选国家级或上海市级大学生科创项目。

2.3　教学方法更加多样

实验中心秉承"教学有法,教无定法;教有定规,贵在得法"的方针,创新和使用了多样化的教学方法。如在实验理论教学方面,采用以授课为基础的学习(lecture based learning,LBL)及以问题为基础的学习(problem based learning,PBL)相结合的方法,引导学生围绕医学问题开展学习和讨论;在实验操作教学方面,采用以直观教学法(如多媒体演示、示教、观摩等)及案例教学法,鼓励学生围绕临床问题自行设计实验,还利用实验中心已建立的信息化交互平台为学生开辟课外第二课堂,使学生能提前观看到相关的实验教学视频,了解实验操作的全过程。在综合性和探究性实验教学方面,注重选题的科学性和可行性,启发学生的科研意识及创新思维,并留给学生更多独立思考、团队合作及创新创造的空间,培养学生发现问题、分析问题和解决问题的能力[8]。

2.4　教学手段更加丰富

为提高学生的学习兴趣及自主学习的能力,实验中心为学生研发了一系列数字化虚拟实验软件,建成人体标本展示馆,建立全套数字化大体标本资料库数字切片平台,丰富了教学手段。近年来,年均约 12 万人次进入人体标本展示馆自主学习。新建的基础医学虚拟仿真实验教学平台目前由 6 个不同学科的虚拟仿真实验教学系统(子平台)构成,其中 3 个子平台(功能学、医用化学、虚拟标准化患者＋

PBL教学系统)具有完整的网上运作能力。已有"多因素对呼吸系统功能的影响""微循环灌流与血流动力学实验"等14项数字化虚拟实验供学生自主学习[9],数字化虚拟实验点击率达36万次/年,还被推广应用至复旦大学上海医学院、上海中医药大学、广州医学院等16所高校,获得同行的一致好评。此外,实验中心录制了《Western Blot》《免疫组化技术》《细胞培养技术》等10余个免疫及细胞分子生物学实验视频。学生能通过电脑上网自主学习。实验中心还根据实验教学的特点建设了信息化教学系统,如在形态学实验平台建立了课堂教学信息交互系统及标本的数字化采集系统;在功能实验室建立了虚拟实验中心和Powerlab系统等,受到学生的欢迎。

2.5   实验评价更加全面

实验教学能很好地反映学生的实验操作能力、临场应变能力、综合分析能力和创新创造能力。为此,实验中心根据医学生培养目标,建立了科学、全面的实验教学评价体系。新的评价体系采用形成性评价(过程考核)和终结性评价(期末考核)相结合的形式。形成性评价主要由3部分组成,即每次实验课参与度、每次实验报告的质量及每次实验课问答问题的准确性。终结性评价包括理论笔试和实验操作两部分。此外,应用虚拟仿真实验教学平台开展虚拟实验的情况也记录在学生的平时成绩中,占总成绩的10%~20%。探究性实验的评价则采用学生答辩的形式,由答辩专家组根据学生的整体表现给出评价意见。实验教学效果评价则采用学生问卷调查、学生评教和教师评学等形式,每学期还召开学生座谈会听取意见,并对存在问题做出反馈。

3   实验中心发展探索

尽管实验中心在基本建设和教学改革方面取得了一定的成效,但离世界一流医学院的标准尚有不小距离。另一方面,实验中心的建设也是一个不断完善、不断提升、不断发展的过程。展望未来,实验中心还将在以下几个方面做出探索。

3.1   进一步深化实验课程整合

第一阶段的实验课程整合主要完成了相近学科、相近课程内容的整合,即形成了医学形态学实验、医学功能学实验、细胞与分子生物学实验、病原生物学实验和医学化学实验等5大实验平台。但不同实验平台之间的纵向整合尚未进行,全面体现四个结合、三类实验有机整合及教学模式多样化的教改理念尚有距离。下一阶段实验改革的重点是深化各实验平台内部的横向整合,同时启动不同实验平台之间的纵向整合,由此使跨学科的综合性实验、设计性实验和创新性实验的比例由现在的 5.5∶3.0∶1.5 调整到 4.0∶4.0∶2.0。为此,实验中心需要新建 2～3 间综合性科创实验室(集形态、功能、细胞、分子等研究所需仪器、设备于一身),总面积达 100～150 m²。今后大学生实验课中的设计性实验和创新性实验可在这些实验室完成,同时也对获得各类大学生科创项目的小组开放,并派实验中心老师作实验指导。经过第二阶段的实验课程整合,以期建成具有上海交通大学医学院特点的基础医学实验整合课程体系及综合性科创实验平台。

3.2　进一步改进实验教学方法

近年来,新的实验技术层出不穷。如何在有限的时间里激发学生探究科学问题的兴趣及能力就需要改进教学方法,提高教学效果。实验中心计划在实验理论教学方面适当增加 PBL、以案例为基础的学习(case based learning,CBL)、以团队为基础的学习(team based learning,TBL)的比例,并将慕课(massive open online course,MOOC)、微视频或微精品、翻转课堂等教学方法引入实验教学,增加师生之间的互动性及学生主动学习、团队集体学习的热情。实验操作部分教学除了利用图文并茂的多媒体手段外,还要利用实验中心已建立的信息化交互平台让学生自行观看实验教学视频,自行完成虚拟实验操作。此外,实验中心正在建设一个数字化信息库,今后学生只要用手机扫描二维码,就可以将相关的数字化信息下载至手机上,随时查询和学习。

3.3　进一步提升师资队伍水平

高素质的教师队伍是实验中心健康发展的保证。目前,实验中心面临人员数量不足,质量欠高的难题。为此,实验中心计划在医学院的支持下,加大实验教学师资引进的力度,2 年内引进既有实验教学经验又有一定科研能力的师资 5～7 名,使实验中心的规模达到 30 人。同时,利用医学院正在实施的骨干教师教学激励计划的契机,在实验中心制定一系列全员激励的政策,包括鼓励现有师资接受海内外培训,不断提高教学能力和科研水平。最终希望造就一支年龄结构、知识结构、学术结构更加合理,掌握先进的实验教学理论和方法,且具有国际视野和创新能力的实验教师队伍。

3.4   进一步加强虚拟仿真实验教学中心建设

由于虚拟仿真实验具有安全性、启迪性、扩展性、经济性和推广性等 5 大优点，故备受国内外高等医学院校所关注。实验中心瞄准实验教学发展的新趋势，已开始建设"上海交通大学虚拟仿真实验教学中心"。实验中心下一步将在已建成 6 个虚拟仿真实验教学系统的基础上，淡化单学科、验证性虚拟仿真实验的制作，强化学科群、综合性和探究性虚拟仿真实验的研制，惟妙惟肖地再现真实实验的全过程。近期拟开展的项目包括：① 在已有细胞分离、细胞 DNA 提取和分析鉴定，蛋白的提取、纯化、分离和浓度测定等实验内容的基础上制作一个 Western blot 的虚拟软件，让学生完整掌握从获取细胞到对细胞内的基因及其表达产物进行鉴定和分析的方法；② 拟制作虚拟尸检的软件，帮助学生了解尸检的方法、虚拟切取组织及切片的过程、观察大体及组织学改变的过程；③ 功能学虚拟仿真实验拟开发的项目包括神经干复合动作电位的引导、传导速度的测定、不应期的测定，以及与骨骼肌收缩的关系；动物疾病造模及系列指标检测的实验；④ 虚拟医学化学综合性实验项目为解热镇痛药阿司匹林的合成、鉴定、含量测定和复方阿司匹林成分分析。同时，将做好新老项目之间的整合、同一平台不同项目之间的整合、不同平台相似或相近项目之间的整合。最终使实验中心的虚拟仿真实验具有独创性和连续性、系统性和完整性、交互性和沉浸性。

3.5   进一步加强基础医学实验系列教程建设

由于上一版《基础医学实验教程》已不太适应当今基础医学实验课程的教学理念及发展模式的要求，为此实验中心正在组织编写新版《基础医学实验系列教程》。新版教材力图进一步明确医学生的培养目标，厘清基础医学实验教学的思路，注重反映 5 个实验教学平台相关内容和实验方法的相互渗透与融合。新版教材力图体现以下特点：① 教学理念先进，即以学生的动手能力和创新意识培养为出发点；② 指导方针明确，即在保证基础性实验的同时强调综合性实验、设计性实验和探究性实验的重要性，并加强对学生的引导，提供更多的实践机会；③ 课内与课外结合，即将虚拟实验、视频作为课堂外实验的补充与拓展；④ 强调生物医学新技术、新思维、新设备在基础医学实验教学中的地位和作用。新版教材力图取得以下突破：横向将基础医学相关实验内容融为一体，纵向将疾病发生的形态与功能、外因与内因、现象到本质有机整合。最终使新版教材成为经典、务实、创新的精品实验教程。

参考文献

［1］ 丁文龙,肖家祁,李稻,等.基于学生创新能力培养的基础医学实验教学改革[J].中华医学教育杂志,2011,31(1)：130-132.

［2］ 丁文龙,卢健,徐大刚,等.基础医学实验教学中心的组织架构及实验教学改革的探索[J].上海交通大学学报(医学版),2008,28(s1)：36-39.

［3］ 卢健.细胞与分子生物学实验教程[M].北京：人民卫生出版社,2010.

［4］ 冯京生,王莉.医学形态学——组织胚胎学与病理解剖学实验教程[M].北京：人民卫生出版社,2011.

［5］ 李稻.医学功能学科实验教程[M].第2版.北京：人民卫生出版社,2012.

［6］ 赵蔚,吴健桦.病原生物学实验教程[M].北京：人民卫生出版社,2012.

［7］ 刘慧中,陆阳.医学化学实验[M].北京：科学出版社,2013.

［8］ 许伟榕,程枫,沈文红,等.生物化学与分子生物学实验教学方法改革初探[J].实验室研究与探索,2010,29(11)：125-127.

［9］ 李稻,丁文龙,沈国舜,等.功能学虚拟实验软件的开发与应用[J].中华医学教育杂志,2009,29(6)：100-101.

人体构造课程教学的探索和实践

李　锋,陈明峰,丁文龙

(上海交通大学医学院解剖组胚系,上海,200025)

[**摘　要**]　在 21 世纪,医学模式从"生物学模式"转变为"生物-心理-社会医学模式"。医学模式的转变对医学人才的培养提出了更高的要求,全面推进医学教育的改革成为共识与趋势,模块式和器官系统为基础的医学整合式教学孕育而生。上海交通大学医学院的人体构造课程是 8 大模块整合之一,课程按人体器官的功能系统(如运动系统、消化系统、脉管系统、神经系统等)和人体局部,阐述人体正常器官形态结构。力求把理论和实际相结合,把基础医学各学科间的内容有机整合,注重基础医学与临床医学之间的整合,是一门基础医学和临床医学相融合的课程。本课程是医学科学中的重要内容。

[**关键词**]　人体构造;器官系统;整合式教学

人体构造课程整合了按人体器官功能系统阐述人体正常器官形态结构及其发生发展的系统解剖学和按人体结构的部位,由浅入深、侧重研究各局部层次结构及器官与结构的位置、毗邻关系和临床应用的局部解剖学。人体构造课程是一门研究人体解剖结构的学科。解剖一词含有剖开、切割的意思。远在两千多年以前,我国经典医著《内经·灵枢》中就已有"解剖"一词的记载。直到现在这种用刀剖割的方法仍是研究人体形态结构的基本方法之一。由于科学技术的进步、研究方法的更新、相关学科发展的推进、认识观点和医学实践的促进等,推动了解剖学的不断发展,研究范围不断扩大与加深。

作者简介:李锋(1961—),男,副教授,本科;电子信箱: li15818101@hotmail.com。

1　人体构造课程国内外状况

在国内外，由于研究和教学的角度、手段和目的不同，人体解剖学分出了若干个门类。系统解剖学是按人体器官的功能系统（如运动系统、消化系统、脉管系统、神经系统等），阐述人体正常器官形态结构的科学；局部解剖学是按照人体的局部分区，研究各区域内器官和结构的形态、位置、毗邻和层次关系的科学；密切联系临床称为临床运用解剖学；运用 X 线技术研究人体器官形态结构的称 X 线解剖学；通过 X 线、CT、超声或磁共振成像（MRI）等的应用，研究人体断面形态结构的解剖学称断层解剖学；研究人体表面形态特征的解剖学为表面解剖学。生命科学的快速发展，使解剖学的研究也深入分子和基因水平。随着人体奥秘的不断破译与揭示，由此将从解剖学衍生出新兴的学科，推动解剖学的发展。人体解剖学的教学从单纯的形态和功能结合，发展为与临床解剖学和现代影像学相结合的生动教学[1,2]。

目前在国内，随着医学教育的改革不断深入，人体解剖学的课程设置也有新的变化。有将人体解剖学课程知识融入人体功能系统中的整合课程；也有将人体解剖学整合后分为大体解剖学和神经解剖学的课程设置。前者改革的力度比较大，注重了人体器官系统解剖知识和其他课程人体系统知识的融合，包括人体系统基础和临床知识；但人体整体和局部的解剖知识概念描述欠缺。而大体解剖学和神经解剖学课程的设置，对于人体整体和局部的解剖知识概念掌握较完整，但对人体系统知识的融合不够深入。而人体构造课程的设置，即较完整地传授了人体整体和局部的解剖知识，又兼顾了人体器官系统解剖知识和该系统其他基础和临床知识的融合。

目前在国外，基础和临床的整合课程得到了推广。渥太华医学院的医学课程就体现了临床医学和基础医学知识的整合，及临床医学之间的知识整合。整合课程包括人体解剖学和生理学的整合（人体器官系统形态结构和功能的整合）；也包括人体解剖学和临床医学的整合（如人体解剖学与心内、外科学的整合等）。所以国外人体解剖学的教学更注重内容和方法的改革和评估，如设置人体解剖学讲座，同时又有小组教学的设置。小组教学包括以案例为基础的学习（case based learning，CBL）和以问题为基础的学习（problem based learning，PBL）等。教学内容更结合临床运用，教学方法更灵活、有效，有完整的评估体系[3-6]。

2   人体构造课程在整合课程体系中的地位和作用

目前,整合课程体系包括模块和器官系统整合式教学。而人体构造课程中,医学研究的对象是人,学习人体解剖学的目的是使医学生理解和掌握人体各系统器官的正常形态结构特征、位置毗邻、生长发育规律及其功能意义,为学习其他基础医学和临床医学课程奠定坚实的基础。只有在充分认识人体形态结构的基础上,才能正确判断人的生理功能和病理现象,否则就无法区别人体的正常与异常,区别生理与病理状态,就不能准确诊断和治疗疾病。只有建立正确的人体的形象思维,才能有正确的逻辑思维。因此,人体解剖学与医学各学科之间联系密切,是医学科学中一门重要的必修课。医学中大量的名词来源于解剖学,所以,人体构造是医学各学科的必修课和基础课。

3   人体构造课程实施的教学理念

整合课程是将传统学科按学科之间的内在联系,有机地组合起来,形成一种新的课程体系。按整合方式分为水平整合(平行学科综合)和垂直整合(基础与临床结合)。人体构造不但是人体解剖学和生理学的水平整合,而且是人体解剖学和临床医学的垂直整合的课程。它可将经典和创新的解剖生理学知识和临床医学知识以及新进展整合到解剖教学中,利用形式多变的教学方法,达到教学改革的目的。

3.1   整合教学内容的优化

整合课程教学内容在传统的系统解剖学和局部解剖学基础上,结合医学基础课程和临床医学课程,阐明掌握人体构造课程的重要性。骨学和关节学的教学需结合病理解剖学和临床影像医学相关知识描述人体的骨骼;肌学的教学需结合解剖生理学和临床健康理疗描述;内脏学(消化系统、呼吸系统、泌尿系统和生殖系统)、心血管系统和淋巴系统需结合解剖生理学、病理解剖学和相关的临床医学描述;神经系统需结合解剖生理学和相关的临床医学描述。教学内容通过整合优化后,使学生建立正确的医学课程思维方式[7-10]。

3.2 整合教学方式的改进

随着教学内容的优化，整合教学方式也需要改进。人体构造课程除有理论讲座外，还利用适合人体解剖学的 CBL 教学模式分小组教学。如，运动系统与上下肢骨折和关节炎案例结合；消化食物、吸收营养物质和排出代谢产物功能的消化系统与胃萎缩性胃炎案例结合；执行气体交换的功能，吸入氧气和排出二氧化碳的呼吸系统与喉炎、肺炎案例结合；排出机体内溶于水的代谢产物（如尿素、尿酸等）功能的泌尿系统与肾盂肾炎、膀胱肿瘤等案例结合；生殖繁衍后代的生殖系统与卵巢和睾丸肿瘤等案例结合；输送血液和淋巴在体内周而复始流动功能的脉管系统与心脏病、高血压等案例结合。再以人体的 10 个局部，每一个局部又可分为若干个小的部分学习和案例讨论。人体主要的局部有：头部颈部与颌面外科案例的结合；背部、胸部、腹部与普外科案例的结合；盆部、会阴、上、下肢与骨科案例的结合。使人体构造课程成为基础和临床密切结合的整合课程。这种教学模式是在掌握了人体解剖的基本知识后，启发学生密切联系临床进行逻辑思维，让学生经过病例讨论的过程培养自己发现问题和解决问题的能力，建立正确的思维方式[7-18]。

随着医学现代技术不断的发展，在教学中引入 MRI、CT 和超声影像等临床的先进图像技术。如在描写腹部解剖结构时，除利用标本实体观察学习外，还结合 MRI、CT、超声影像技术进一步描述腹部解剖结构，将理论和实践、基础和临床密切结合。

总之，人体构造课程通过理论讲座、病例小组讨论及实验室实习。可使学生掌握人体解剖基础知识，并得到了充分运用。同时可使学生交流能力得到发展，关注的视野加宽，与人的关系、相处的能力可得到改善，创新能力、自主解决复杂问题的能力及自我学习的能力得到加强，使学生总体素质得到提高。

3.3 整合教学条件的改善

人体构造课程离不开教学条件的改善，随着多媒体技术的迅猛发展，人体解剖学的教学除了传统的依靠标本和图片教学外，现在更多可利用多媒体图片和影像进行教学，更生动易懂。目前实验室都配备了多媒体硬件，方便教师的理论和实验教学，大大提高了解剖教学效果。但教学条件还需改善，给学生创造一个优良的学习生活环境。

3.4　整合教学资源的更新

人体构造课程的教学除了在教室和实验室完成外,还应整合图书馆和网络平台,不断更新教学资源,应用于教学实际中。目前人体构造课程具有课程中心的网站和电脑模拟人的软件供学生辅助学习。应不断更新课程中心的网站的教学日历、教学课件、教案及习题库。鼓励学生在课前、课后积极主动学习,构建师生互动的平台。

3.5　整合教学考试的完善

人体构造课程考试的方法除了理论试卷考试外,力求教学过程中完善多种多样的考核,充分发挥和提高学生学习的兴趣和能动性。如在老师解剖时,学生自己安排主刀,主刀解剖前,需阅读国内外经典解剖教材,充分准备所主刀部位的理论知识和解剖步骤,解剖完成后,由同学和老师根据主刀解剖内容预习程度、结构完整程度、结构判断程度、理论掌握程度、实践独立程度和团队协作程度综合评定,给出考核成绩,发挥学生自我学习和自我评定的能力[11-15]。

4　人体构造课程设置的展望

经过多年人体构造课程的实施,它已经成为我校 8 大模块整合中不可缺少的课程。课程设置既继承了传统的人体解剖学的特点——系统和完整,又具备了新课程设置的特征——实用和创新。同学可以通过理论讲座课的形式完整系统地掌握人体解剖学知识,又可以通过临床有关的案例分析使掌握的人体解剖学知识得以运用。同时也使学生各方面的能力得到发展。

在 21 世纪,医学模式的转变对人体解剖学课程提出了更高的要求,人体构造课程的设置是必然和必需的。同时充分合理利用教学资源(大体老师、图谱、模型和多媒体等工具)也是必需思考的问题。具有宽敞、科学的人体解剖实验室和解剖陈列馆更是一流大学提供一流教育所必备的。课程的改革创新必然会激发教师教学的热情,使学生能够学以致用,达到教学目的,提高教学质量。

参考文献

[1]　Kern D E, Thomas P A, Hughes M T. Curriculum development for medical education: a

six-step Approach[M]. 2nd ed. Baltimore: The Johns Hopkins University Press, 2009.

[2] Mitchell B S, Jin L, Xu Q, et al. Comparison of anatomy teaching and learning styles in China and the UK[J]. Anat Sci Educ, 2009, 2: 49 - 60.

[3] Alghasham A A. Effect of students'learning styles on classroom performance in problem-based learning[J]. Med Teach, 2012, 34: S14 - 19.

[4] Mazur E. Farewell, lecture? [J] Science, 2009, 323: 50 - 51.

[5] Alexander C, Crescini W, Juskewitch J, et al. Assessing the integration of audience response system technology in teaching of anatomical sciences [J]. Anat Sci Educ, 2009, 2: 160 - 166.

[6] Turney B W. Anatomy in a modern medical curriculum[J]. Ann R Coll Surg Engl, 2007, 89(2): 104 - 107.

[7] Heylings D J A. Anatomy 1999-2000: the curriculum, who teaches it and how? [J] Med Educ, 2002, 36(8): 702 - 710.

[8] Drake R L, McBride J M, Lachman N, et al. Medical education in the anatomical sciences: the winds of change continue to blow [J]. Anat Sci Educ, 2009, 2 (6): 253 - 259.

[9] Sugand K, Abrahams P, Khurana A. The anatomy of anatomy: a review for its modernization[J]. Anat Sci Educ, 2010, 3(2): 83 - 93.

[10] Gregory J K, Lachman N, Camp C L, et al. Restructuring a basic science course for core competencies: an example from anatomy teaching[J]. Med Teach, 2009, 31(9): 855 - 861.

[11] Martini F H, Ober W C, Bartholomew E F. Visual essentials of anatomy & physiology [M]. 2nd ed. New Jersey: Pearson, 2015: 687 - 690.

[12] Martini F H, Ober W C, Nath J L. Visual anatomy & physiology[M]. 2nd ed. New Jersey: Pearson, 2015: 1063 - 1066.

[13] Sarikas S N, Martini F H, Ober W C. Visual anatomy & physiology lab manual[M] 2nd ed. Jersey: Pearson, 2015: 559 - 562.

[14] Moore K L, Dalley A F, Agur A M R. Clinically oriented anatomy [M]. 5th ed. Lippincott Williams & Wilkins, 2011: 1081 - 1084.

[15] Netter F H. Atlas of Human Anatomy[M], 5th ed. Saunders/Elsevier, 2011: 556 - 558.

[16] Snell R S, Taylor C, Horvath K. Clinical anatomy by regions[M]. 8th ed. Lippincott Williams & Wilkins, 2008: 692 - 694.

[17] Toy E D, Ross L M, Cleary L J. Case files anatomy[M] 2nd ed. The McGraw-Hill Companie's, Inc. , 2008: 351 - 353.

[18] Hankin M K, Morse D E, Bennett-Clarke C A. Clinical anatomy: a case study approach [M]. 2nd ed. The McGraw-Hill Companie's, Inc. , 2013: 399 - 402.

"分子、细胞与组织"整合式
课程的建设和实施

杨　洁,黄心智,易　静

(上海交通大学医学院生物化学与分子细胞生物学系,上海,200025)

[摘　要]　以器官系统为主线的整合式课程已成为国际医学教育的主流模式和国内医学教育的探索模式,但我国医学院校中生物学学科教学内容是否以及如何在这种系统模块中予以整合,尚未见有实践的报道。我们尝试将"生物化学和分子生物学""细胞生物学"与"组织学""生理学"相整合,建设"分子、细胞与组织"综合课程,既体现医学基础学科和生物学的结合,也强调人体器官系统结构和功能的分子和细胞基础。课程实施中,打破学科界限,设置整合内容,删除原来各学科知识重复部分,形成整合性枢纽性知识点;建立合理的整合师资队伍;改变教学方法,采取小组报告、师生共讲、基于小组的学习(team based learning)等"以学生为主"的教学形式。经过5年尝试,取得较好的教学效果,为我国医学基础教育改革提供思路和借鉴。

[关键词]　分子、细胞与组织;整合式课程;生物学;医学

　　在国际上医学院课程普遍转变为以器官系统为条块的改革背景下,以学科为中心的传统的课程设置方式正在改变。中国特有的医学院生物学性质的基础课如何改革、如何与其他基础课形成跨学科的知识传授方式、如何与后续基础和临床课程发生更加紧密的联系,是我国医学院校课程体系和教学方式改革面临的一大挑战。"分子、细胞与组织"基于上海交通大学医学院医学教育改革要求和卓越医学

　　基金项目:上海市教委"分子、细胞与组织"重点课程建设项目;上海交通大学医学院骨干教师教学激励计划项目。
　　作者简介:杨洁(1973—),女,副教授,博士;电子邮箱: yangjieyj@shsmu. edu. cn。
　　通信作者:易静,电子邮箱: yijing@shsmu. edu. cn。

生培养目标而设计,同时对照国际医学生培养模式,尤其针对中美医学生入学时生物学基础的不同,整合生物化学、细胞生物学、组织学、生理学课程内容,强化医学生的生物学基础,也强调人体组织细胞的分子构成、精细结构、功能联系及疾病基础的生物学规律,在理解细胞共性的基础上,又增加医学内容中不同的人体组织细胞特性的综合分析,以期能够由此训练医学生的生物学思维方式和学习方式,提高自学能力,最终提高摸索生命规律、探讨人体疾病、训练终身学习的综合能力。在总体目标的指导下,从 2009 年在临床八年制班级开展,2013 年推广到临床五年制英文班实施。在实施过程中我们不断摸索,探讨合理的课程设置,明晰优化整合的教学内容,招募和培养具备整合式课程授课的师资,改进教学方法,取得了较好的"教"与"学"经验,也发现一些亟待解决的问题。值此课程在五年制和八年制各类型医学生全面推行之际,我们总结介绍该课程的建设目标理念和实施情况。

1　"分子、细胞与组织"整合式课程建立的背景

1.1　课程建立背景

我校基础医学院的整合式课程建设起源于 2006 年开展的医学教育改革,旨在顺应国际医学教育改革的潮流和我国对创新型卓越医学人才培养的需求,改变"以学科为中心"对医学教育的制约,打破原有的独立割裂的课程设置模式,并参照北美和我国港台地区医学院校课程设置,建立人体器官系统为主线、形态功能相融合、基础临床相交叉的整合式课程[1],在王一飞、汤雪明两位教授以及当时教学管理部门反复调研基础上,经过深入讨论和精心的整体设计,于 2009 年正式开始实施。"分子、细胞与组织"整合式课程是在这种改革思路下最早一批确立的整合式模块(integrative module)之一,整合传统的医学基础课"生化和分子生物学""细胞生物学""组织学""生理学",保留"细胞生物学"主干,整合组织学总论和细胞的电生理学的内容,强调构成器官系统的组织的分子、细胞基础和共性,同时也体现细胞形态与功能的融合,因而是重要的整合式医学基础课程。课程在临床医学八年制第二学年第一学期开设,是继第一年大学通识教育之后首先开设的课程之一,与"遗传与发育""机体防御与免疫""代谢与能量"等课程同步,为此后的器官系统模块做出充分的准备。于 2012 年开始又在临床医学五年制英文班的第一学年第二学期开设。

建立"分子、细胞与组织"课程的另一个背景为中国医学生的生物学基础与国际尤其是北美医学生的不同,可能制约我国医学生的培养和与国际的接轨。以美

国、加拿大为代表的北美医学教育模式采取"4+4"模式,即本科 4 年接受非医学专业教育,毕业后再报考医学院,因而在进入医学院前,原有知识背景可以非常广泛,尤其是大多为综合性大学的生物学专业,具有扎实的细胞生物学、生物化学和分子生物学基础,同时经过大学教育阶段,学习能力进一步提高,这种"pre-medicine"训练使他们在医学院校阶段反映出杰出人才的知识背景、学习能力和学习热情。以美国密西根大学医学院为例,该医学院及附属医院均排名美国前 20 位,每年聚集大量的优秀本科毕业生申请医学院,申请与入学的比例大约是 100∶1。其中申请学生的最基本要求为至少 1 学年的"生物学"课程(1 year of Biology with any laboratory experience)、一个学期的"生物化学"课程[1 semester (or quarter) of biochemistry]及其他课程,也鼓励学生在进入医学院前选修"遗传学和细胞生物学"(genetics and cell biology)(http://medicine. umich. edu/ medschool/education/ md-program/md-admissions/requirements)。我国情况有所不同,医学院校主体生源为高中毕业生,虽来自相对优秀的群体,但缺乏生物学知识基础。另外与欧美模式相比,也缺少本科阶段对学习能力的培养,因而在一定程度上影响了医学生后续的医学学术能力培养,同时也可能影响科学素质和创新能力的培养,不利于卓越医生培养目标的实现。如何设计适合中国医学院校的培养模式,适应高等医学教育的发展和与国际先进水平接轨的需要,适应我校培养"卓越人才"的更高要求,尤其是在低年级阶段以快速充实知识背景、快速提高学习能力为原则,达到快速获得知识、提高逻辑思考、整合学习内容的目标,是业内锐意改革的有识之士所孜孜寻求的,但大陆地区此前并无相关整合模式的报道可见。

1.2　与传统基础课程的联系

基于上述两个主要背景,既需整合教学内容,体现器官系统的基础,体现医学基础,又需快速增加生物学和生命科学的知识基础,"分子、细胞与组织"课程开始建立。建立时考虑到与传统课程的不同和联系,避免传统学科缺陷,即学科壁垒、各学科重点知识的平衡不当和缺乏医学的科学性和艺术性[2]。首先,整合传统的"生化和分子生物学""细胞生物学""组织学""生理学"的基础和总论内容,围绕"人体由分子组成细胞、细胞进而形成组织"的观念,打破学科和系的界限,综合相关内容,突出原 4 门课程的有机联系,强调分子和细胞构成人体组织的基本结构和实施基本功能。教学内容注重同一知识点的前后呼应、层层推进和理解的不同角度,减少不必要和不恰当的重复,尽可能统一或说明不同学科对同一现象使用的术语,减少学生混淆,强调跨学科知识的融会贯通和各种知识点的适当平衡。同时尽可能联系医学问题和较为浅显易见的生理现象,加深学生对人体和疾病的认识,突出人体正常结构和功能以及疾病的分子和细胞基础,也使低年级医学生将基础和临床知识整合。课程也以适当篇幅介绍知识创造历程和所涉及的诺贝尔奖,强调医学知识的科学性和艺术性以及所蕴含的人文精神。通过上述课程设置,达到整合式细胞生物学课程在医学生基础医学教育阶段的重要作用。

1.3　与国内"细胞生物学"整合式课程的比较

本课程的设计与国内外其他医学院校不同,北美医学院校因其本科后基本上无生物类课程设置,而国内医学院校的整合式课程则刚起步,各有不同,然而基本上只是将各个生物学课程加以整合。1999 年华中科技大学同济医学院和 2003 年中国医科大学将"生物化学、分子生物学"与"细胞生物学"整合,称为《细胞分子生物化学》和《细胞的化学与生物学》[3,4],2012 年重庆医科大学将"生物化学""分子生物学""细胞生物学"与"遗传学"整合为"分子与细胞"[5]。与这些整合课程的设计相比,相同的是"细胞生物学"都与"生化和分子生物学"整合,不同的是本课程以"分子"和"细胞"与基础医学课程内容"组织"和"生理"相融合,强调人体生理活动的细胞生物学基础和医学知识的生物学背景,因而在补充医学院前期生物学教育空白的同时,也开始为后期器官系统基础模块的学习和临床学科打下基础。另一个不同是本课程与医学遗传学的关系,虽然重庆医科大学的整合课程中"细胞生物学"都与"遗传学"整合,且各自课程的整合比例都较大,但我校的做法不同。在本课程安排中,遗传学中的"DNA 复制和基因转录"原来已在分子生物学和细胞生物学中有重复和侧重,故这部分内容仍保留,而整个"遗传学"的主干与"胚胎学"整合,强调遗传物质的传递、分子遗传病和胚胎发育中的作用,使遗传学在医学中的作用更加凸显。生物学未与遗传学整合的课程设置,也起到了弱化宽泛的与生物学相关的遗传学内容,而使与基础医学相关的遗传学内容在医学教育中作用更显著。

2　"分子、细胞与组织"整合式课程的建设和实施

2.1　课程设置

"分子、细胞与组织"课程的教学具体安排为:首先,"生化和分子生物学"部分

阐述细胞的化学组成和这些生物大分子的化学特性、构象与在细胞中的活性。第二,细胞生物学部分阐述细胞亚显微区室的结构和功能,解释生物大分子如何构成细胞的结构和实施功能。第三,组织学部分介绍上皮组织、结缔组织、肌肉组织和神经组织4种人体组织的细胞构成和这些组织细胞执行的特化功能,随后即简要介绍主要人体脏器的结构特征,突出组织细胞的结构和功能基础及共性,以便理解生物学知识的医学应用。同时,细胞生物学重新强化个性内容,即构成组织和脏器的细胞之间的分子和结构、细胞外的分子和结构、细胞与细胞之间的通信和联系,包含"细胞连接、黏附和细胞外基质""蛋白质的分泌在各种组织中的特点""细胞间通信和信号转导"。第四,生理学部分介绍人体组织器官中单个细胞和多细胞的电生理活动,包含细胞膜离子通道改变的分子机制、心脏传导和心肌细胞搏动的电活动、腺细胞的电活动、神经对肌肉和腺细胞功能的调控,凸显了人体组织器官的重要生理活动的细胞和分子基础。最后,在上述知识基础上学习细胞的高级生命活动,主要介绍组织细胞间的各种特定结构作为生命活动的基础、细胞蛋白质分泌活动中释放的信号分子的作用、细胞信号转导对生命活动的调控,最后了解这些生命活动在组织更新、创伤修复、肿瘤发生等机体生理、病理过程中的作用。课程内容设置如表1所示。

表1　"分子、细胞与组织"课程安排

	内　　容	学时
绪论	分子、细胞与组织概述	3
生物大分子的结构和功能	蛋白质结构与功能	3
	核酸结构与功能	3
细胞的结构和功能	细胞核	3
	蛋白质合成相关亚细胞结构	3
	蛋白质降解相关亚细胞结构 线粒体、过氧化物酶体	3
	细胞骨架	3
	细胞膜	3
组织的结构和功能	上皮组织	3
	结缔组织	3
	肌肉组织	3
	神经组织	3

续　表

内　　　容		学时
组织细胞间的联系 脏器生理活动分子、细胞的基础	细胞外基质 细胞黏附、细胞连接	3
	细胞的蛋白质分泌活动	3
	信号转导	3
组织细胞的电活动 神经细胞电活动对其他细胞的支配 脏器生理活动的基础	肌细胞和腺细胞的电活动	3
	神经对肌细胞的调控及肌细胞收缩活动	3
	神经对腺细胞的调控及腺细胞的分泌活动	3
组织细胞的生命活动组织的更新 器官生命活动的基础	细胞增殖及其调控	3
	细胞分化和死亡	3

2.2　枢纽性知识点

本课程整合 4 个学科的相关知识,强调人体结构和功能的生物学基础,强调解释人体生理活动的基础,故课程梳理出几个重要生理活动作为枢纽,以讨论题的形式引导学生整合所学的各学科知识,如"猝死运动员心脏电生理异常的分子遗传病""内质网应激与糖尿病的关系""组织细胞如何从食物中获得能量和发挥功能"等,这些能够使学生在不同角度和不同深度融会贯通地理解人体生理活动的知识点,我们称为枢纽性知识点。讨论题在课程开始前、中、后期给出,引导学生在学习的各个阶段思考,然后自行梳理、讨论和分析,提高课程的科学性、系统性和实用性,最终实现对学生整合知识、解决问题的能力培养。以组织细胞从食物中获取能量为例:

(1) 小肠上皮细胞吸收葡萄糖的分子、结构基础(知识点:上皮细胞、细胞膜、细胞摄取小分子物质的膜转运体蛋白、细胞连接)。

(2) 胰岛 β 细胞吸收葡萄糖和分泌胰岛素的分子、结构基础(知识点:内分泌细胞、细胞膜、不同的膜转运体蛋白、腺细胞的电活动、蛋白质分泌)。

(3) 肝细胞、脂肪细胞和肌细胞吸收葡萄糖的分子、结构基础(知识点:肝细胞、肌细胞、膜转运体蛋白、膜胰岛素受体和信号转导、膜蛋白的定向运输)。

(4) 其他组织细胞吸收和利用葡萄糖的分子、结构基础(知识点:不同的葡萄糖转运体蛋白、线粒体、物质氧化和能量转换)。

(5)肌细胞利用葡萄糖和肌细胞收缩的分子、结构基础(知识点：心肌细胞,骨骼肌细胞,平滑肌细胞,肌细胞的电活动、神经肌接头、神经突触、细胞骨架)。

2.3　教学方法

课程采取多种教学方法,综合培养医学生的知识、能力和素质,使他们在不断的培养中,最终适应当代医学模式和国际医学教育标准的职业素质标准,从而达到整合式课程设置的目标。

首先,"分子、细胞与组织"参考国际主流教学方式,不设定教材,只设定建议的各学科中英文参考书。课程组编写了简明扼要的讲义,点明课程内容的前后联系,并且每章后列出思考题和开放式问题,提高课程的系统性和科学性。另外,推荐先进网络教育资源,包括国际生物学家的网上讲座网址(http：//www. ibioseminars. org),美国细胞生物学会"生命科学教学"(http：// www. lifescied. org),细胞图像和视频资料网站(http：// cellimagelibrary. org)等。

第二,设定本课程的分级学习目标和课程大纲,帮助低年级医学生改变高中时的学习方法,训练学生在海量内容中获取所需知识的要求,提高大学学习能力,形成成人学习者的方法,训练终身学习和自学的能力。课程对教学内容设置为三级程度不同的要求：第一级为"掌握",要求对所学知识达到记忆、理解、应用、分析和初步的综合,这些要求属于认知的较高层次[6];第二级为"熟悉",要求对所学内容理解、应用和分析;第三级为"了解",针对有兴趣的同学,可自学或讨论。

第三,改变"以教师为中心"的教学模式,加入"师生共讲"和"小组报告"的方式。"师生共讲"中教师指定下次授课的部分知识点,由学生提前学习和准备,然后与教师共同完成课堂讲授,在这些知识点上学生可根据自己的兴趣、方式来学习,启发自我导向的学习(self-directed learning),提高探究知识的热情。"小组报告"为本课程特色的讨论课,讨论题目是有关人体生理活动或疾病的枢纽型知识点问题,以小组为单位的学生可在教师给出的若干个问题中选取一个,通过合作的教科书复习、文献和网上信息搜索浏览、PPT制作,自己梳理知识点,然后进行口头报告,锻炼自主学习能力、演讲和交流能力,培养团结协作的素质,同时通过演示、讨论和讲授达到对知识点融会贯通的理解和知识的最大留存[7]。

第四,在学院统一的课程中心建立本课程的网络教学资源,包含中英文课件、习题及答案、讨论课题目、学生视频等,也包括24小时必须作答的实时答疑互动平台;此外,教师还与学生建立了微信群,由此形成了课堂以外的教学活动。以课程中心为例,一个学期点击量为 2 500 余次,提问达 30 多次。

第五,改变"以期末考试为中心"的考核模式,鼓励课堂发问和讨论,增加阶段测验和网络答疑及讲评。同时开始尝试将以团队为基础的学习(team based learning,TBL)应用于阶段性复习和测试,每组同学给出小组讨论后的问题答案,并运用所学知识详细解释选择答案的理由,其他小组同学可以补充及抢答,最后给出各组评分。这个评分连同其他阶段测试、小组报告评分一起,占到本课程总评分的 40%,由此学生和老师都能及时获知学习的效果,因而是较好的形成性评价(formative assessment)方式[8]。最后的期末考试评价(summative assessment)比例减少到 60%,试题包含整合各学科知识点的综合问答题和外文翻译,充分体现能力培养,适当弱化单纯记忆要求。

2.4　师资队伍建设

师资队伍建设是整合课程实施所要解决的关键问题。本课程目前已建立了跨学科、包含老中青三个梯队的师资队伍。我们招募生物学和基础医学专业的教师组建团队,来自四大学科的资深教师首先加入,队伍中有来自生物化学与分子细胞生物学系、解剖学与组织胚胎学系、生理与病理生理学系 3 个学科的教授 3 人、副教授和讲师多人,有来自生物化学与分子细胞生物学系的研究员和副研究员多人,有来自临床医院的研究员 1 人。除了已有丰富的教学、科研经验或科研经验丰富、教学经验尚待积累的高级职称人员之外,原有的讲师也是师资队伍的有生力量。更重要的是,我们从并无上课经验的副研究员和助理研究员中又吸纳了一批愿意投入教学的年轻人,并通过安排听课、试讲、逐渐拓展讲授章节的途径,将他们送上医学教育的讲台,从而突破当今青年师资科研能力得到培养而教学能力培养欠缺的困境,真正打造一支经过科研和教学双重训练、既有前沿学术意识和创新能力培养意识,又有讲课技艺的师资队伍。这支队伍的年龄层次合理,绝大多数具有博士学历,高级职称约占 60%。

教学团队由首席教师负责,配备兼职教学秘书、网站管理员各一名,另有 4 个学科联系人各 1 名,共同完成 4 个学科教师的教学任务安排,协调教师间及时的联系以及教师与学生的沟通。首席教师和资深教师进行示范性讲课,主持集体备课,协商优化学科整合内容;其他团队成员则接受首席教师的统一管理,参加集体备课,参与交互性听课,思考和改进整合式课程教学内容和方法,提供适合整合式课程的试题和问题。经过 5 年的建设,初步形成能够适合整合式课程,满足五年制、八年制不同学制医学生的教学,也满足中英和中法双语教学的师资队伍。近半年以来团队在市教委"教学激励计划"推动下,进行了强化教学能力、教学方法培训和整合思想的统一,安排了近 10 名新教师加入,共计有 90 人次的交互听课,有 4 次跨学科集体备课。

实现师资系统上的整合,这对教师的教学思想、能力是一次再塑造的过程。对以科研为主的研究型教师的吸纳和博士训练结束入职不久的新教师而言,加入这个课程师资队伍是职业内容的重新思考和教学价值的重新认识,对大学师资的根本职责起到正确定位的引导作用。对长期各讲自己学科知识的教师们,从本课程建设中认识到整合给学生和自己带来的好处,从抵触、担忧到积极参与,并通过多次讨论逐渐达成共识,对教育改革的意义有了更积极的认识。通过本课程的制度建设,要求实时答疑师生互动,教师花在学生和教学上的时间和精力普遍有所增加,对自己的要求更加严格。

3　实施效果和问题

本课程在临床医学八年制中实施 5 年,每个年级约 100 人,在五年制英文班中实施 2 年,约 90 人。课程达到了"消除各学科过多重复、互相不一致内容"的初级目标和"梳理枢纽性知识点并让学生通过这些点进行整合学习"的长期目标。经过多次跨学科集体备课和 5 年的教学实践,"分子、细胞与组织"课程内容逐渐完善,枢纽知识点逐渐明确,初步形成了简明教材式的讲义材料,教学形式和效果受到校内各课程组的认可和教学督导组的好评,并获得了上海市重点建设项目验收的"优秀"等级。目前课程组正在对细胞生物学学科部分的教学效果进行科学考评,以平行的传统细胞生物学教学班级为参照,以课程结束后 3 年对原讲授的细胞生物学知识的回顾性考查为主要内容,考查知识的留存程度,建立比较研究系统。目前正在综合分析考查结果,初步提示整合式课程班级的掌握效果好于传统课程班级。

课程的实施也使学生在低年级阶段接受自我学习、讨论、知识整合的新方法、新模式,展现了快速提高的学习能力。学生座谈会上对课程的一个评价是看到了知识的"big picture",由此反映出良好的课程实施效果。

在课程实施过程中,学生的反馈和教师交互听课后也发现较多问题,主要是课程内容仍需进一步优化衔接和呼应,教学方法需进一步改进,以更好地体现知识整合、学科整合的理念。推进的工作是集中分析学生学习中遇到的整合问题和教师交叉听课后对授课内容、顺序的疑问,进一步理清重复的和不准确的内容,凝练对枢纽性知识点的共识和多角度讲授的方式,并将各项建设任务落实到个人,建立和丰富习题库和讨论题库;增加新的研究进展,完善知识点背后的科学历程和人物集成;研讨教学新方法,如翻转课堂、微课堂等。另外,也正如北美医学教育的整合式课程改革一样[9],我们也尚缺乏科学客观的方法考查实施效果。我们将采用科学研究的形式,以过去 5 年以来的平行班大量样本为回顾对象,或者以未来 5 年的课程实施后为前瞻对象,设计有对照、有数据的严谨的教学研究[10],从而更加客观地验证本课程建设的效果,并为进一步的调整完善提供依据。

参考文献

[1] 郁松.上海交通大学基础医学院[J].基础医学教育,2013,1.

[2] Anderson M B, Kante S, Liu R Z. Medical education in the United State and Canada, 2010[J]. Fudan Educ Forum, 2011, 9(4): 91 - 96.

[3] 孙黎光,于秉治,方瑾,等. 生物化学与细胞生物学课程整合的探讨[J]. 医学教育探索, 2003,2(2): 35 - 37.

[4] 马建辉,冯友梅. 构建以器官系统为基础课程模式的实践与探索[J]. 中国高等医学教育, 2011,3(2): 193 - 195.

[5] 李轶,张莹,刘先俊,等.高等医学院校生物学科主干课程整合与教学体系重构初探[J]. 中国细胞生物学学报,2015,37(4): 542 - 546.

[6] Anderson L W, Krathwohl D R, Airasian P W, et al. Taxonomy for learing, teaching, and assessing: a revision of bloom's taxonomy of educational objectives [M]. Abridged edition. New York: Longman, 2001: 38 - 62.

[7] Dale E. The cone of experience. In audio-visual methods in teaching [M]. New York: Dryden Press, 1946: 37 - 51.

[8] Huhta A. Diagnostic and formative assessment [M]//Bernard S, Hult F M. The handbook of educational linguistics. Oxford: Blackwell Publishing Ltd, 2008: 469 - 482.

[9] Kulasegaram K M, Martimianakis M A, Mylopoulos M, et al. Cognition before curriculum: Rethinking the integration of basic science and clinical learning [J]. Acad Med, 2013,88(10): 1578 - 1585.

[10] 易静.生命科学教学研究如何凸显"研究":从 CBE 看我们可以做的[J].中国细胞生物学学报,2010,32(2): 291 - 294.

整合课程"代谢与能量"模块式教学之体会

黄 建[1],李 倩[2],童雪梅[1],杨 榕[1],张 萍[1]

(1. 上海交通大学医学院生物化学与分子细胞生物学系,上海,200025;

2. 上海交通大学医学院生理学教研室,上海,200025)

[摘 要] 上海交通大学医学院于 2009 年起对临床医学八年制专业进行了教学改革,以模块式教学代替传统教学模式。"代谢与能量"作为改革课程之一,联合生物化学与生理学相关知识点,力图解决传统医学基础知识教育中存在的学习内容单一、基础脱离临床、教师教法单一、学生学法被动等弊端。经过 6 年的教学实践,新教学模式得到了师生的一致认可,教学质量全面提高,同时也有一些不足待改进。本文总结整合课程"代谢与能量"模块式教学的得失,为扩展模块式教学改革,进一步提高教学质量提供借鉴。

[关键词] 模块式教学;教学改革;代谢与能量

为了适应学科飞速发展的需求,上海交通大学医学院于 2009 年首先在临床医学八年制专业进行教学改革,充分整合各学科的课程,以模块式教学为架构,强调多学科的交叉、渗透、融合。在课程改革之初,上海交通大学医学院组织教学方面资深专家、教授进行充分讨论和认证,并借鉴其他院校的经验,构建了"代谢与能量"模块,由生物化学教学课程组和生理学教学课程组具体承担"代谢与能量"模块的教学。经过 6 年多的教学实践,新教学模式得到了师生的一致认可,教学质量全面提高,同时也有一些不足待改进。本文旨在通过回顾该整合课程的建设历程、阐述该课程实施的教学理念,为全面推广该新教学模块提供参考。

基金项目:National Natural Science Foundation of China (81171941,81372190)。

作者简介:黄建(1970—),男,教授,博士,电子邮箱:jyhuanj@shsmu.edu.cn。

1　上海交通大学医学院"代谢与能量"教学模块的建立

1.1　模块式教学简介

在医学领域,传统的教学模式是以学科为基础的阶段式教育,包括医学前、基础医学课程和临床医学课程。学生依次学完组织学、生理学、生物化学、病理学等基础医学课程后再进入到临床医学课程。这种传统模式保留了各学科固有的结构体系,强调自身的系统性与完整性,但缺乏灵活性,难以适应信息时代知识爆炸式增长,无法及时调整和补充新的教学内容。逐渐地,这样的课程体系显示出理论脱离实际、基础脱离临床、教师教法单一、学生学法被动等弊端。

针对传统教学模式的不足,模块式教学逐渐被引入。模块式教学确切起源已不可考,但认为由来已久。例如,1987 年美国哈佛大学医学院对医学课程进行改革,建立了"新途径"医学课程体系,形成"人体形态科学"等 9 个整合课程模块。1999 年中国医科大学在临床医学专业实验班按整合课程模块体系进行教学改革,也取得了较好的效果[1]。模块式教学打破传统的学科体系和教学模式,摒弃传统教材按内容划分章节,按部就班的陈旧讲授方式,而是将课程内容划分为几个大的模块,以一个案例或具体问题,将相关的知识点整合串联起来,以优化课程体系、更新教学内容为手段,使学生知识掌握更系统,实践能力更强,更贴合培养目标和社会需求。

1.2　上海交通大学医学院"代谢与能量"模块的构建及其地位

生物化学属于医学院校本科生教育阶段四大必修基础学科之一,具有不可替代的作用和地位。然而,医学生物化学课程基于自身特点,比如概念抽象、知识点繁多、理论知识与临床实践知识缺乏联系等原因,使得很多医学生对医学生物化学的学习兴趣不高,缺乏信心,甚至厌学,继而对后续专业课程的学习产生消极影响,因此课程改革日益迫切[2]。借助上海交通大学医学院 2009 年首先在临床医学八年制专业推出的模块式教学改革,生物化学教学课程组和生理学教学课程组组建了新的"代谢与能量"教学模块。该模块整合了原生物化学教学内容中的物质代谢、能量代谢及代谢调节,生理学教学内容中的体温调节和病理生理学教学内容中的发热。以物质代谢和能量代谢为根本,将正常的机能状态(体温调节)和异常的疾病机能状态(发热)融合起来,并结合临床病例进行授课,使医学生获得更直观的相关理论知识。

　　目前,"代谢与能量"模块整个授课过程精简为 27 课时,但是,其作为人体疾病与健康导论板块的 8 个核心课程之一,仍然具有不可替代的地位和作用。它继承了原医学生物化学的动态生化部分的所有核心知识点,并辅以生理学、病理生理学相关内容,形成了一个学科交叉、知识点集中、内容简明、易于学习的新教学模块,已成为医学生必修课程之一。

1.3　"代谢与能量"相关教学改革的国内外进展

　　上海交通大学医学院教学改革中,基于自身的教学特色创建"代谢与能量"模块在国内外属首次。而对医学教育中基础课程"生物化学"的教学改革,国内外则有很多种版本。例如,斯坦福大学医学院将整个教学课程划分为基础医学、人体健康与疾病、医学实践、临床实习、临床发现之基础 5 个模块。生物化学与解剖学、组织学和遗传学等被划分为模块 1"基础医学",是医学生首先要学习的基础知识[3]。大连医科大学尝试以疾病案例为导向的医学生物化学模块式教学改革,将生物化学内容分为 5 个模块,共 60 学时[4],其中模块 2"物质代谢异常与疾病"模块(16 学时)与上海交通大学医学院"代谢与能量"模块类似。

2　"代谢与能量"教学模块的实施过程

2.1　"代谢与能量"模块的授课内容

　　依据"代谢与能量"课程模块的特点,我们制订了新的教学计划和教学大纲,打破学科间的界限,注重学科间的有机联系,加强学科间的合作。具体授课章节和课时数如表 1 所示,总计理论授课 27 课时,由 2 位生物化学老师和 1 位生理学老师负责。

表 1　"代谢与能量"整合课程授课表

内　容		内　容	课　时
章节			
	一	酶、维生素	3
	二	糖代谢	5
	三	脂代谢	4

内　容	内　容	课　时
四	生物氧化	3
五	体温调节、发热	3
六	氨基酸代谢	4
七	核苷酸代谢	1
八	物质代谢调节	1
讨论-小组报告		6(折半计算)

2.2　"代谢与能量"模块式教学的授课形式

有别于传统的"老师讲,学生学",模块式教学的上课形式转变为教师理论讲授与学生讲授/全体讨论的有机结合。在前期理论课的教学中主要以教师理论授课为主,同时注重与学生的互动,并特别注重英文专业词汇的教学。在后期讨论课中,主要以学生讲授、全体讨论为主。立足于所学基础知识,适当联系临床,事先拟好讨论题目。学生自由分组,每组选一个内容,选派代表发言,但所有组员均须准备,在发言和提问过程中可以自由发挥。针对不同章节,近年来我们选定的讨论题目有:① 临床上肝昏迷的患者通常伴有血氨升高,试从蛋白质与氨基酸代谢的角度探讨临床上有哪些措施可以降低肝昏迷患者的血氨;② 试述肝脏在维持血糖浓度恒定中所起的作用及其机制;③ 血浆脂蛋白参与血脂的代谢,试从血浆脂蛋白的代谢中讨论高脂血症可能的发病机制;④ 试述糖、脂、氨基酸三大物质的相互转换;⑤ 在炎热和寒冷的环境中人体的体温是如何保持恒定的? 今年又尝试引入了"单纯性肥胖"和"临床酮酸症病因"等议题,学生反响热烈。

2.3　"代谢与能量"模块式教学的考核

"代谢与能量"课程的考核由平时成绩和期末考试成绩组成。平时学习成绩占总分的 20%～30%,期末考试成绩占总分的 70%～80%。

平时学习成绩主要由英译中与讨论课成绩两部分组成。在课程后半期,发给同学一份原版英文课件要求学生课后自行翻译,促使学生掌握专业词汇和这一领域的最新研究动态。讨论课上发言、提问、解答等所有形式都算有效分,而不拘泥于答案是否正确,将学生的积极互动和主动参与在成绩考核中体现出来,不仅是对学生自主学习的肯定,更能激发学生在课上认真思考、自愿配合的愿望。

期末考试目前还是采用传统模式,题型包括单选题、结构式、名词解释和问答题。但逐年增加了英语试题,占卷面分的 20%～30%,如学生采用外文答题,优秀者适当加分。

3　"代谢与能量"模块式教学的评价

"代谢与能量"模块式教学改革 6 年多以来,授课氛围明显活跃,学生勤于提问,师生互动增多。通过比较改革前后各两届学生的考核成绩(2010 级、2011 级"代谢与能量"对比 2008 级、2009 级"生物化学"),改革后成绩明显好转,不及格率明显下降,90 分以上优秀率明显上升[5]。虽然简单比较不能充分说明模块式教学的优势,但是揭示了模块式教学对比传统式教学能更有效地提高学生的个人能力和综合素质。

模块式教学改革以来,也发现了一些不足待改进。一个突出的问题是"代谢与能量"课时数太少,对比传统"生物化学"课时数(酶 6,维生素 3,糖代谢 8,脂代谢 6,生物氧化 4,蛋白质代谢 6,核苷酸代谢 2,物质代谢调节 3),差别太明显。课时数大幅度减少一方面给授课老师提出了更高要求,必须突出重点,优化知识点;另一方面对学生也提出了更高要求,课前要预习,课上必须聚精会神,课后还要及时整固。另一个不足是配套教材没跟上,目前还在使用 10 年前编著的陈诗书版《医学生物化学》,一些最新进展无法体现在书本中,加快相应的教材建设显得尤为迫切。目前我们已经编写了 2014 年版"代谢与能量"新讲义,下一步正着手编写新教材。

4　"代谢与能量"模块式教学展望

2009 年上海交通大学医学院实施模块式教学改革以来,取得了显著的成绩。目前医学院正计划将模块式教学从临床医学八年制专业向各个专业全面推广,2015 年将在临床医学五年制及其他专业全面实行模块式教学。借助改革的东风,脱胎于传统基础课程"生物化学"和"生理学"的新"代谢与能量"课程必将继承传统,改革创新,为培养符合社会需求的复合型医学人才而努力。

参考文献

［1］　鲁亚成,李云庆.模块式教学法在解剖学教学中的应用[J].西北医学教育,2014,22(4)：735‐6.

［2］　李晓荣.深化医学生物化学教学改革,促进医学创新拔尖人才培养[J].西南师范大学学报(自然科学版),2015,40(1)：140‐3.

［3］　乐江,余保平,朱思莹,等.美国医学院校教学模式改革新方向[J].中国高等医学教育,2012,(1)：120‐1.

［4］　樊建慧,王冬梅,薛恺,等.以疾病案例为导向的医学生物化学模块式教学法初探[J].中国高等医学教育,2014,(7)：79‐80.

［5］　徐让,梅文瀚,杨榕,等.临床医学八年一贯制"代谢与能量"模块式教学的实践与思考[J].现代生物医学进展,2014,14(36)：7168‐71.

"医学遗传与胚胎发育"整合课程的实践与思考

顾鸣敏[1],丁之德[2],徐　洪[3],黄　雷[1],侯照远[3],倪萦音[1]

(1. 上海交通大学医学院医学遗传学课程组,上海,200025;

2. 上海交通大学医学院组织胚胎学课程组,上海,200025;

3. 上海交通大学医学院生物化学课程组,上海,200025)

[摘　要]　**目的**:总结在八年制临床医学专业中开设"医学遗传与胚胎发育"整合课程的经验,为推广至五年制临床医学专业奠定基础。**方法**:采用比较分析法梳理"医学遗传与胚胎发育"整合课程教学的利与弊;采用问卷调查法了解八年制临床医学专业学生对现有整合课程教学的看法。**结果**:现有"医学遗传与胚胎发育"整合课程实现了精简教学内容,相关学科知识交叉、融合的目标,学生的总体满意度较高。**结论**:"医学遗传与胚胎发育"整合课程有利于整体优化医学课程的结构,未来可推广到五年制临床医学专业。

[关键词]　医学遗传与胚胎发育;整合课程;教学改革;问卷调查

自 2008 年以来,上海交通大学医学院借鉴国内外医学教育教学改革的经验,顶层设计了新的医学教育课程框架,以期建构"以问题为基础的学习(problem based learning,PBL)、以探究为基础的学习(research based learning,RBL)、课程整合、以案例为基础的学习(case based learning,CBL)和综合评价为一体的PRICE 教学体系",并从 2009 年起在八年制临床医学专业学生中开展了整合课程

基金项目:上海交通大学医学院医学教育研究课题资助项目(YB150632);2015 年上海交通大学医学院课程、教材建设规划项目。

作者简介:顾鸣敏(1960—),男,教授,博士。

改革,以期达到"以生为本、能力为先、精简内容、启迪智慧、循序渐进、螺旋上升、全面提升"的目标[1]。

作为该整合课程教改项目的组成部分之一,"医学遗传与胚胎发育"整合课程应运而生。该课程将组织胚胎学中的胚胎早期发育部分和分子生物学中的遗传信息流(含 DNA 的复制、转录、翻译和调控)部分整合到医学遗传学课程中,随后编写了与之相配套的教学大纲、讲义及课件,并在八年制临床医学专业学生中试行。本文全面分析了该整合课程建设的利与弊,并探索了未来推广至五年制临床医学专业的可行性。

1　对象与方法

1.1　对象

上海交通大学医学院 2008—2013 级(共 6 届)临床医学专业八年制学生。

1.2　方法

采用比较分析法,对改革前后的教学理念、课程设置、教学内容、教学方法和教学评价等进行剖析。采用问卷调查法,共发放问卷 289 份,回收有效问卷 244 份,有效回收率 84.43%。问卷项目包括对整合课程教学内容、教学方法、教学资源和教学评价等方面的满意度,问卷条目共 26 条。

2　结果

2.1　开设"医学遗传与胚胎发育"整合课程的必要性

国外医学院校自 20 世纪 50 年代开始尝试整合课程改革。1952 年美国西储大学(Case Western Reserve University)医学院提出了"以器官系统为中心的学习(organ based learning,OBL)模式",按器官系统、形态与功能重新组合课程,以加强学科间的交叉融合,使基础与临床紧密结合。1969 年加拿大麦克玛斯特大学(McMaster University)医学院提出 PBL 模式,围绕临床问题学习基础医学、临床医学和医学人文知识,提高学生的自学能力和解决问题的能力。经过半个多世纪的探索与实践,打破了以学科为中心的课程设置,形成了以 OBL 和 PBL 为主导的整合课程教学模式。在此基础上,美国哈佛医学院(Harvard Medical School)开设了"遗传、胚胎与生殖"整合课程；美国约翰·霍普金斯大学(The Johns Hopkins University)医学院开设了"从基因到社会"的整合课程；英国伦敦大学玛丽女王学院(Queen Mary, University of London)开设了"感染、免疫、遗传与肿瘤"的整合课程[2]。2000年中国医科大学借鉴哈佛医学院的经验开设了"人体发育与遗传学"整合课程。上海交通大学医学院自2009年起在八年制临床医学专业中开展了整合课程改革，其中包括开设了"医学遗传与胚胎发育"整合课程。

为什么要开设"医学遗传与胚胎发育"整合课程？当时主要基于以下考虑：首先，医学遗传学(medical genetics)是研究人类遗传病的遗传与变异的学科，具体而言就是探讨人类遗传病发生和发展的规律，为该病的诊断、治疗和预防提供理论依据。而分子生物学(molecular biology)是从分子水平研究生物大分子(包括蛋白质和核酸)的结构和功能，从而阐明生命现象的本质。通过研究核酸的结构和功能，理解遗传物质的本质、遗传物质的传递和遗传信息的实现等问题。胚胎是介于遗传基因和成体之间的实体，胚胎发育(embryonic development)则研究生物体(胚胎)是如何开始、构建及变化的，而遗传学家要回答胚胎发育过程是如何受基因调控的，胚胎的形态和功能是如何世代相传的，畸形或遗传病是如何发生的。因此，分子生物学、胚胎发育与医学遗传学在基础医学教育中的地位是毋庸置疑的。再者，分子生物学、胚胎发育与医学遗传学学科之间存在着千丝万缕的联系，只有将它们整合起来才能使学生对这些知识融会贯通，因此开设该课程是非常必要的。

2.2　明确教学改革的理念

经过反复研讨，明确了开设"医学遗传与胚胎发育"整合课程的理念，即力图从群体、个体、细胞和分子水平阐释人类遗传病发生及发展的规律、分子生物学的基本概念和胚胎发育的遗传控制，为遗传病的诊断、治疗和预防提供理论依据。而开设该课程的意义就是要打破医学遗传学、胚胎学和分子生物学之间的学科界限，根据临床医学专业学生知识、能力和素质的要求合理整合相关课程，力求做到相关学科之间的"无缝对接和整体优化"，为基础医学整合课程教学改革提供实践案例，也为器官系统整合课程改革奠定基础。

2.3　合理安排课时

经过多次交流，形成了整合课程的框架。一是，"医学遗传与胚胎发育"基础部分，包括绪论、人类基因组学、遗传信息流、胚胎早期发育；二是，医学遗传学原理部分,包括人类染色体、单基因遗传、多基因遗传或多因子遗传、群体遗传、表观遗传和临床遗传(含遗传病的诊断、治疗和预防);三是,人类遗传性疾病部分,包括染色体病、单基因遗传病(含生化遗传病)、多基因病或多因子病、线粒体基因病、体细胞遗传病(主要为肿瘤遗传)。表1为"医学遗传与胚胎发育"整合课程与时间安排。与传统的医学遗传学课程相比,整合课程中融入了遗传信息流及胚胎早期发育的内容,促进了相关学科知识的有机整合。同时增加了遗传病例讨论,有利于基础与临床相结合。

表1 "医学遗传与胚胎发育"整合课程内容与时间安排

章节	内　　容	学时	章节	内　　容	学时
一	遗传学与医学	1	九	单基因病	4
二	人类基因组学	2	十	多基因病	2
三	DNA 的复制与修复	3	十一	群体遗传	3
四	基因的转录、转录后加工等	3	十二	遗传病例讨论(CBL)	6
五	蛋白质的生物合成——翻译	3	十三	线粒体基因病	1
六	基因表达的调控	3	十四	体细胞遗传病	3
七	胚胎早期发育	9	十五	表观遗传	2
八	人类染色体和染色体病	6	十六	临床遗传	3

2.4　加强课程建设

作为一门新开设的整合课程,加强该课程的基本建设是必要的。为此,课程组利用原有课程的资源,编写了整合课程的教学大纲(中英文版)、PPT 课件及相应的讲义(第1~2版)。在此基础上,正在组织编写国内第一本"医学遗传与胚胎发育"整合课程教材,拟由人民卫生出版社出版发行;完善了国家级精品课程——组织胚胎学、上海市精品课程医学遗传学和生物化学的网站内容,并基本建成了"医学遗传与胚胎发育"整合课程网站。与此同时还承担了整合课程教改项目,从理论与实践两个层面探讨整合课程的可行性。

2.5　改进教学方法

改革前医学遗传学课程主要采用以授课为基础的学习(lecture based learning,LBL)。整合课程教学中除了采用 LBL 教学外,还引入了以案例为基础的学习(case based learning,CBL)模式。如将八年制临床医学专业学生分成 8 个小组,每组 10～12 人,并选派一名教师指导。讨论案例取自 *Thompson & Thompson's Genetics in Medicine*[3]教科书中的临床案例部分(全英文)。每次讨论选择其中的 8 个案例,要求学生在小组讨论时解决相关遗传病的背景、遗传特点、病理机制、临床表现、诊治原则等问题。讨论结束时每个小组形成一个完整的PPT,并由 1～2 位学生在大班课上进行交流。6 届学生的教学改革实践显示,CBL教学培养了学生的学习兴趣,调动了学生的主观能动性;同时,也融洽了师生关系,教师不仅了解每位学生的个性特征和兴趣爱好,还可现场评价学生的逻辑思维能力、分析和解决问题的能力。同样,学生也可近距离与教师交流、沟通,解决他们在案例学习中的困惑。

2.6　重视教学评价

学生成绩评价方面改变了过去只重视书本知识的弊端,增加了平时表现及能力拓展的考评。学生平时成绩包括文献阅读、英文版遗传病案例分析、小组讨论和染色体核型分析等,占总成绩的 30%;期末考试占总成绩的 70%(其中 30%英文出题)。教学质量评价方面则采取教师评学及学生评教等方式。

教师评学通常在每次 CBL 教学结束后进行,8 名带教教师根据学生在小组讨论时的表现分别给每位学生打分,并填写反馈表。带教老师还参加大班交流展示,并给各组打分。带教教师总体认为学生发言积极、内容翔实、语言流畅、逻辑性强、回答问题准确、团队配合默契。同时,带教教师也指出学生存在对遗传病的发病机制及生化通路的认识缺乏深度,讨论重点不够突出等问题。

学生评教通常在期末考试结束后进行,采用召开座谈会的形式。每次邀请10～12 名学生参加座谈。学生对整合课程教学的建议主要有:应适当增加理论课学时数,有些章节的讲授应更形象与生动些;讨论课小组的人数还可再少些,以便使每个学生均有充分表达想法的机会;双语教学还要加强,但是不希望使用全英文教学;考试试题中要以综合分析题为主,以全面体现整合课程的理念与特点。

2.7　问卷调查结果分析

问卷调查作为教学评价的重要组成部分,一般在整合课程结束后进行。表 2为第 2～3 次问卷表的数据。结果显示 70%～90%的学生对整合课程表示很满意或满意。其中满意度超过 90%的选项有总体印象、互动教学、教学效果、讨论课上教师的指导、师资队伍组成等。满意度最低的选项是对分子生物学进行全英语教学的看法,学生的满意度只有 44.86%。

表2　上海交通大学医学院 2011—2012 年八年制学生对整合课程的满意度(%)

编号	评　价　指　标	很满意	满意	一般	不太满意	不满意
1	你对本门整合课程的总体印象	54.76	39.29	5.36	0.60	0
2	你对本课程总体目标适切性的满意度	50.00	42.86	7.14	0	0
3	你对本课程教学大纲合理性的满意度	42.26	45.83	11.31	0.60	0
4	你对本课程教学内容的满意度	48.81	44.05	6.55	0	0.60
5	你对本课程教学讲义及教材的满意度	37.50	42.26	17.86	1.19	1.19
6	你对本课程相关精品课程内容的满意度	38.10	45.24	15.48	1.19	0
7	你对本课程课堂互动教学的满意度	46.43	43.45	9.52	0.60	0
8	你对本课程激发学生科研兴趣的满意度	50.00	35.71	13.10	1.19	0
9	你对本课程中英文双语教学的满意度	39.29	36.90	19.05	4.17	0.60
10	你对本课程任课教师所用 PPT 的满意度	45.83	38.69	14.29	1.19	0
11	你对本课程理论课教学效果的满意度	53.57	36.90	8.93	0	0.60
12	你对本课程所用病例讨论材料的满意度	59.52	34.52	5.36	0	0.60
13	你对本课程课堂讨论及交流安排的满意度	60.12	29.76	8.33	1.19	0.60
14	你对本课程讨论课上教师指导的满意度	61.31	34.52	2.98	0.60	0.60
15	你对本课程平时成绩组成及比例的满意度	37.50	52.98	7.74	1.19	0.60
16	你对本课程理论考试内容与形式的满意度	40.48	43.45	14.88	0.60	0.60
17	你对本课程师资队伍组成的满意度	69.64	26.79	3.57	0	0
18	你对本课程与其他整合课程衔接的满意度	41.67	41.67	14.29	1.19	1.19
19	你对胚胎学部分中英文双语教学的满意度	61.31	30.36	7.14	0.60	0.60
20	你对胚胎学部分获得知识的满意度	66.67	28.57	4.17	0.60	0
21	你对胚胎学部分与临床相关性讲解的看法	64.29	30.36	4.76	0.60	0
22	分子生物学的加入对遗传学学习的影响	39.29	42.26	16.67	0	1.19
23	分子生物学与遗传学之间衔接的满意度	35.12	39.29	23.21	1.19	1.19
24	分子生物学内容在整合课程中的合理性	36.90	41.07	18.45	2.38	1.19
25	分子生物学部分采用全英语教学	20.24	22.62	32.14	12.50	12.50
26	分子生物学内容对遗传病例分析的帮助	39.88	39.88	18.45	0.60	1.19

　　在调查问卷表中,共有 158 名学生(65.8%)提出了意见与建议。主要建议包括希望该整合课程之间、该课程与其他整合课程之间的衔接应更紧密些;希望增加CBL 的学时数,讨论形式还可多样些。针对学生的意见及建议,整合课程团队适

当调整了课程教学的内容,增加了抽象难懂内容的教学时数,减少了重复或前后不统一的内容;加强了整合课程内部及相关整合课程之间的交流与沟通,避免概念的不一致以及衔接的不顺畅。

2.8   取得阶段成果

经过 6 年的教改实践,"医学遗传与胚胎发育"整合课程已基本成型,其特征是以课堂授课为主,讨论课和案例教学为辅,不同学科的教学内容有机衔接,双语教学贯穿整个教学过程。教改期间还先后发表与整合课程相关的综述或论文 6 篇,文章的题目分别为:中美英医学院校医学课程整合的比较与分析[4]、PBL 教学法与 CBL 教学法的比较——基于两种教学法的转换在临床课程学习上的效果分析[5]、"医学遗传与胚胎发育"整合课程建设的探索[6]、医学遗传学课程建设的实践与建议[7]和人体胚胎学教学在医学整合课程实施中的探索[8]。教改实践也表明,"医学遗传与胚胎发育"整合课程推广至五年制临床医学专业学生具有可行性。

3   讨论

3.1   教学内容有待进一步整合

学生问卷中提到该整合课程之间、该课程与其他整合课程之间的衔接不够紧密。确实现有整合课程仍不同程度地存在着拼盘现象,来自三个学科的教师仍按原有的教学方式开展教学,未能发挥整合课程的优势;未能按照遗传病发生、发展的内在规律整合教学内容。下一步将加强教学研究,从教学大纲及教材入手,全面分析现有教学内容或知识点的有机整合问题,实现"无缝对接,整体优化"。

3.2   授课教师之间的相互交流有待加强

来自不同学科的教师因受专业背景的限制,使部分教学内容未能如预期那样得到充分整合。下一步将加大课程组教师之间的相互交流,如相互听课、参加对方学科的教研活动或学术活动、到国内外开设相关课程的院校学习或进修等,不断拓宽教师的视野,使之成为复合型教师。

3.3   整合课程应与临床紧密结合

医学遗传学是基础医学与临床医学的桥梁课程,只有结合临床实际才具有生命力;胚胎早期发育与分子生物学也需要结合临床,才能使学生真正体会到该课程的价值。下一步将与临床相关科室签订协议,建立稳定的合作关系,包括联合申报研究课题和共同培养研究生。中青年教师应定期参加遗传病专科门诊或查房,由专人带教,使基础课程教师有机会全面了解遗传病的发病现状及诊疗手段,同时采集典型的遗传病案例,以补充遗传病案例教学的不足。

3.4　教师的教学热情尚待进一步激活

现有的教师评价体系仍以科研为中心,难于使教师将更多的精力和时间投入教学。下一步将以骨干教师教学激励计划为契机,充分发挥首席教师、主讲老师、青年老师的作用,建立奖优罚劣的机制,实行全方位激励、全过程激励和全员激励,鼓励更多教师全身心投入到整合课程教学或改革中,为全面推广至五年制临床医学专业做好充分的准备。

参考文献

[1] 黄钢,陆斌杰,张艳萍,等.构建以医学生综合能力提升为核心的医学教育新模式——上海交通大学医学院 PRICE 医学教育模式探索[J].中国高等医学教育,2012(9):1-3.

[2] Kligler B, Maizes V, Schachter S, et al. Core competencies in integrative medicine for medical school curricula: a proposal[J]. Acad Med, 2004, 79(6): 521-531.

[3] Nussbaum R L, McInnes R R, Willard H F. Thompson & Thompson's genetics in medicine[M]. 7th ed. Philadelphia: Saunders of Elsevier, 2007: 231-321.

[4] 顾鸣敏,黄钢.中美英医学院校医学课程整合的比较与分析[J].医学与哲学,2009,30(9).

[5] Srinivasan M,夏颖,等.PBL 教学法与 CBL 教学法的比较——基于两种教学法的转换在临床课程学习上的效果分析[J].复旦教育论坛,2009,7(5):88-91.

[6] 顾鸣敏,黄雷,丁之德,等.医学遗传与胚胎发育整合课程建设的探索[J].中华医学教育杂志,2010,30(4):522-525.

[7] 顾鸣敏,倪紫音,黄雷,等.医学遗传学课程建设的实践与建议[J].诊断学理论与实践,2010,09(5):535-536.

[8] 丁之德,顾鸣敏,黄雷,等.人体胚胎学教学在医学整合课程实施中的探索[J].解剖学杂志,2014,37(3):415-417.

免疫整合课程的实施与研究

陈广洁，钮晓音，蒋黎华，席晔斌，葛海良

（上海交通大学医学院免疫与微生物系，上海，200025）

[**摘　要**]　为顺应学校的教学改革，提高医学生的基础临床教学更好融合，上海交通大学医学院的整合式课程"机体防御与免疫"综合了医学免疫学和免疫系统的形态结构、组织发生学。本文就医学免疫学课程国内外状况，在我院整合课程体系中的地位和作用，"机体防御与免疫"课程实施的内容、经验和完善措施作一综述。

[**关键词**]　整合课程；免疫学；教学改革

上海交通大学医学院从 2006 年逐渐开展了系统的整合课程教学改革。医学专业课程设置打破传统的医前教育、基础医学和临床医学三段式分隔的教学局面，通过系统整合的课程体系，使基础临床教学交错融合。免疫学课程适应学校改革的大趋势也加入了模块整合课程的改革。

1　医学免疫学课程国内外状况

医学免疫学是生命科学发展的前沿领域，是基础医学和临床医学的主要支撑学科。目前，免疫学的教学既有独立的教学模式，也有与其他课程的整合。在国内外存在多种形式的整合[1-5]，如免疫学与病原微生物学课程整合、免疫学与病理学课程的整合、免疫学与临床相关免疫性疾病的整合等。

基金项目：2014 年度机体防御与免疫课程建设基金资助项目。

作者简介：陈广洁（1969—），女，教授，博士；电子信箱：guangjie_chen@163.com。

1.1　英国剑桥大学免疫学课程

英国剑桥大学把免疫学与微生物、病理等课程有机的整合在一起[2]，他们的免疫学教学贯穿在本科教学的第二年和第三年，授课对象为医学系、兽医系和自然科学系的学生。二年级学生必修"疾病的生物学"课程是让学生了解疾病的发生过程，包括感染、炎症和免疫，生长的异常（如肿瘤），血管和血液凝结的疾病。授课的内容包含以下专业，分别是免疫、病毒、病原微生物、寄生虫感染、疾病的基因组分析和癌症。三年级的免疫学作为一个选修专业，其课程包含以下部分：免疫分子（免疫球蛋白的结构和基因、TCR 和 MHC、细胞因子及其受体、淋巴细胞激活和细胞信号转导）、免疫细胞和免疫应答时细胞间相互作用（T、B、NK、APC、Mφ、DC 和其他血液细胞的发生和功能，这些细胞如何相互作用介导免疫学功能，如抗体的产生和 T 细胞激活、抗原提呈、淋巴器官结构和淋巴细胞再循环）、免疫效应和移植（识别和杀死寄生虫、微生物和病毒感染细胞的分子和细胞免疫、补体系统的激活、先天性免疫中免疫系统的相互作用，如 Mφ、中性粒细胞和嗜酸性粒细胞的作用、细胞毒性 T 细胞和 NK 细胞作用、移植原理和抗排斥的治疗途径）、免疫耐受和自身免疫病（耐受的机制、中枢和外周耐受、胸腺中 T 细胞产生机制和自我/非我识别、耐受打破后所致的自身免疫病、母胎免疫、自身免疫病的治疗策略）。同时，免疫学又是一门实验性科学，学生通过实验巩固实验原理的学习，掌握基本的实验技能。剑桥大学二年级的免疫学教学理论与实验课的比例接近 1∶1，为培养学生的动手能力、学习兴趣打下了基础，也培养了学生的创新意识；在三年级的免疫学教学中学生可选择自己感兴趣的专业，在导师的指导下进行小课题的研究，引导学生学会免疫学研究的实验设计，培养学生的创新能力，学会多种实验技术，为将来从事免疫学等科研研究打下良好的基础。

1.2　美国加州大学洛杉矶分校免疫学课程

美国加州大学洛杉矶分校医学院的免疫学课程整合把基础免疫放在基础医学Ⅰ中，将基础免疫与病理过程、遗传、分子与细胞生物学整合在一起，还有部分免疫整合在医学基础Ⅱ，包括了药理、微生物、免疫、临床试验与流行病学、传染病和肿瘤学[3,4]。

1.3　加拿大渥太华大学免疫学课程

加拿大的渥太华大学医学院的免疫学课程把免疫和病理有机结合起来，包括了病理课程中的炎症、免疫学的基本概念、免疫性疾病以及对免疫相关疾病的诊断和治疗等,并整合了涉及免疫学知识的病理学实验(利用病理切片对炎症细胞的观察)。

1.4   国内大学免疫学课程

在国内,有些医学院对免疫学课程进行了整合教学。如同济大学医学院把免疫系统与相关疾病整合在一起,免疫系统实施课堂教学,相关疾病则是 PBL 的教学模式。浙江大学医学院借鉴美国加州大学洛杉矶分校医学院课程体系,免疫学的整合加入到医学基础模块 I、II。汕头大学医学院从 2002 年起借鉴英国威尔斯大学和(中国)香港中文大学教学模式,实施基础与临床融通整合,免疫学课程与病原微生物学课程整合为感染与免疫课程。吉林大学白求恩医学院则把免疫学和多门学科进行了整合,整合了组织胚胎学、病原微生物学、病理学、药理学、分子生物学。以免疫系统为主线,将与免疫系统组成、功能和病理相关的内容整合在一起,设计了"人体防御和监视系统课程",成为整合课程系统的一个模块之一[5]。以人体的防御和监视系统为核心,认识人体抵御外来病原微生物、清除内在衰老和基因突变细胞的生理功能、相关病理及治疗策略。课程首先从组织、细胞及分子的结构及功能认识具有免疫防御、免疫稳定及免疫监视的免疫系统;进一步学习与病原微生物感染和肿瘤发生相关的病理学和药物治疗。整个课程分为三部分:免疫细胞和组织学基础、感染发生与治疗、肿瘤发生与治疗。

1.5   上海交通大学医学院的免疫学整合课程

我们的整合式课程"机体防御与免疫"综合了医学免疫学和免疫系统的形态结构、组织发生学。包括基础免疫和临床免疫两个部分,基础免疫学主要论述免疫学的基本概念,免疫器官、组织、细胞和分子的功能;介绍抗原作用下淋巴细胞的激活、分化和效应功能;临床免疫则着重讨论临床疾病的免疫病理机制。"机体防御与免疫"课程内容具体包括以下章节:免疫学绪论、免疫系统的形态结构和组织发生学、抗原、抗体、补体、细胞因子、分化抗原与黏附分子、主要组织相容性复合体、固有免疫细胞及应答、适应性免疫细胞、抗原提呈细胞与抗原加工提呈、适应性免疫应答、免疫耐受、免疫调节、超敏反应、自身免疫病、免疫缺陷病、肿瘤免疫、移植免疫、黏膜免疫、免疫学防治。

2 "机体防御与免疫"课程实施的内容和经验

"机体防御与免疫"属于基础医学的横向整合课程之一,是基础医学和临床医学的主要支撑学科,整合了免疫学知识和组织胚胎学的部分知识,同时又和生物科学和分子生物学、细胞生物学、遗传学、神经生物学相互渗透,相互结合。与其他7个模块、8个器官系统整合课程组合在一起,强化了基础阶段的学习,为医学生进入临床学习打下坚实的基础。

2.1 课程教学理念

"机体防御与免疫"课程的教学理念是:教学相长、因材施教。此理念渗透在我们的课内教学、课外教学上,让教师和学生共同进步,不同层次的学生都得以更好地发展。

2.2 课内教学实施的内容和经验

在课堂教学上,我们首先建设优秀的教学团队,团队由免疫学、组织胚胎学、临床免疫学专家和优秀的外教共同参与,达到了课程整合、科教结合、基础和临床的贯通、国内外教师的合作,共同带领学生向纵向交错的"创新教学模式"逐步过渡,因材施教,更有利于医学生的学习,紧跟国际医学免疫学发展的趋势,适应 21 世纪医学教育模式的发展需要。

我们在前期自编教材的基础上进一步完善"机体防御与免疫"中英文教程的编写,体现整合的特点。不断更新和完善教学内容,结合医学免疫学学科的飞速发展和现代医学教育的新要求,主编与参编各种免疫学教材,尤其是统编规划教材。引进和使用国内外先进教材,编写和改编教学大纲、教学讲义。

我们拓展多样化教学手段,在原有板书与多媒体有机结合的基础上,积极摄制教学录像、建设及完善教学网站。我们已完善教学基本资源(课程介绍、教学大纲、教学日历、演示文稿、参考资料目录和全程教学录像),将进一步建设部分拓展资源。

目前,国际上先进的教学模式存在多样化、混合式教学[6-11]。我们也积极引进多种教学方式。除了继续深入加强课堂讲授的传统教学模式,计划不断增加课堂讨论等教学模式的比例,积极开展问题为基础的学习(PBL)、案例为基础的学习

(CBL)等多种教学模式,在保证学生扎实掌握免疫学的基本理论、基本知识及相关临床知识的基础上,重在启发、传授科学的思维方法,培养学生发现问题、分析问题、解决问题的创新能力。

目前在对接受整合课程教育的学生的考核与评价上,我们加强了学生多元化考核。除了传统授课外,我们增加了 2 次讨论课。一次为针对细胞因子、分化抗原与黏附分子的内容学生进行自学,我们给学生出论题,题目围绕细胞因子、分化抗原与黏附分子的基本知识、上述知识点与临床的关系、治疗靶点,让学生制作 PPT 进行演讲和讨论;另一次是针对临床教师的讲座,围绕原发性免疫缺陷病的文献和案例,同样由学生制作 PPT 进行演讲和讨论。教师根据学生的准备、演讲和互动能力进行打分,反映学生的综合能力,包括自学、表达、解决问题能力等。在讨论课的最后,教师及时对学生学到的知识点、讨论情况给予点评,及时反馈。在临床医学的英文五年制的模块教学中,我们除讨论课外,还设计开放性题目作为回家作业,增加形成性评价。如让同学们对免疫学上的"卫生假说"进行评论;如"Ⅰ型超敏反应中的过敏性哮喘新发现 Th17 参与病理机制,Th17 细胞在其中有什么作用?"上述作业需要同学对学过的知识进行总结归纳,需要同学查阅文献进行阅读。教师对学生返回的作业及时批阅、及时反馈。上述形成性评价使平时成绩考核比例达到 30%~40%。

2.3 课外教学实施的内容和经验

在课外教学上,与学生建立紧密的联系,每位授课教师公布 email 地址和办公室电话随时给学生答疑;每天晚上 7 点—9 点都有教师网上答疑;每周五中午面授答疑;考试前安排学生集体答疑。在网上 BBS 平台和学生交流,论题由教师和学生提出,主要由学生讨论,教师适时提示和回答,内容多为拓展性的免疫学知识、新发现、对所学知识的总结和推理。论题如"病毒入侵机体,我们免疫系统是如何工作的?""个体间器官移植为什么要配型? 是否亲属间排斥程度一定小于陌生人?"同学们在 BBS 论坛上进行了激烈的讨论,回帖热烈。以此巩固学习内容,拓展新知识,提高学习兴趣。

学有余力的同学除了从课堂上获得知识,还可以选择参加学校建立的平台——探究为基础的学习(RBL)和大学生科创。我们团队组成了科研指导教师队伍,为培养学生的创新能力做贡献。以设计性综合性实验为载体,通过充分调动学生的学习主动性、积极性和创造性,在学习和掌握基础医学的基础理论、基本知识和基本技能的基础上,在导师指导下,完成从查阅文献、自主选题、实验设计、实验操作、统计处理、结果分析、论文撰写和论文答辩的基本学习过程。在本科生阶段接受创新意识的基本训练,把理论知识与实验实践相结合,形成批判性思维和探究未知世界的意识及能力。既有新知识、新理论的学习,也涉及实验操作的实践。由此构建的 RBL 教学方法,旨在提高学生发现问题、分析问题和解决问题的能力;提高学生的自学能力和实践能力;培养学生的科学思维、创新意识和创新能力;提高综合竞争力。如有 RBL 小组和科创小组同学参加了"NTP 焦磷酸酶的生物学功能研究""T‐614 调控成骨细胞分化影响"等,通过科研实验得出研究结果并发表了论文。教师也在带教的同时,转变教师的教学理念,推进教学改革,进而顺应自主创新和国家创新体系建设对人才培养的要求。

3　改善措施和展望

机体防御与免疫整合课程是我们进行的有益尝试,无论是课程设计还是实施都是全新的探索,我们将在教学实践中不断完善和更新。我们团队将进一步培养新任教师,完善上课前听课和预试讲制度;建立授课教师规范化、个性化教案;进一步完善题库和案例库的建设;鼓励更多参加医学院教师发展活动,参加教学学术研究。医学教育的任何一种改革都将对医学生的成长产生影响,因此需要我们更多、更谨慎的思考和实践。整合课程教学已成为当前医学教育改革趋势,实施过程中系统考虑教学方法、考核评价以及师资队伍等方面的建设改革,将真正打破学科壁垒,实现基础与基础、基础与临床、医学与人文、疾病与健康等知识的整体融合,达到培养医学生创新能力、整体思维、临床技能和人文关怀的目的。

参考文献

[1] 孙鹏,黄继东,柏杨,等. 整合课程教学在医学教育中的历程与展望[J]. 中国高等医学教育,2012,5:62‐63.

[2] 陈广洁,李伟毅,葛海良. 剑桥大学免疫学教学带给我们的启示[J]. 中国高等医学教育杂志,2013,7:54‐55,67.

[3] 顾鸣敏. 中美英医学院校医学课程整合的比较与分析[J]. 医学与哲学(人文社会医学版),2009,5:68‐70.

[4] 陈定伟,曹倩. 美国加州大学洛杉机分校医学院教育模式及其启示[J]. 中国高等医学教育,2009(10):41‐52.

［5］ 李一,付海英,杨巍,等. 构建"人体防御和监视系统"整合课程的初步尝试[J]. 中国免疫学杂志,2014 ,30(4)：39 - 540,553.

［6］ Roos M, Kadmon M, Kirschfink M, et al. Developing medical educators — a mixed method evaluation of a teaching education program[J]. Med Educ Online. 2014, 19：23868.

［7］ Boelens R, De Wever B, Rosseel Y, et al. What are the most important tasks of tutors during the tutorials in hybrid problem-based learning curricula? [J]. BMC Med Educ, 2015,15：84.

［8］ 韩超峰,李天亮,陆元修,等. 融入式医学免疫学教学模式的探讨[J]. 基础医学教育, 2013,4：324 - 326.

［9］ Zier K, Wyatt C, Mulle D. An innovative portfolio of research training programs for medical students[J]. Immunol Res. 2012,54(1 - 3)：286 - 91.

［10］ Sutherland S, Bahramifarid N, Jalali A. Team-based learning from theory to practice[J]. Teaching and Learning in Medicine, 2013, 25(3)：231 - 236.

［11］ Erden A. The importance of student initiative both in and out of the lab（the second immunobiology student symposium）[J]. Yale J Biol Med. 2014,87(1)：73 - 78.

病理学与病理生理学总论整合课程的实践研究

赵　倩[1],傅国辉[2],黄　莺[1],刘　玮[3]

(1. 上海交通大学基础医学院病理生理学教研室,上海,200025;

2. 上海交通大学基础医学院病理学系,上海,200025;

3. 上海交通大学附属第一人民医院,上海,200080)

[摘　要]　文章旨在总结在八年制临床医学专业中开设的病理学与病理生理学总论整合课程的经验,为进一步提高教学质量提供借鉴,并为推广至五年制临床医学专业奠定基础。病理学与病理生理学总论整合课程在教学内容上注重相关学科知识的交叉与融合,将传统上侧重机体形态学改变的病理学与侧重机体功能和代谢改变的病理生理学知识进行一定程度的融合,有助于打破学科界限,使学生从整体上理解疾病发生发展过程的规律;其次在教学形式上有所突破,引入了 PBL 等新的教学方式,避免了传统教学方法过于单一的弊端,通过临床案例的交流讨论,培养学生的创新意识、主动学习的精神以及批判性的思维等,为其后续临床课程的学习及未来的学术探讨打下较好的基础。综上所述,整合课程有利于整体优化医学课程的结构,对提高教学质量有一定推动作用,未来可推广到五年制临床医学专业。

[关键词]　病理学与病理生理学总论;整合课程;教学改革

随着医学教育观念和模式的转变,以学科为中心的教学模式越来越不适应医学学科间交叉融合的需要。为此,国内外多所医学院校开展了整合式课程教学改革。2009 年以来,上海交通大学医学院在八年制临床医学专业学生中开展了整合课程改革,以期达到"以生为本、能力为先、精简内容、启迪智慧、循序渐进、螺旋上升、全面提升"的目标[1]。作为该教改项目的一个组成部分,"病理学与病理生理学总论"整合课程开始建设。该课程将传统病理学和病理生理学中的总论内容整合,随后编写了与之相配套的教学大纲、讲义及课件,并在八年制临床医学专业学生中试行。本文总结了该整合课程建设的历程,并探索了未来推广至五年制临床医学专业的可行性。

1   整合式教学简介

传统上我国医学教育是按照"医学基础课—临床基础课—临床课"的三部曲学科中心模式组织教学,在此模式下,各学科内容具有较强的系统性和完整性,但该模式过于强调学科自身的系统性与完整性,对学科之间的有机联系关注不够,该模式教育下学生对医学整体知识掌握不足,临床思维整体性不强,理论学习与临床实践有一定脱节,而且学科间知识内容存在大量重复讲授现象,已逐渐无法适应当今医学学科间交叉融合的需要。与此同时,国家临床执业医师资格考试专业综合部分从 2009 年起,由过去以学科为考核单元,改革为以人体系统、疾病症状和体征为考核单元,也对医学教育实施课程整合提出了新的要求。

针对传统教学模式的不足,整合式课程在我国开始逐步被引入。教学模式参考了美国、英国等医学院校的整合课程。哈佛医学院自 1985 年起采取"新途径(new pathway)"课程计划,该计划提倡以问题为基础的案例教学和师生互动的小组讨论式教学,开展了包括"人体形态科学"等 9 个整合课程模块的整合式教学。英国伦敦大学玛丽女王学院巴兹伦敦医学与牙科学院自 2007 年开始构建了新的课程体系,其核心课程包括 6 个系统的整合课程,该体系注重理论联系实践,体现"以学生为本"的理念,强调自学和以问题为基础的学习(problem based learning,PBL)。国内医学院校医学课程整合开展较晚,覆盖面相对较小,其中以北大医学部、复旦大学、浙江大学等院校较为典型。北京大学医学部开展八年制课程整合的原则是:基础医学形态与机能课程的分别融合,临床课程自身融合,并使基础科学、临床科学与学术研究紧密交织。该课程体系实施以来,也取得了较好的效果。2000 年浙江大学医学院对基础医学课程教学体系进行了从宏观到微观,从形态到功能,从正常到异常,从疾病到治疗药物的整体改革,强调知识的系统性,让医学生按照人体系统逐步学习基础医学知识[2]。

2   上海交通大学医学院整合式课程教学简介

2009 年,上海交通大学医学院对八年制临床医学专业学生进行顶层设计,形成了"以器官系统为主线,淡化学科,融形态与功能、基础与临床、医学与人文为一体"的系统整合式课程体系。该体系包括人体健康与疾病导论、以器官系统为基础的整合课程以及临床医学整合课程三大模块。同时,通过恰当使用 PBL、以循证医学为基础的案例学习和以研究为基础的学习等方法,逐步建构起以提升学生综合能力为核心的逐级放大的教学体系。其中人体健康与疾病导论包括了"人体构造""分子细胞与组织""代谢与能量""医学遗传与胚胎发育""病理生理学与病理学总论""机体防御与免疫""病原生物学""药理学总论"8 个模块的内容;而以器官系统为基础的整合课程则整合了部分基础医学如解剖学、生理学、病理学与临床医学相关的课程,分为"循环系统""呼吸系统""神经系统""消化系统""血液系统""泌尿系统""内分泌系统""生殖系统"8 个模块的内容。

3　"病理学与病理生理学总论"课程简介

病理学与病理生理学是联系基础医学与临床医学的"桥梁学科"。医学生在学习了正常人体结构、功能及代谢等知识后,通过学习病理学和病理生理学,掌握疾病发生发展的机制和规律,为学习临床医学奠定基础。其中病理学是用自然科学的方法研究疾病的形态结构、代谢和功能等方面的改变,从而揭示疾病的病因、发病机制和转归的医学基础学科[3]。而病理生理学是研究疾病状态时人体生命活动的异常改变,特别是生理与生化上的异常改变及其发生机制,阐明疾病发生本质的科学[4]。传统上,病理学称为病理解剖学,侧重从形态上观察和研究疾病,并联系代谢和功能的变化,以形态改变为基础,进一步研究疾病的病因、发病机制以及病变与临床表现的关系,而病理生理学则侧重功能和代谢方面的改变,两者有相辅相成的关系,因此在学科上合称病理学与病理生理学。但在传统的医学教育体系中,"病理学"与"病理生理学"是两门独立的课程,分别侧重疾病的形态变化和功能、代谢的变化,这样的学习方式不利于从整体上理解和掌握疾病发生发展的机制和规律,考虑到学科的发展规律,我们在整合式课程教学中,将"病理学"与"病理生理学"中总论的部分整合为一门课程,而将涉及各个器官、系统疾病的病理和病理生理改变的内容,则在各器官系统教学模块中分别讲述。

3.1　"病理学与病理生理学总论"整合式课程的学科内涵

病理学与病理生理学是一门理论性、实践性很强的医学基础理论课,在医学教育体系中占有重要地位和作用。病理学与病理生理学所涉及的研究范围非常广泛。临床各科的任何疾病以及在动物模型上复制的任何疾病,都存在病理学与病理生理学问题。即使同一疾病,对于不同的患者,其表现也不尽相同,即存在所谓的"个体差异"。因此,对于这些种类繁多、变化各异的疾病,要学习、研究它们的病理学与病理生理学问题,必须从点到面、从共性到个性,从普遍到特殊,在不同层次找到其中规律性的问题,最后应用于临床实践中。另一方面,临床学科中新病种、新现象的发现,又可以不断丰富病理学与病理生理学的研究内容。同时,随着科学技术的迅猛发展,人们对疾病现象和本质的认识越来越深入,当代病理学与病理生理学在不断吸纳和借鉴其他基础理论学科的研究方法和成果,形成了多学科之间的渗透和交叉,极大拓展了病理生理学的研究领域和范围。因此,作为一门基础医学学科,"病理学与病理生理学总论"在设置课程内容的时候,主要侧重讨论疾病发生发展过程中出现的一些规律性变化,同时也充分考虑当今基础医学和生命科学的发展现状,更深入地从整体、细胞与分子水平上去认识疾病发生发展的基本规律。

3.2 "病理学与病理生理学总论"整合式课程的具体教学内容

从上述的学科内涵建设出发,"病理学与病理生理学总论"制定了新的教学内容和教学大纲,目前主要包括以下具体内容,① 理论课部分:第一章,绪论与疾病概论(3学时);第二章,细胞、组织的适应和损伤(3学时);第三章,损伤的修复(2学时);第四章,凝血与抗凝血平衡紊乱(3学时);第五章,局部血液循环障碍(3学时);第六章,应激(2学时);第七章,细胞信号转导异常与疾病(2学时);第八章,细胞增殖分化凋亡异常与疾病(3学时);第九章,炎症(4学时);第十章,肿瘤(5学时);第十一章,免疫性疾病、传染病与寄生虫病(3学时)。② PBL课:共计9学时,分3次课进行。需要说明的是,"病理学与病理生理学总论"原来包含18学时的实验课部分,2015年起并入"医学形态学实验"课程。

3.3 "病理学与病理生理学总论"整合式课程的教学形式与考核方式

传统的病理学与病理生理学教学主要采用以授课为基础的学习(lecture-based learning, LBL)。在整合课程教学中除了采用LBL教学外,还引入了PBL教学方式。将学生分组,每组约20人,派两名教师指导,其中一名教师来自病理学或病理生理学教研室,一名教师来自临床教学医院。讨论案例由本团队教师撰写,主要针对理论课所涉及的疾病的基本特征和规律,以临床病例的形式撰写,例如针对细胞信号转导异常与疾病相关的内容,撰写了"为什么我的伤口还没好"的 PBL 案例,着重讨论了信号转导异常在 2 型糖尿病的发病与发展中的作用。讨论课要求每个小组根据课前所提供的患者症状和体征的资料制作一套完整的 PPT,并由 1～2 位学生在大班课上进行汇报交流,并回答其他小组同学的提问。通过 PBL 教学,培养了学生的学习兴趣,调动了学生的主观能动性;也有助于师生间的互动,一方面可以加强教师对每位学生的了解,并帮助教师现场评价学生的逻辑思维能力和分析解决问题的能力;另一方面有助于学生与教师面对面的交流和沟通,更好地掌握所学习的内容。

"病理学与病理生理学总论"在考核方式上也进行了一定的改进,除传统的期末卷面考试外,还加强了学习过程中的考评。平时成绩占总分的 20%,主要包括 PBL 案例讨论(占总分的 15%)、小论文撰写(占总分的 5%)等;在 PBL 案例讨论时,教师根据学生在小组讨论时的表现分别给每位学生打分,打分主要考虑学生的积极互动、主动参与以及团队合作精神,不拘泥于答案是否完全正确,旨在培养学生主动思考的学习精神。期末考试占总分的 80%,考试题型包括选择题、填空题、名词解释和问答题,其中英文出题约占卷面成绩的 20%。

3.4 "病理学与病理生理学总论"整合式课程的课程建设

作为一门新开设的整合课程,必须加强本课程的基本建设,为此,"病理学与病理生理学总论"利用原有课程的资源,编写了整合课程的教学大纲、PPT 课件(中英文版)及相应的讲义,在此基础上,进行了"病理学与病理生理学总论"教材的编写,邀请了包括复旦大学医学院、上海第二军医大学病理学与病理生理学专家教授在内的写作团队,于 2015 年 10 月份完成初稿;完善了上海市精品课程"病理生理学"的网站内容,并新建了"病理学与病理生理学总论"整合课程网站。同时还承担了整合课程教改项目,从理论与实践方面层面探讨整合课程的可行性。

4 "病理学与病理生理学总论"整合式课程的成绩与不足

"病理学与病理生理学总论"整合式课程自实施以来已近 6 年,总结近 6 年的教学,首先在教学内容上更注重相关学科知识的交叉与融合,将传统上侧重机体形态学改变的病理学与侧重机体功能和代谢改变的病理生理学知识进行一定程度的融合,有助于打破学科界限,使学生从整体上理解疾病发生发展过程的规律;其次在教学形式上有所突破,引入了 PBL 教学方式,避免了传统教学方法过于单一的弊端,通过临床案例的交流讨论,培养学生的创新意识、主动学习的精神以及批判性的思维等,为其后续临床课程的学习及未来的学术探讨打下较好的基础。

　　虽然"病理学与病理生理学总论"整合式课程取得了一定的成果,但仍有许多不足之处有待改进:① 教学内容有待深入的融合:目前的教学在内容上实现了初步的整合,但深层次的融合还不够,来自病理学和病理生理学的教师仍按原有的教学方式开展教学,未能完全发挥整合课程的优势。② 教学方法和考核方式有待进一步优化:除了传统的 LBL 教学和 PBL 教学方式外,其他能激发学生能动性的教学方式如"翻转课堂"、TBL 等教学方式应该在今后的教学中逐步引入;在考核方式上也应该进一步加强平时成绩的考核,在现有基础上争取平时成绩达到总成绩的 30%～40%,考核的方式也更多样化,考虑加入文献阅读、网站互动式答题等方式。③ 课程建设有待进一步完善:在完成"病理学与病理生理学总论"教材编写的基础上,着手编写相应的全英文教材;同时配合课堂教学,不断完善"病理学与病理生理学总论"网站的建设。希望通过对以上不足之处的改进,能够对提高《病理学与病理生理学总论》的教学质量有一定推动作用,并为将整合式课程全面推广至五年制临床医学专业做好充分的准备。

参考文献

［1］ 黄钢,陆斌杰,张艳萍,等. 构建以医学生综合能力提升为核心的医学教育新模式——上海交通大学医学院 PRICE 医学教育模式探索［J］. 中国高等医学教育,2012,(9):1‐3.

［2］ 顾鸣敏,黄钢. 中美英医学院校医学课程整合的比较与分析［J］. 医学与哲学:a,2009,30(5):68‐69.

［3］ 陈杰,李甘地. 绪论［M］//陈杰,李甘地. 病理学. 第 2 版. 北京:人民卫生出版社,2010:1‐4.

［4］ 李桂源,吴伟康,欧阳静萍［M］. 绪论//李桂源. 病理生理学. 2 版. 北京:人民卫生出版社,2010:1‐6.

病原生物学整合课程的建设和优化

刘　畅[1],何　平[1],赵　蔚[2],郭晓奎[1]

(1. 上海交通大学医学院免疫学与微生物学系,上海,200025;

2. 上海交通大学医学院基础医学实验教学中心,上海,200025)

[摘　要]　病原生物学课程由医学微生物学和人体寄生虫学整合而成,是一门重要的医学基础课程。如何有效地利用现有的教学资源,推动该课程进一步深化整合,是教学改革过程中的实际需要。本文总结了本团队该课程多年的整合经验,从教学模式、教学资源、评价体系、管理措施等多方面就如何建设和优化病原生物学课程进行探讨,并对该课程发展建设中的问题和对策进行了展望,以期为该学科的进一步发展提供策略性指导意见。

[关键词]　病原生物学;整合课程;医学微生物学;人体寄生虫学

1999 年,国务院学位委员会为进一步深化医学教育高校课程改革,首次将医学微生物学与人体寄生虫学整合成一门新的学科,即病原生物学。该学科一直是重要的医学基础课程,但在多年的教学过程中,医学微生物学和人体寄生虫学两门课程只是形式上的合并,在内容上并没有有机地整合在一起。此外,医学生教学存在专业、学制和层次多元化的特点,这些都要求在新形势下,对病原生物学这门课的课程设置和教学模式进行新的探索。本文将就如何建设和优化病原生物学课程进行探讨,以期为该学科的进一步发展提供策略性指导意见,希望借此提高国内病原生物学教学水平,更适应培养创新性、开拓型人才的需求。

基金项目:国家级精品课程《医学微生物学》。

作者简介:刘畅,女,副教授,博士;电子邮箱:tiantianlc@sjtu. edu. cn。

通信作者:郭晓奎,电子信箱:xkguo@shsmu. edu. cn。

1 病原生物学整合课程现状

我国大多数医学院校还仍然沿袭苏联的"三段式"教学体系,将医学微生物学和人体寄生虫学两门课程分开讲授。这种教学方式缺乏学科的连续性,培养出的学生知识面较窄,综合性、创造性思维和解决问题的能力比较弱,不能达到对新时代医学人才的培养要求。

病原生物学这门课程,北美的一些医学院校,在课程的设置以及教学方法上,与国内有所差异。在美国和加拿大的医学院校中,医学微生物学和人体寄生虫学一直都是一门学科,设置一门课程,统称为医学微生物学(medical microbiology)。该学科要求学生具有生物学、生物化学以及免疫学等理论知识基础,与国内类似,都安排在第二学年进行讲授。授课时间与国内时间类似,但理论课比重低于国内,而增加了讨论课比重,考核时间也占到了总学习时间的 1/8。从教学内容上看,病原生物学课程的内容与国内相差不大,结合北美感染性疾病的发病率,有重点地介绍流行病原,并增加了学科进展的新内容。北美病原生物学教育中,讨论课是重点内容,以多种形式展开,包括以问题为基础的学习(problem-based learning,PBL)模式,以小班为单位,根据理论课内容,选用合适病例作为讨论主题,调动学生学习的积极性和主动性。此外,还邀请校内外专家进行专题讲座,了解领域研究最新进展,收到良好教学效果。教学资源方面,在硬件设施配置上,国内大多数医学院与北美地区医学院已经达到了相似的水平,多媒体教学应用都十分广泛。随着网络的发展,国内外医学院校都逐渐开始利用网络作为延伸课堂进行教学,北美的医学院将教学相关的内容包括教学日历、教学大纲、教师简介以及教学课件等都上传至网络,使学生可以很容易找到学习相关资料。此外,电子教材、课程网站都成为新兴的教学资源加以利用。

虽然国内一些院校已将这两门学科组建成病原生物学学科,然而,由于该学科尚处于起步阶段,整合内容亦未成形,并且现行教育体制存在着诸多亟待解决的问题和不协调性影响着两个学科整合和发展。譬如,很多学校在教学管理体制方面,尽管成立了病原生物学系或教研室,但是微生物学与寄生虫学依然保留两个各自独立学科,有自己的学科发展梯队和教师队伍;在实施教学过程中,微生物学教师只能讲授微生物学专业内容,寄生虫学老师讲授寄生虫学专业内容;在教材建设方面,尽管国内已经出版一些相关的病原生物学教材,但是这些教材只在形式上整合,内容却完全分离[1-3]。

在病原生物学整合课程的建设上,我们在包括教材建设、理论课与实践课教学方法改革、教学资源优化以及教学考核体系完善等方面取得了一些经验,收获了较好的教学效果[4,5,6]。

2 病原生物学整合课程的改革

2001 年,本校原微生物教研室与寄生虫教研室合并,成立病原生物学教研室,开始了病原生物学课程整合的探索,在十余年的教学实践中,为适应医学教育改革发展的需要,切实提高教学质量,我们在教学实践中积极转变自身的教学理念,按照当前大学生"知识、能力、素质"的培养要求,在改革教学内容和创新教学方法的同时,着力于建立完善的病原生物学教学体系。

2.1 建立多层次的教学体系,根据不同专业调整不同教学内容

自医学微生物学与人体寄生虫学合并以来,我们在以本科生和八年制教学为主的基础上,不断丰富教学层次,形成研究生(硕士、博士、博士后)、本科生和长学制等多层次的课程教学体系。

本科教学中除"医学微生物学"和"人体寄生虫学"两门必修课外,开设分别针对护理本科与医学检验本科的"病原生物学"和"临床寄生虫学检验"。从 2012 年起开设的临床医学五年制英文班,与美国、澳大利亚等地同步应用主流英文教材 *Medical Microbiology*,涵盖"医学微生物学"与"人体寄生虫学"的内容,采取国外著名医学院校和本室分段教学的方式,基于美国执业医师考试相关内容,进行全程全英文教学,成为本学科整合性教学的新亮点。同时还为本科生开设"微生物与人类""医学微生物学进展"和"临床寄生虫学"等基础选修课程。在研究生的教学中,我学科开设的"病原基因组学"和"细胞微生物学"已列入研究生学位课程体系;"病原生物学"也成为八年制临床医学专业课程。

各专业学生培养目的不同,学生基础也不同,我们根据不同的学制不同专业制定了不同的教学计划。传统医学微生物教学强调"三性两法",即医学微生物的生物学特性、致病性、免疫性诊断方法以及防治原则。在传统内容的基础上,我们根据不同的专业调整教学内容。如临床医学专业,注重致病性与防治原则的讲授;预防医学专业,注重相关感染性疾病的预防原则;临床药学专业,强调与临床治疗用

药及与微生物耐药相关的知识点等。配合不同的专业,我们也储备了丰富的教材资源。

2.2   教材建设取得长足发展

为配合多层次的教学体系,在十余年的努力下,我们在教材建设上取得了丰硕的成果。目前使用的教材和自编教材 20 部。其中"十一五"国家级规划教材《病原生物学》整合了原《医学微生物学》和《人体寄生虫学》的教学内容。结合双语教学要求,本团队在全国率先主编并出版了《病原生物学纲要》(双语版),中国科学院专家规划教材,主要用于临床医学等专业教学满足了五年制、七年制、八年制、研究生等不同层次以及临床医学、口腔、高护、药学等不同专业的教学需要。

随着信息化的普遍,本团队参与编写了两套数字化教材,将多媒体课件和枯燥的文字内容结合起来,可以方便地在电脑、平板电脑甚至手机上随时阅读、做笔记、做练习题,这种新型的教材模式为病原生物学整合课程网络教学平台夯实了基础。

利用信息化数字平台,本团队申请到了中国医学教育慕课联盟规划课程《医学微生物学》的慕课制作项目,将慕课这种新型教学模式也引入到病原生物学课程中来,以不超过 20 分钟的微视频、参考教材、作业、在线互动、期末考试等形式给学生展现教材当中的重点、难点。

2.3   先进教学方式的建立

为切实提高教学质量,进一步发展病原生物学整合课程,我们在教学实践中积极转变自身教学理念,按照当今大学生"知识、能力、素质"并重发展的要求,从多角度对病原生物学的教学模式和教学方法上进行了探索。

2.3.1   构建自主探究型的教学模式,达到师生良性互动

我们一改传统以讲授式为主的教学模式,构建自主探究型的教学模式,将基础知识与临床内容密切结合起来,激发学生的学习兴趣,充分发挥医学生的自主学习能力。由于病原生物学是一门临床医学与预防医学密切联系的桥梁学科,我们在教学方法上改变了传统填鸭式的方式,整个教学过程中一方面充分发挥大学生的自主学习能力,减少教师对教材内容的简单充分阐述;另一方面将 PBL 教学法与以案例为基础的学习(case based learning,CBL)模式引入教学全过程,设计以病例为载体的"问题导向学习"。这种教学模式在启发学生思维的同时,密切联系临床,

让学生在病例讨论过程中能切实发挥理论联系实际解决问题的能力。在此过程中既能让学生"顺藤摸瓜"地掌握与病例相关的病原生物学的基本理论和知识点，又能激发其创造性思维，调动学生自主探索知识和综合分析问题的能力。此外，对长学制学生，引入以探究为基础的学习（research based learning，RBL）模式，让学生在掌握病原生物学的理论知识后，对自己感兴趣的方向，在导师的指导下，设计实验、探究未知的科学问题，以培养学生的创新能力，拓展了学生的思维，取得了很好的教学效果。

积极开展互动形式的教学。针对目前在医学生中存在的"以被动学习为主，质疑能力不足"的这一现状，在教学过程中改变以往教师主导提问的状况，引导学生提出问题，并强调"问题乃通向理解之门"。针对学生掌握知识程度的差异，善于把握尺度，培养学生的思维能力与技巧。在互动式教学过程中，授课教师能够及时发现偏误，并通过组织讨论是使学生进一步掌握其中蕴含的知识点，融会贯通，培养学生归纳总结的能力。无论学生的观点为何，教师均及时肯定其闪光点，既激励了学生的创新思维能力，培养了其自信心，也活跃了课题讨论的气氛。

2.3.2　在病原生物学教学中贯穿医学人文教育

病原生物学学科在整个基础医学学科中具有相对独特的地位，和文学、历史等有着很多的结合点，为在教学过程中贯穿医学人文教育提供了丰富的素材。此外，从医学教育的角度，将医学人文教育理念融入病原生物学教学中，也有助于医学生更好地学习与人类健康密切相关的其他生物——病原生物，最终为推动人与自然界其他生物之间的和谐做出自身应有的贡献。

在实际的教学工作中，教师将兼具专业性和艺术性的病原生物学相关图片展现给学生，让学生切实感受到"任何生命本身都是美好的"，生命的存在本身就具有合理性，许多感染性疾病的发生都和人类自身的行为和活动有关，例如，疯牛病的发生就是由于人类违背了生物不食同类的自然戒条，在牛饲料中认为加入牛内脏、骨粉等而造成。再结合近年来在江南山水旅游者中屡屡发现血吸虫病感染者等一系列流行病学数据，联系血吸虫的生活史及其与治致病的关系，组织学生就"如何防治血吸虫病？"展开讨论，使学生们理解仅仅治疗患者是不够的，还要改造当地用水习惯及改造厕所，帮助患者家庭恢复正常的社会生活能力等；除治疗患者外，还要治疗病畜，提倡健康的畜牧业等。又如在讲述麻风分枝杆菌、利什曼原虫等引起的患者皮肤病变时，除通过图片让学生看到患者的躯体表现外，还注意引导学生感同身受,体会疾病对患者造成的心理和精神上的痛苦。同时结合临床实例进一步使医学生理解人的整体健康的含义,理解医生不仅仅要会治疗躯体疾病,还要富有同情心,懂得去"医治灵魂"。

2.4　教学条件与教学资源不断优化

结合多种教学方式,以网络、多媒体平台、图书馆为学习载体,不断优化新的教学资源,应用于实际教学工作中。

2.4.1　病原生物学网络辅助教学

随着科学技术的发展,利用教学网络作为教学课堂的延伸,能鼓励学生在课前、课后主动学习的积极性,为其更进一步深入学习和参与课堂讨论提供理想的平台。我们从 2000 年开始建立医学微生物学网络辅助教学体系,进行了网络化教学模式的探索实践。在先后建立了《医学微生物学》和《人体寄生虫学》在线课程,设立多个功能版块,提供相关专业知识的链接网站,课程相关的教学日历、教学课件、教案、大纲以及习题库均提供浏览和下载功能,构建了人机互动、师生互动的平台。除此之外,我们的课程还作为中国大学精品开放课程的资源共享课程,在网络上向全国的医学生甚至海外的医学生展示我们的课程,我们教师理论授课的录像也在其中,供所有有兴趣的学生学习,是一个更为开放的平台。此外,还利用智能手机使用率越来越高的现象,制作了一系列习题、考试题,以二维码的形式呈现给学生,学生只需"扫一扫"二维码,就可以直接在手机上阅读题目并完成题目,更重要的是提交答案后可以实时得到反馈并有答案解析,是一个学生可以随时随地学习的平台。

2.4.2　病原生物学专业图书馆辅助教学

除了新兴的网络学习平台,传统的学习平台也仍然能够在学生的学习过程中发挥不可或缺的作用。2006 年本院医学微生物学课程被评为"国家级精品课程",在学校的大力支持下,建立了专门的病原生物学阅览室,既有专业的中外文图书期刊,又有可以上网的电脑设备及多媒体设备,既便于学生随时查阅相关经典书籍,又便于上网查找文献资料,还能在阅览室中进行小组学习和讨论,并进行小规模的专题讲座。

2.5　病原生物学教学管理和学生评价体系的优化

教学管理在整个教学执行过程中非常重要。我们对教学采取全过程的监控制度。对青年教师制定具体的培养规划，要求青年教师在进室1～2年内能基本适应教学，采取青年教师试讲制度，要求青年教师掌握《医学微生物学》和《人体寄生虫学》的理论知识和实验操作，从源头保证教学质量。新教材全程集体备课制度，采取主要教师主讲，并按教学大纲要求予以统一。各门课程都有教学大纲，并根据课程和教材的发展进行修改。采取教师听课制度，作为教师教学效果的一种考核形式。教学相长制度，充分听取学生对教学的意见，不断改进多种教学方法，提高教学质量。每门课程采取考前答疑制度，对学生在学习中遇到的难点予以解答，但采取出题教师回避形式，以体现考核公平性。考试题定性定量分析制度，我们对学生的试卷在考试后进行，以不断提高试题质量，并制定相关教学文件加以储存。对长学制的"病原生物学"教学全过程进行考核，包括结合病原生物学专题的综述论文考核，病例讨论教学的考核，理论教学的考核，学生平时表现的考核等。

对学生的考核评价也不局限于试卷成绩，降低期末考试在学生总成绩中所占的比例，配合教学方法的改革，对多种教学模式都采取不同的评价方式：PBL、CBL课堂上学生讨论、发言的表现；RBL的综述撰写和研究过程中的表现；结合平时的小测验和期末考试的成绩，综合对学生的成绩进行评价。

3　病原生物学课程建设中可能遇到的问题和对策

病原生物学课程虽然已经建立了十几年，但在实际的教学工作中，目前的发展还很不完善，有很多的问题需要解决，如何进一步深化整合，我们应该采取怎样的对策。结合国外的先进理念和自身实践的经验，我们做出如下总结。

3.1　教学内容的转变

遵循当今大学生"知识、能力、素质"并重发展的要求，强调课程为专业服务，深化课程改革，转变教学理念，更新教学内容。

从知识架构讲，要根据学科发展重新组织知识体系，在传统的病原生物学知识点的基础上，以器官系统为主线及时更新组织教学内容。将原本的细菌、病毒、真菌、寄生虫的形态、结构、生活史、致病性、免疫性、预防原则的知识结构按照不同的器官系统进行整合。如在讲志贺菌引起的细菌性痢疾时,不仅可以局限在细菌层面,而且可引导学生思考病毒、真菌或者寄生虫是不是也可以引起消化系统感染性的腹泻,表现有何差异,临床症状和病原之间有怎样的联系,这种模式更贴近临床工作中实际可能遇到的情况。

此外,在基本教学内容上,增加新的内容,反映最新研究进展也是改革的一个方面。如在对疾病病因理解的层面上,传统的病原生物学理论认为,感染性疾病由单一病原引起,特定病原生物在疾病发生发展过程中起到单一作用;但随着微生物领域的发展,协同病原在疾病致病过程中的作用越来越被人们所认识,更多的疾病事实上是多病原协同作用的结果。还有对新发和再现传染病病原演变的介绍,如流感病毒、冠状病毒、人类免疫缺陷病毒(HIV)、结核分枝杆菌以及疟原虫等病原最新的变异、致病机制的研究进展等。在致病性寄生虫疾病发病率降低的现在,寄生虫学中应加强机会致病性寄生虫的相关内容讲述,如刚地弓形虫、隐孢子虫等在免疫缺陷患者中的致病性[7]。

3.2　根据学生特点设计多种教学模式

对传统教学模式的改革势在必行,针对不同学生设定特色化的课程是未来医学教育的发展之路,同样也适用于病原生物学整合课程的开展。应用 CBL 教学模式,组织病案讨论,在病案中,不分细菌、病毒、真菌、寄生虫的内容,而实际从临床病例出发,将所有病原的知识整合在一起。PBL 教学模式,以问题为导向,将临床知识与病原知识整合在一起,更适于临床医学专业学生的学习[8]。此外,以团队为基础的学习(team-based learning,TBL)模式、RBL 模式的应用都有利于病原生物学课程的深化整合[9-11]。

3.3　教师队伍的培养

如何培养一批具备整合课程授课能力的教师是整合成功与否的关键因素。对于病原生物学这门基础课程而言,青年教师在原本医学微生物学和人体寄生虫学的理论基础上,需要熟悉并掌握新的内容,拓宽自己的知识面,对青年教师来讲,是很大的挑战。可以采取传帮带制度:给青年教师制定固定的导师,在导师指导下备课,听导师授课,学习相关教材,参加讲座和培训等[12]。除了基础知识的拓宽,基础教师应该与临床密切结合,深入如感染科等临床科室的一线工作中,了解感染性疾病的发生情况,了解感染科及其他科室的临床医生究竟需要怎样的病原生物学知识,将所见所学实际加入到自己的基础教学工作中来,有针对性地开展教学工作,更新教学内容,改变教学模式,重点讲解常发及重要感染性疾病的病原体,同时培养学生自主思考及运用知识的能力[3]。此外,在寄生虫感染性疾病发病率显著降低的今天,教授寄生虫的青年教师严重匮乏,而与之相对的,临床上对于一些偶发的寄生虫感染,机会致病性寄生虫的感染,感染科及其他科室的医生往往不具备诊断能力,因此,发展寄生虫教学队伍,将原本医学微生物的教师培养成具备寄生虫教学能力的优秀教师显得尤为重要。

参考文献

［1］ 王舰,史俊岩,周正任,等.病原生物学课程整合的探索[J].微生物学杂志,2005,25(6):110-112.

［2］ 汪正清,张锡林.病原生物学课程建设的实践与探索[J].中国高等医学教育,2004,6:9-10.

［3］ 朱涛.以整合课程建设促病原生物学学科发展[J].中国病原生物学杂志,2014,9(2):附页3—附页5.

［4］ 郭晓奎,张湘燕,赵蔚,等.融合式教学在病原生物学教学中的发展与实践[J].微生物学通报,2011,38(11):1721-1725.

［5］ 冯艳,徐大刚,郭晓奎.医学微生物学精品课程建设[J].中国病原生物学杂志,2008,3(3):238-239.

［6］ 赵蔚,张湘燕,郭晓奎.病原生物学教育教学体系的完善[J].中国病原生物学杂志,2008,3(6):476-477.

［7］ 杨春,何永林,徐蕾.病原生物学学科整合新思路的探讨[J].医学教育探索,2009,8(12):1494-1495.

［8］ 冯宪敏,王月华,李瑶,等.关于现代病原生物学教学改革的探讨[J].中华实验和临床感染病杂志,2014,8(4):582-583.

［9］ Parmelee, D. Effective small group learning: Guide Supplement48. 1 - Viewpoint [J]. Med Teac, 2011, 33(12):1031-1033.

［10］ Schmidt, H. R, Yew ,EH. The process of problem-based learning: what works and why [J]. Med Educ, 2011, 45(8):792.

［11］ Pileggi, R. O. N. P. Team — based learning using an audience response system: an innovative method of teaching diagnosis to undergraduate dental students[J]. Journal of Dental Education, 2008, 72(10):1182-1188.

［12］ 李胜军,单风平,曹雅明,等."微生物、免疫与感染性疾病"整合课程师资培养的研究与实践[J].微生物学杂志,2013,33(6):106-108.

以器官系统为主线的临床医学本科教学体系下药理学整合课程的设计与实践

朱　亮,荣征星,崔永耀,陈　红,李　娟,陈红专

(上海交通大学医学院药理学教研室,上海,200025)

[摘　要]　药理学是联系基础医学与临床医学的桥梁学科。在以学科为基础的课程体系下,药理学课程学习从药物特性出发,根据病理生理状况针对疾病和症状合理应用药物。在以器官系统为主线的教学体系下,药理学总论被纳入基础医学模块整合课程体系中,药理学各论则被纳入器官系统整合课程中。本文分析药理学课程的国内外状况,在整合课程体系中的地位以及与其他课程的关系,课程安排及实施,存在的问题,可采取的措施,以期对改进相关临床本科教学提供参考。

[关键词]　器官系统;医学教育;药理学

药理学(pharmacology)是研究药物与机体相互作用及其作用规律的一门学科,是基础医学与临床医学、医学与药学之间的桥梁学科。通过学习和掌握药理学基本概念以及药物效应动力学和药物代谢动力学相关基本理论,可指导临床合理用药和新药研究开发。对临床医学生而言,药理学和临床药理学是其在校期间唯一系统性学习药物相关知识的学科。在临床医学教育课程体系中,基础药理学课程学习通常安排在基础医学学习的最后阶段及进入临床医学学习的前夕;而临床药理学则在临床学习的结尾及临床毕业实习前夕。

作者简介:朱亮(1974—),男,副教授,博士;电子信箱: jyzhul@shsmu. edu. cn。

通信作者:李娟,电子信箱: lijuanpharm@163. com。

1 课程国内外状况

传统的临床医学教育以医前教育、基础医学和临床医学三段式教育模式为主。为使基础和临床教学交错融合,部分国家和地区的医学院校开始建立以器官系统为主线,淡化学科的系统整合式课程体系。药理学教学作为其中重要的一环也进行了相应调整。在加州大学洛杉矶分校和渥太华大学,药理学总论整合在医学基础课大模块(foundation unit)中,国内的有些医学院校将药理学总论/概论加入"基础医学整合课程"中,内容主要包括绪论、药物效应动力学、药物代谢动力学、合理用药原则和用药实例概述等(见表1)。其余器官系统药理学则通常分别纳入各自所在的器官系统整合课程中。

表 1 国内外相关医学院校药理学总论课程安排及折算课时(60 min/课时)

内　　容	UCLA	uOttawa	SJTU	FMMU
药理学绪论	1	1	1	1
药理学基础	17	6	8	6
药物效应动力学				
药物代谢动力学				
合理用药的基本原则				
基于总论的实际应用	2	4	6	10
合　　计	20	10	15	17

注:UCLA,美国加州大学洛杉矶分校;uOttawa,加拿大渥太华大学;SJTU,上海交通大学;FMMU,第四军医大学。

2 在我院整合课程体系中的地位以及与其他课程的关系

药理学就学科而言,本身即为整合型学科。在掌握和融合医学化学、生理学、生物化学、感染免疫、病理生理学和临床医学各学科等知识的基础上对药物和机体各组织器官的相互作用以及对疾病过程的干预特征进行研究和规律总结,形成一套基础理论体系即药理学总论(principles of pharmacology)以及相关的神经药理学、心血管药理学、呼吸药理学、内分泌药理学等各论[1]。

在以器官系统为基础的课程模式下,作用于不同器官和系统功能的药物药理学将纳入各自的器官系统教学体系中,而作为理论基础的药理学总论则作为人体疾病与健康基础课中以模块课程的形式出现。药理学总论阐述药理学基本原理、基础理论和重要的新进展,为疾病的药物预防、治疗以及临床合理用药提供规律总结和理论基础,同时为学习各器官系统药理学、药理学的其他分支学科、药学和生命学科相关学科以及继续深造奠定相应的药理学理论基础。对基础整合课程而言,在掌握药理学总论中的药理学基本概念和理论后,可顺利进入各论药理学的学习,从而形成人体构造—分子细胞组织—代谢能量—遗传发育—机体防御免疫—病原生物—病理病生—药理这样一种从正常结构功能到异常/疾病再到药物治疗相对完整而有机的器官系统课程主线体系。虽然分割了原先药理学科的完整性,但对以器官系统为核心的临床需求而言,符合学生认知规律,内容更为连贯,逻辑更为循序渐进,利于学生对基础医学知识的把握,为后期的临床学习奠定较为坚实的基础[2,3]。

3　课程安排及实施

药理学总论的内容包括绪论、药效学和药物作用靶点及机制、药动学和合理用药原则。为在实例应用中理解受体学理论和化学治疗概念,总论中纳入传出神经系统药理学概论和化疗药物药理学概论,其中10%的时间采用以问题为基础的学习(PBL)方法。总论阐述药理学基本原理、基础理论和重要的新进展,提供学科知识脉络,为临床合理用药提供规律总结和理论基础,同时为学习各器官系统药理学奠定相应的药理学理论基础。总论集中了整个课程中常见的概念、名词解释和基础理论及公式,将影响学生对本门课程的学习效果和情绪,对本门课程的后期学习效果起决定性的影响[4]。在各论中,针对各器官系统,学习不同分类和作用机制的功能调节及疾病治疗药物,既是对药理学基本理论的应用和演绎,也为临床阶段的疾病药物治疗学的学习奠定基础(见表2)。此时往往以药物为纲,重点阐述药物理化性质、体内过程、作用和作用机制、用途、不良反应;在疾病药物治疗学阶段,则往往以疾病为纲,在阐述疾病病因、发病机制、分类和临床表现的基础上,根据病史资料和诊断确定药物治疗方案并选择适宜的药物、剂量及给药途径,通常不过多涉及药物作用机制和不良反应;在实际课程设计和教学过程中应两者结合,立体化覆盖学习,提高合理应用药物治疗疾病的能力。

表 2 上海交通大学医学院药理学各论在器官系统课程体系中的课时安排(45 min/课时)

系　　统	总　课　时	药　　理	实验/见习/PBL
神　经	77	12	6
心血管	77	10	18
消　化	37	3	17
呼　吸	33	1	10
内分泌	25	6	9

　　师资安排设置包括学科带头人和高年资高级职称教师在内的热爱教学、经验丰富、教学效果好的主讲教师多人,每人负责1～3个班级的日常教学事务和教学质量管理,并开展课程建设和教学改革、培养青年教师、引导临床医/药学教师和科研人员参与本科教学等。主讲教师有能力讲授和带教学科内全部主干内容,且彼此间有一定的可替代性和功能备份。青年教师精力充沛、思维活跃、对新事物接受程度高,是教学科研工作的新生要素及未来的骨干和中坚力量。本课程选配奋战在科研一线、具有创新思维的年轻才俊,通过资深教师指导和自身努力,逐步成长为热爱教学和育人事业、通晓高等教育规律、教学经验丰富、科研教学相互促进的高校园丁。在学术造诣高、教学经验丰富的资深教师传、帮、带作用下,掌握教学各环节的基本要求和方法,了解教学管理和运行的规章制度,明晰教学计划的基本结构、课程构成及所承担课程在教学计划中的地位和作用。在随堂听课阶段,完成指导教师指定的学习任务,随堂听指导教师为本科生讲授的全部课程,参加答疑、批改作业、实验指导及其他教学环节,并参与指导教师的教育教学研究等工作;在试教实践阶段,在指导教师指导下担任一门课程的部分教学任务,按课程要求认真备课、撰写教案及制作多媒体课件,课前与指导教师沟通试教内容、要点及主要教学方法,课后征求指导教师意见,及时改进不足之处,调整教学方法。

　　科研课题组长(principal investigator,PI)以创新研究为导向,以科研任务为主要工作内容,若能参与教学,将对本科学生的创新思维和科学素养有实际或潜移默化的影响,并对学科规划和发展起重要作用。课程团队将充分利用学科内 PI/CoPI(principal inverstigator/corporate principal investigator)的教学热情和科研资源,推动和深化他们参加本科教学工作。对学术造诣高、通晓教学规律、教学水平突出的 PI/CoPI,课程团队充分发挥他们的优势,给予充分的自主权,并鼓励进行课程建设改革和教学研究;对教学经验相对缺乏的年轻/新 PI,团队将委托德高望重的教学名师、学科带头人和高年资教师予以指导,尽快掌握教学规律并使其中热爱教学、乐于分享者逐渐成长为新一代的教学名师。

本课程体系是一门实践性很强的学科,临床医/药师在工作实践中积累了大量的第一手资料和用药经验,实际案例形象、生动,容易使学生产生带入感,从而提高学习兴趣,与基础教师擅长的完整性、系统性相结合,将使教学更为丰满有效。

以探究问题为基础、设计性综合性实验为载体的开放式、学生主动参与的以探究为基础的学习(research based learning,RBL)、科创实验和科研轮训,通过调动学生的学习主动性、积极性和创造性,在掌握基础理论、基础知识和基本技能的基础上,经过较为完整的科研过程,使学生在本科阶段接受创新意识的熏陶和过程的实践,培养学生的科学素养和能力。课程团队将充分发挥学科内科研团队众多、科研实力较强、历次带教经验丰富、带教效果好的优势,积极承担本科生 RBL,大学生科创和科研轮训工作,使有创新能力的教师与有创新精神和要求的学生密切互动,教学相长。

4   存在的问题、可采取的措施和展望

4.1   师资的培养和可持续发展问题

师资培养总是依托学科建设,无论是基础教师还是临床教师,均要在学科中成长,学科为教师提供组织体系、职业发展依托、专业土壤、科研反哺和科创资源。在系统整合课程改革的趋势下,教研室的概念逐渐淡化甚至消亡,对持续性师资培养提出了严峻挑战。为此,课程核心学科和学科带头人应带着主人翁的意识主动牵头提供培养环境和土壤,帮助整合课团队进行课程建设、教学改革、资源建设、科创资源,尤其是青年教师的培养,做到虽然课程和教学淡化学科界限,但师资培养和可持续发展有学科资源可以依托。

4.2   整合程度问题

基础医学阶段得到了有限的整合,但基础与临床疾病课程之间整合未能充分实现,而后者才是打破基础与临床界限,真正实现基础知识服务和提高临床学习认知水平的希望所在。理想状态下,应以用人终端对整合培养全过程予以反馈性执行和保障,正如对药学专业的学生培养最好由药学资深教师担任课程总负责人/首席教师,对生命科学专业的学生培养由生命科学教师牵头;相应的,临床医学专业

的学生培养应以资深临床医生为总负责人,根据各模块的需求招募合适的基础、临床和药学教师,不仅基础各课程直接整合和贯通,基础、器官系统和临床诊断治疗康复也因予以整合,真正实现以临床需求为导向,以解决临床实际病例和问题为目标,打破学科界限,合基础与临床为一体的整合课程。由于存在该问题,基础形态学和功能学与临床诊断还未能真正有机整合,同时基础药理学、临床药理学和临床药物治疗学还未能有机整合,难以更好地为提高临床医学生处方能力和治疗能力服务。该问题可通过顶层构思和设计,在课程体系架构层面逐步解决。

4.3　避免临床重医轻药的趋势增加

临床长期以来存在药学学科与其实际地位不符的传统和现状,虽然药物干预是大多数疾病治疗的主要手段,但药理学是临床医学生唯一系统性获得药学知识的学科,与临床关系更加密切的临床药理学也往往作为选修课常被忽视。临床医生在工作中对药学知识的接受和理解受到媒体宣传和厂商推介的深远影响,这种知识往往具有非系统性、片面性和利益导向性。与此同时,医疗机构普遍存在不适当、无效和不经济的用药问题[5]。WHO 报道世界上有 1/7 的人不是死于自然衰老和疾病,而是死于不合理用药;而在患者中则有将近 1/3 死于不合理用药而非疾病本身[6]。美国医院不合理用药造成年经济损失超过 1 000 亿美元,我国因不合理用药死亡占住院死亡的比例,保守估计在长沙、武汉和北京地区分别为 5%、11% 和 17%[7]。其中,医疗人员匮乏药理学相关知识是关键原因之一[8]。当药理学在以器官系统为主线的临床医学本科教学体系作为一个整体学科不复存在后,这种现象将得到进一步加重。事实上,临床医生迫切需要合理用药方面的指导,尤其是药物的不良反应、药物监测、个体化用药和获得正确权威的新药动态知识进展[9]。为此,可在临床课程后期以及职业教育全过程中的临床药理学、临床药学和药物治疗学环节穿插相关知识的获得途径方面的信息。

4.4　防止器官系统形成新的学业界限和鸿沟

器官系统整合打破了学科的界限,但也要防止出现器官系统相割裂的界限。疾病的出现往往涉及多个器官和系统,更应从整体水平予以考虑,避免出现如学习呼吸系统时不考虑循环系统、学习消化系统时忽略血液系统等倾向。某个系统的疾病常常有多种药物可以治疗,同时大部分药物可以治疗多种系统的疾病,因此从疾病出发选择合适的药物和从药物出发治疗合适的疾病,立体化学习,对疾病的药物治疗学习更为充分。例如,钠离子通道阻滞药用于局部麻醉、治疗心律失常、癫痫等;细胞毒性药物既可用于治疗肿瘤,也可能用于自身免疫性疾病等。考虑到临床分科越来越专,系统越分越细的现状,这一点尤其值得重视。另外,对临床医师培养目标起关键指导作用的执业医师考试,仍然以学科为纲,因此教师在实际授课时,也要适当予以引导和说明。

参考文献

［1］ Achike F. Teaching pharmacology in an innovative medical curriculum: Challenges of integration, technology, and future training [J]. J Clin Pharmacol, 2010, 50(1): 6 - 16.

［2］ 林寒,徐茂锦,陈剑伟,等. 以器官系统为中心的临床医学课程在八年制教学中的应用 [J]. 中国医学教育技术,2014,28(3): 315 - 317.

［3］ 谢娜,王芳,陈建国. 以器官系统整合为基础的药理学教学实践浅析[J]. 中国高等医学教育,2010,9(9): 47 - 48.

［4］ 王芙蓉. 谈药理学总论教学[J]. 中国医药导报,2010,7(10): 192 - 193.

［5］ 王青,兰奋,肖爱丽. 不合理用药问题及干预研究[J]. 中国临床药理学杂志,2003,19(1): 75 - 78.

［6］ 张新平,李少丽. 药物政策学[M]. 北京:科技出版社,2003: 131 - 132.

［7］ 刘文彬. 促进医学生合理用药的参与式培训研究[D]. 华中科大硕士论文,2008.

［8］ Wiernik P. Public Policy Committee of the American College of Clinical, Pharmacology. A dangerous lack of pharmacology education in medical and nursing schools: A policy statement from the American College of Clinical Pharmacology [J]. J Clin Pharmacol, 2015, 55(9): 953 - 954.

［9］ 李歆,平其能. 医师对临床药学服务的态度及其影响因素的实证研究[J]. 中国药房,2012, 22(48): 4519 - 4522.

心血管系统整合课程教学经验总结

祖立冬,王井龙,赵　雷,蔡　屾,李少波,傅国辉

(上海交通大学基础医学院病理学系,上海,200025)

[摘　要]　心血管系统在医学课程中具有重要地位,如何让医学生更好地学习和掌握这部分知识是摆在医学教师面前的任务和使命。近年来随着医学教学的发展和改革,整合式教学开始在国内推广开来。上海交通大学医学院也已加入整合式教学推广的队伍,作为病理教师,我们以心血管系统整合式教学为例来谈一谈我们的经验。

[关键词]　整合式教学;心血管系统;以问题为基础的学习

　　如何更好地培养医学生,使他们从学校走向社会后,适应时代需要,成为一名合格的临床医生,一直困扰着医学院校教师。在这方面,教学方式的改变起着不可忽视的作用[1]。随着以案例为基础的学习(case based learning,CBL)[2]、以问题为基础的学习(problem based learning,PBL)[3]和以团队为基础的学习(team based learning,TBL)[4]等各种教学模式的出现,国内各个学校各个学科陆续开始尝试,各种模式的应用各自取得了显著的成果[5-7]。在医学教学上,以器官系统为中心的整合式教学近年陆续开始被采用,上海交通大学医学院为适应学科发展的趋势,于2008年开展PBL结合整合式教学的模式进行医学教学。我们以循环系统为例对阶段性经验进行总结。

作者简介:祖立冬(1978—),男,博士,助理研究员;电子信箱: zulidong@163.com。

通信作者:傅国辉,电子邮箱: guohuifu@shsmu.edu.cn。

1　心血管系统国内外教学现状

1.1　国内教学现状

以上海交通大学医学院为例,八年制心血管系统模块授课已进行了6届学生,从08级到13级,大约600名学生参与了这一课程。本课程师资队伍情况及课程安排如表1所示。

表1　心血管系统教学师资队伍及课程安排

课　程	基　础　教　师	临　床　医　师
理论课	4人(涵盖组胚、生理、病理、病生和药理;其中教授2人,副教授2人)	4人(涵盖诊断学和影像学;其中主任医师1人,副主任医师1人,高年资主治医师1人)
实验/见习课	组胚和病理学实验带教老师6人(均为高年资讲师以上)	诊断学见习带教医师3人(均为高年资主治医师,分别来自附属瑞金医院/附属仁济医院/附属第六人民医院)
PBL	基础10人(中高级职称,具备PBL带教资质)	临床10人(中高级职称,具备PBL带教资质)

1.2　国外教学现状

在北美,主要是加拿大,学生学习医学专业之前必须先攻读一个4年的生命科学专业学位,同时要选修医学和生物学的相关课程,如免疫学、病理学、生物化学等。医学院招生非常严格,报录比为5%～10%。在医学院,学习前4年课程的学生仍然称为"undergraduate",相当于国内的医学本科生阶段。其中前两年所学课程为"preclerkship",主要学习医学院基础课程,如生理、解剖等。在这期间,实行一体化教学,即把医学院附属的各个医院连同社区医院及医学院自身的资源整合而形成一个综合性的医学教学方案,使得医学生具有更广阔的学习范围和经验。后两年课程为"clerkship",主要学习专业的医学知识如内科、外科、妇科、儿科、麻醉、眼科、急诊、耳鼻喉科、精神病、家庭和社区医学等。包括医学院的"undergraduate"时间在内拿到MD/PhD需要8～10年时间。

在医学院前4年的学习中并没有专门的循环系统课程和教材。在读生命科学时学生会学习到一小部分生理学、病理学知识,里面有部分循环系统授课内容,而在其他课程里基本没有循环系统的相关内容。医学院采用模块教学（block course）的方式，包括一些综合性讲座、病例研讨会、实习课以及我们国内已经在采用的 PBL 课程。循环系统的知识分散在模块教学中。

以加拿大的多伦多大学为例，医学院的课程中与循环系统相关的课程大体安排如下。

第一学年：Structure & Function——介绍人体结构与功能，包括大体解剖学、组织学、细胞生物学、组培、放射解剖学、生理学（有专门的心血管系统、血液、呼吸系统内容）等，课时为 16 周。第二学年：Mechanisms, Manifestations & Management of Disease ——疾病的发生机制表型和治疗，其中亦涉及心血管系统的知识，课时为 36 周。

2　心血管系统在整合课程体系中的地位和作用

心血管系统与血液系统在结构与功能上密不可分。血液可凭借心脏和血管系统接近身体内部的所有细胞，是心血管系统发挥作用的媒介，如氧气和营养物质依靠血液运输才能到达全身各组织，同时组织代谢产生的二氧化碳与其他废物也依赖血液运输到肺和肾脏等处排泄，从而保证身体正常代谢的进行。人体各器官的生理和病理变化，可通过心血管系统引起血液成分的改变，故患病后常要通过验血来诊断疾病。各种原因引起的血管破裂都可导致出血。如果失血量较大，达总血量的 20% 时，则出现脉搏加快、血压下降等症状；如果在短时间内丧失的血液达全身血液的 30% 或以上，就可能危及生命。心血管系统结构和功能的完整性是维持血液循环的前提。当心血管结构和功能异常时会导致血液系统发生变化，如血液成分、血液流变学、血细胞的形态与功能等，进而促进心血管系统疾病的发生。心血管系统与血液循环影响机体的生命活动，同时也通过接受机体神经、体液及局部血流的调节，从而与神经系统、呼吸系统、消化系统和泌尿系统发生联系。而心血管系统疾病是较常见的疾病，在内科疾病中占很大比重。心脏病常迁延不愈，往往显著地影响患者的生活和劳动，病死率亦高。据世界心脏联盟统计，在全世界范围内，每死亡 3 人，其中有 1 人的死亡原因是心血管系统疾病。该统计资料还显示，心血管疾病的死亡率随着肥胖症患者和吸烟人数的增加呈上升趋势，仍远远高于包括癌症、艾滋病在内的其他疾病。因此心血管系统在整合课程体系中的地位和作用至关重要，于传统基础课程也有着密不可分的联系[8]。

3   本院心血管系统课程教学信息

3.1   心血管系统教学内容

心血管系统教学内容具体包括：① 心血管的组织结构和发生；② 心血管生理功能：心脏生理、血管生理、心血管系统的功能调节；③ 心血管病理：心血管系统疾病；④ 心血管病理生理：休克、缺血再灌注损伤、心力衰竭；⑤ 心血管药理学：抗心律失常药物、抗慢性心功能不全药物、抗心绞痛药物、抗高血压药物；⑥ 心血管诊断：心悸、呼吸困难，心脏检查，大血管检查，循环系统常见病，心电图（ECG）；⑦ 心血管影像：心血管疾病读片。

3.2   心血管系统课程教学形式

理论教学 59 学时，实验教学 6 学时，诊断学见习 9 学时，PBL6 学时。

3.3   心血管系统课程教材

目前教学教材参考有 2 本：上海交通大学出版社的《心血管系统》（2013 年上海交通大学优秀教材）及人民卫生出版社的《诊断学》（八年制统编教材）。

3.4   心血管系统课程教学资源

由心血管系统课程建设资金（上海交通大学医学院 2013—2014，负责人傅国辉）支持，完成了以下教学资源的制作：心血管中文课件、教案、大纲、部分双语课件；中文 PBL 教案，部分英文课件及教案、部分名师教学录像。

3.5   心血管系统课程考核形式

理论考核（即书面考试）、实验考核以及 PBL 考核。

4   存在的问题及发展策略

通过几年的教学实践，我们发现以下问题：①《心血管系统》教材中，临床诊断部分内容较简单，需要更新，在第二版中，我们要强化诊断学部分内容，同时更新其他各部分相应内容。② 我们发现心电图为学生历年考试中失分最多的部分，因此在心血管系统的诊断部分中增加了心电图的课时,在临床见习中增加心电图读片。③ 前期编写的心血管 PBL 教案比较偏临床,适用于 M2 阶段的教案较少。因此我们目前安排基础和临床教师共同编写 PBL 教案。此外我们计划通过完善课程建设来进一步提高我们的师资力量进而优化教学效果,具体安排为:主讲教师遴选授课教师,进行示范性讲课、培养性讲课、新教师试讲等,并经课程负责人及其他教师评分;主讲教师和授课教师必须听完心血管系统的全部课程,熟悉心血管系统组胚、生理、病理、病生、药理、诊断等各部分的教学内容;系统负责人讲授本系统的教学内容、教学方法、教学手段、课程设计思路、内容衔接情况等;所有授课教师定期备课,统一教学内容安排、教学课件风格等,协调前期基础理论与后期临床知识的铺垫与联系;根据教学内容修订教学大纲,结合实际修订掌握、熟悉、了解三级要求内容,突出双语要求;完善中英文教学大纲、教案,建立教学案例库和复习习题库;修订教材、补充讲义,针对现用心血管系统教材中临床诊断学内容较简略的问题,重新修订教材或增加补充讲义;完善教学课件、重点章节摄录视频,突出双语教学;积极建立心血管系统课程网络,将教学相关资料(教学大纲、教学日历、教案、参考资料和课程相关音/视频资料等)网络化,便于学生的课外学习和交流;完善教学参考资料,补充参考书目、相关中英文文献、复习思考题等,便于学生预习及课后复习;通过网络平台,与学生建立更紧密的联系,便于与学生的教学辅导和答疑;收集心血管系统病例,基础与临床老师共同撰写 PBL 案例,指导学生分析问题、解决问题的能力;聘请国内外心血管系统专家学者参与临床医学八年制班、临床医学英文班的授课;积极申报市、校级课程建设项目;指导学生 RBL 和大学生科创项目;鼓励教学方式、教学方法研究,发表高质量的教学论文。总之,通过一切手段,切实提高心血管系统教师的教学水平,为学生提供最好的教学资源,为医学院培养高水平的教师。

经过 6 届学生的心血管系统整合式教学,目前我们正着力建设能够体现现代医学模块教育教学改革的系统团队。通过团队建设,带动教学模式和教学方法改革,使心血管系统教学成为国内有一定影响并具有示范作用的优质教学模式。

参考文献

[1] 官学强,李继武,杨鹏麟.心血管内科临床实习教学现状分析[J].现代医院,2011,11(2):127-128.

[2] 吴健,刘地川.CBL 教学法对促进全科医生水平提升的研究与实践[J].现代医药卫生,

2015,31(6)：936-937.

［3］ 陈红霞,曹霞,卢红.PBL教学法下的病理生理学教学模式探讨[J].湖北科技学院学报,
2015,35(4)：161-163.

［4］ 李海,陈建海,王金花,等.TBL教学模式在组织胚胎学课程中应用的教学设计[J].右江
民族医学院学报,2014,36(5)：794-795.

［5］ 曾文,李立,陈卫军,等.CPM结合PBL教学模式在心血管系统解剖学教学中的探索[J].
局解手术学杂志,2015,24(1)：109-110.

［6］ 刘灿君,温海涛,邵为爽.TBL与CBL、PBL整合教学法在心内科临床实践教学中的应用
[J].齐齐哈尔医学院学报,2014,35(21)：3211-3212.

［7］ 张占海.CBL、PBL结合TBL教学法在心血管疾病临床实习中的应用[J].论著·管理实
践,2015,31(15)：168-169.

［8］ 傅国辉,于金德.心血管系统[M].上海：上海交通大学出版社,2010：3-7.

临床医学专业神经系统整合
课程教学改革的实践与思考

李　娟，朱　亮，李　锋，丁文龙

（上海交通大学基础医学院，上海，200025）

[摘　要]　借鉴国内外医学院校的课程设置，上海交通大学基础医学院将中枢神经系统相关的基础医学课程（包括解剖学、生理学、病理学、药理学）和临床医学课程（包括影像学、诊断学）有机整合为神经系统模块，自2009年开始在八年制临床医学生中开展。本文总结了神经系统教学团队该课程近6年来的运行经验，从教学内容设置、教学团队建设、教学方式改革、教学资源优化等多方面就如何建设和优化神经系统整合课程进行探讨，并对该课程发展建设中存在的问题和对策进行了思考，以期为该整合课程的进一步优化和完善提供策略性指导意见。

[关键词]　神经系统；整合课程；教学改革

2000年以来，我国多所医学院校对于改革"以学科为中心"的教学模式，打破学科界限，开展课程整合，实施"以器官、系统为中心"的教学模式进行了有益的探索与实践，并取得了一定经验[1]。自2009年开始，上海交通大学基础医学院在八年制临床医学专业学生中全面开展了"以器官、系统为中心"的整合课程教学模式。在该模式中，将中枢神经系统相关的基础医学课程（包括解剖学、生理学、病理学、药理学）和临床医学课程（包括影像学、诊断学）有机整合为神经系统模块，并编写了与之相配套的教学大纲及教材。经过近6年的运作，取得了较好的教学效果。

基金项目：上海交通大学医学院课程建设项目（2015015）。

作者简介：李娟（1968.11），女，副教授，博士；电子邮箱：lijuanpharm@163.com。

通信作者：李锋，电子邮箱：li15818101@hotmail.com；朱亮，zhuliang17@126.com。

本文将根据业已积累的经验,就临床医学专业神经系统整合课程的建设及优化进行探讨,以期为该整合课程的进一步发展提供策略性指导意见。

1   神经系统整合课程国内外现状

国外医学院校自 20 世纪 50 年代已开始探索和实施了各具特色的医学整合课程教学[1,2]。1969 年加拿大麦克玛斯特大学医学院首创了以问题为基础的学习(problem-based learning,PBL)课程模式,并全面采用包括神经系统在内的系统整合课程。随后哈佛大学医学院也实行了包括神经系统及行为课程在内的整合课程教学。2002 年加州大学洛杉矶分校医学院开始实行系统整合课程,其中包括医学神经科学(分为 I 和 II 两部分)。2007 年伦敦大学玛丽女王学院巴兹伦敦医学院也开始实行包括脑神经与行为科学在内的整合课程教学。

从 2000 年开始,医学整合课程教学也在国内医学院校得以开展[2]。2000 年华中科技大学同济医学院开始实施包括精神神经系统在内的临床医学整合课程。自 2003 年开始,上海交通大学医学院也开始实施包括神经系统在内的基础医学整合课程教学改革。随后,浙江大学医学院、四川大学华西临床医学院、西安交大医学院等也先后实施神经系统整合课程教学。我国香港、台湾地区也有许多医学院校实行了具有各自特色的神经系统整合课程。

2   神经系统课程与传统课程之间的联系

脑结构和功能的复杂性,决定了它在生命科学研究中的挑战性。如何帮助学生更有效、系统地掌握脑的结构及其功能,是高等医学院校神经科学教学改革的重要目标和方向[3-7]。目前在我校八年制临床医学专业学生中开展的神经系统整合课程,旨在探讨基础医学神经系统相关学科之间的有机整合,并与相关临床医学学科之间的融合模式。该课程开设于三年级下学期,目前已经运行了近 6 年时间。教学内容涉及中枢神经系统的形态结构(解剖学)、生理功能(生理学)、病理变化(病理学)、药物效应(药理学)、神经系统影像(影像学)以及神经系统体格检查及症状学(诊断学)等部分,有利于学生对中枢神经系统从形态学到功能学、从正常生理学到病理学、从临床症状到诊断及治疗策略的系统掌握。理论授课结束后,通过PBL 讨论课,引导学生就某个临床案例的发病机制、鉴别诊断进行充分讨论,并初步明确该病例的诊断及治疗原则。因此,神经系统整合课程对于学生全面掌握中枢神经系统的基础知识、并对神经影像学和诊断学相关的临床知识进行必要了解具有较重要作用。

3　神经系统整合课程教学的实施

针对神经系统课程为多学科整合式课程的特点,在教学过程中,注意应用多种教学方法(包括课堂讲授、PBL 讨论等)提高学生学习的积极性,并注重培养他们的课后自学能力。

3.1　整合课程教学内容的设置

神经系统整合课程共计 77 学时,包括理论课 61 学时、实验课 5 学时,PBL 讨论课 6 学时和临床见习 5 学时。教学课程涉及解剖学、生理学、病理学和药理学,以及临床影像学和诊断学。解剖学主要讲授中枢神经系统(脊髓、脑干、小脑、间脑和端脑等)的基本结构和功能。生理学的内容主要涉及神经系统活动的基本原理及生理功能。病理学内容主要介绍中枢神经系统疾病(如流行性脑脊髓膜炎、流行性乙型脑炎、阿尔茨海默病和帕金森病等)的病理改变。药理学主要讲授作用于中枢神经系统药物(包括镇静催眠药、抗帕金森病药,抗阿尔茨海默病药、抗精神失常药,镇痛药、解热镇痛药、局麻药和全麻药)的作用及其临床应用。神经影像学主要介绍中枢神经系统影像学检查方法优缺点及其适应证,以及常见神经系统疾病的影像学诊断。神经系统诊断学包括神经病学总论、神经系统体格检查和神经系统临床常见症状的诊断与鉴别诊断。

在理论授课中穿插解剖学和病理学部分的实验授课。理论授课结束后,进行 PBL 讨论课。将学生按照 9～10 人/组分组,围绕一个临床案例(侧重于基础理论),引导学生运用基础医学知识来理解患者的临床症状和体征,解释临床表现和检查结果;建立正确路径,推断疾病的发病机制。

3.2　教学团队的组建和管理

神经系统整合课程教学团队由解剖学、生理学、病理学、药理学、诊断学和影像学骨干教师组成,由课程负责人统一管理。教学团队成员相对固定,具有高级职称者占比超过 90%,均具有良好的专业素养和表达能力。为提高教学质量,授课教师定期进行集体备课(每学期至少5次,均有督导组老师参加),深入讨论教学内容,做好各专业内容之间的有机整合和衔接;青年教师需要进行试讲,并在充分听取其他授课教师和督导组老师的意见后,在内容和教学方式方面加以改进。

3.3　改革和优化教学方式,提高学生学习积极性和自学能力

在教学过程中,除课堂理论讲授和实验操作外,还利用到临床教学医院见习和PBL分组讨论课等,加深学生对神经系统知识的理解和掌握。另外,我们正在逐步尝试和应用"翻转课堂"和以案例为基础的学习(case-based learning,CBL)。例如神经生理学部分的突触、长时程增强(long-term potentiation,LTP)、神经递质等内容,以及神经药理学部分的解热镇痛抗炎药、局部麻醉药和全身麻醉药等内容,目前已尝试"翻转课堂"教学法。另外针对解热镇痛抗炎药引发上消化道出血的不良反应,采取了CBL教学法。在PBL案例讨论课中,引导学生利用所学知识对神经系统相关病例如脑出血和延髓外侧综合征等进行讨论。通过这种"问题导向型学习",引导学生在病例讨论过程中利用所学的知识去发现问题,然后利用现有的各种教学资源解决问题,提高学生自主探索知识和综合分析问题的能力,激发创造性思维,并在这些过程中强化了对神经系统相关知识的理解和掌握。在讨论过程中,注意引导学生侧重于基础理论知识方面的讨论。同时,在PBL讨论中适时穿插有关患者人文关怀的内容,以增强学生的人文素养。

3.4　优化整合课程教学资源

随着多媒体技术和网络的快速发展,神经系统整合课程的教学条件和资源配置也得到了改善。为了减轻课程内容的枯燥性,增加趣味性,多媒体图片和影像越来越多地应用到教学过程中,提高了学生的学习兴趣。另外,我们依托于上海交通大学医学院课程中心建立了神经系统整合课程网站。利用该网络平台,不断更新教学资源(如教学大纲、教学日历、教学视频等),供学生参考。并设立网络答疑辅导,实时在线回答学生在学习过程中遇到的问题。通过配合课件答疑、坐班答疑、邮件答疑等多种方式,基本做到了及时与学生就学习中的问题进行有效沟通。

3.5　优化期末考核模式

采用多种考核方式,从多个角度考核学生对神经系统课程的掌握情况。主要考核指标包括理论考试(占70%)、PBL讨论(占20%)和"翻转课堂"及CBL(占

10％）。理论考试的题型包括选择题、概念题和简答题(含综合分析题)。根据教学大纲要求,合理设置试题的难易程度,其中在教学过程中需要学生掌握的内容占总分的85％;超纲题占总分的5％左右。PBL、"翻转课堂"及CBL成绩主要根据学生的参与态度、准备情况、交流表达能力、批判性思维、归纳总结能力和团队精神等方面进行量化评定。

4　存在的问题与思考

虽然在神经系统整合课程教学的实践中我们取得了一定成绩,达到了预期效果,但仍然存在一些不足:① 在课程内容设置上,各学科之间的有机整合和衔接需要进一步加强。② 教学大纲和教材也需要进行相应的修订。③ 应进一步适当增加"翻转课堂"教学方法和CBL教学法在教学实践中的应用。④ PBL案例的质量需要进一步完善,急需建立PBL案例库。⑤ 对教学效果的评估需要加强,除了督导组老师意见,要特别重视通过期末师生座谈会和学生问卷调查,全面了解学生对于神经系统整合课程教学模式的意见和建议。今后我们将在不断总结经验的基础上,努力解决上述问题,使神经系统整合课程教学模式日臻完善。

参考文献

[1]　孙鹏,黄继东,柏杨,等.整合课程教学在医学教育中的历程与展望[J].中国高等医学教育,2012(5):62-63.

[2]　冼利青.美加五所不同学制的医学院教学模式分析与借鉴[J].中国高等医学教育,2010(7):129-130.

[3]　刘丽波,马腾,尚超,等.神经科学基础整合课程教学改革的总结与思考[J].中国高等医学教育,2014(1):58-59.

[4]　李熳,刘仁刚,施静,等.运动、感官及神经系统基础整合模块课程的探索和实践[J].中国高等医学教育,2012(9):78-80.

[5]　方媛,游潮,邓培,等.医学八年制课程整合神经科学模块教学的探索与实践[J].中国高等医学教育,2010(9):67-68.

[6]　王泽芬,张先荣,尹君.医学整合课程神经科学教学实践的探讨[J].基础医学教育,2014,16(12):1026-1027.

[7]　康进,肖波.以器官系统为基础整合神经系统教学的探索与实践[J].中国继续医学教育,2015,7(1):22-23.

对消化系统整合课程的实践与未来改革的思考

董　莉[1,3]，陆　欣[2,3]，戎伟芳[1,3]

(1. 上海交通大学医学院生理学教研室,上海,200025；

2. 上海交通大学医学院解剖与组织胚胎学系,上海,200025；

3. 上海交通大学医学院消化系统教学团队,上海,200025)

[摘　要]　上海交通大学医学院已在临床医学专业全面实施系统整合式教学。回顾和总结数年来消化系统教学的情况,我们认为,与传统的基于学科的教学模式相比较,整合式教学有效地提高了学生学习基础医学知识的兴趣和动力,有助于学生建立基础医学知识与临床医学间的联系。今后我们须加强不同学科知识如消化道组织学和病理学、形态与功能、生理与药理等的整合,须对教学内容和教学方法作相应调整,以期达到更好的教学效果。

[关键词]　消化系统;系统模块式教学;基于学科的教学;基础医学;临床医学

　　目前,系统模块式(或系统整合式)教学已成为一种潮流在国外医学本科教育中普及,但国内医学院校仍主要采用基于学科、先基础后临床的渐进式本科教学模式。在基于学科的医学教育模式下,各学科都十分重视本门课程的系统性和前沿性,在灌输大量本学科的方法、理论和进展的同时,往往疏于本学科与其他学科知识的横向和纵向联系。学生在学习各门基础医学课程时,疲于理解和记忆各学科的概念、理论、假说和前沿知识,却不能很好地理解和掌握各学科知识间的联系,不了解基础知识与临床理论之间的内在联系;在学习临床课程时,不能主动地应用以往学习过的基础医学知识来分析临床疾病发生、发展和干预的基本原理。系统整

作者简介:董莉(1973—),女,讲师,博士;电子邮箱: dongli@shsmu. edu. cn。

通信作者:电子邮箱: weifangrong@shsmu. edu. cn。

合式教学是医学教育理念的重大变革,其精髓在于基础医学各学科之间以及基础理论与临床知识之间的贯通,从而激发学生的学习兴趣,培养学生主动学习的能力。上海交通大学医学院是国内较早开展系统整合式教学的医科院校。自 2009年,本院首先在八年制临床医学专业进行系统整合式教学的尝试,现已在临床医学专业全面实施。本团队承担了消化系统整合式教学的组织和实施,本文的目的是回顾和总结本课程的经验,探讨教学内容和教学方法上亟待改进的方面。

1　消化系统整合课程的目标与内容

消化系统是机体借以从外界摄取生命活动所需营养物质的器官系统,包括消化道及肝胆胰腺和唾液腺等附属器官,消化器官感染、炎症、肿瘤和功能性疾病十分常见,因而,消化系统是医学生必须学习掌握的一门整合课程。在课程设计过程中,学校组织了医学教育的专家和相关学科负责人,经过反复讨论和协调,确定了消化系统的课程目标和主要内容。在此基础上,从各学科抽调出有经验的师资,组成了消化系统教学队伍,拟订出具体的教学大纲[1]、教学内容和实施办法。

本课程的基本思想是采用整合的方式,将有关消化系统的基础与临床医学知识有机地结合起来,通过理论课、实验、临床见习和病例讨论(PBL)等多种教学方法,达到帮助学生全面理解和掌握消化系统正常结构与生理功能、消化系统常见疾病的临床表现、病理变化和病理生理机制以及临床诊断学方法与治疗原则的教学目标。教学内容包含了消化系统组织胚胎学、生理学、生物化学、药理学、病理与病理生理学、症状学与诊断学等内容,总学时 55(见表 1)。

表 1　现行的消化系统课程结构(学时数)

教　学　内　容	理　论	实　验	PBL
绪论	1		
消化管的发育、结构与功能	6	5	
消化生理	5		
肝胆生化与肝功能衰竭	5		
消化系统病理学	7	4	
消化系统疾病常见症状与体征	3		
消化系统常见疾病的诊断学	6	3	

续　表

教　学　内　容	理　论	实　验	PBL
消化系统影像学	1		
消化系统药物	3		
PBL			6
总计	37	12	6

2　消化系统整合课程的实施情况

本课程于 2010 年首先在八年制临床医学专业实施,2014 年开始在临床医学专业(含五年制和英文班)全面实施。参与本课程教学的教师来自基础医学院的不同学科和附属医院,虽然都具有相当的教学工作经验,但对系统整合式教学都比较陌生。鉴于此,我们在强化教学安全保障体系的同时,重点抓教学理念的转变、教学内容的整合和教学方法的多元化,以期能实现基础医学各学科间的整合以及基础医学知识与临床理论的贯通。

我们每学期都召开教学会议,以总结本学期的教学工作和布置下学期的教学任务。定期举行集体备课,对教学理念、教学内容和教学方法等进行了深入的讨论。针对消化系统课程涉及多学科和内容繁杂的特点,我们对教师提出"围绕核心知识、前后紧密衔接、激发学习兴趣和引导主动学习"的教学要求。"围绕核心知识",是在梳理本课程的核心知识点的基础上,要求每位教师在有限的教学课时里,重点讲解核心知识点;"前后紧密衔接",是要求不同学科的教师,在教学过程中强调本学科的知识与其他学科相关知识点的联系,从而使学生能更好地理解消化系统结构与功能、生理与病理、生化与药理以及基础医学理论与临床知识间的联系;"激发学习兴趣和引导主动学习",是要求教师改变满堂灌的上课方式,以生动的举例和互动课堂等方式,激发学生对本课程的兴趣,引导学生自学,提高他们应用所学知识的能力。

我们特别重视绪论课对于激发学生学习兴趣的重要性,对绪论课的内容进行了细致的讨论与设计。首先,以互动的形式与学生一起回顾解剖学中学到的消化系统的组成;然后,以一组数据(包括消化管的总长度、消化液的分泌量、一生中消化多少食物、消化道的表面积与体表面积比较、肠道上皮的厚度、肠道微生物和肠道免疫细胞的数量、正常与应急情况下消化道血流量,等等),引出消化系统的主要功能、结构与功能的关系、肠道内分泌、肠神经系统、肠脑互动和肠道免疫等重要概念;接着,从消化系统疾病的种类、发病率、诊疗手段和卫生经济学方面,讨论消化系统疾病的临床地位;最后,介绍本课程的学习目标和课程安排,强调自学(self learning)、主动学习(active learning)和有意义的学习(meaningful learning)的重要性。

教材是学生主要依赖的学习资源。本院早在系统整合课程的酝酿设计阶段就已组织编写了各器官系统包括消化系统的整合教材[2]。我们在要求学生学习消化系统整合教材的同时,还要求他们通读各学科统编教材的相关章节,并向他们推荐英文原版教科书作为参考教材。最近,我们购买了最新出版的 *The Digestive System: Basic Science and Clinical Conditions* 原版教科书[3],作为教师和学生的重要参考教材。在课程网页,设置了新进展、微课程和 RBL 导师资源等栏目,为学生提供较丰富的课外学习资源。PBL 教学是引导学生自学、主动学习和有意义地学习的重要手段。我们建立了较完善的案例库用于 PBL 教学,担任大班理论课的教师都承担 PBL 教学,从学生在 PBL 讨论中的表现,了解理论课的教学效果和学生自主学习的能力,为理论课教学的改进提供重要依据。

3 关于消化系统整合课程未来改革的思考

在过去 5 年的课程实践中,我们观察和体会到,与传统的基于学科的渐进式教学模式相比,系统整合式教学有力地提高了学生学习基础医学知识的兴趣和动力,有助于学生建立基础医学知识与临床医学间的联系;与传统的课堂灌输为主的教学方式相比,理论课、实验、临床见习和 PBL 等多种教学方法的综合应用,一定程度上提高了学生主动学习的能力。同时,我们也深切感受到本课程在课程结构和教学方法方面亟待进一步的改进。

我们还只是迈开了系统整合式教学的第一步,即在形式上实现了整合式教学,而在内涵上,还远未实现基础医学各学科之间以及基础理论与临床知识之间的贯通。我们认为,若要实现真正意义上的整合,必须对课程结构进行根本性的调整。通过对渥太华大学医学院[4]、伦敦玛丽女王大学医学院[5]和伦敦大学学院[6]的相关课程结构的观察,我们设想依据 *The Digestive System: Basic Science and Clinical Conditions*[3]调整课程结构:以消化系统各部分的结构与功能为主线,全面地整合基础医学各学科及临床的知识点。具体地说,是以口腔、食道、胃、胰腺、肝胆、小肠和大肠等为教学单元开展多学科的协同教学。调整后的课程安排如表2所示。与表1所示现行课程结构相比较,显然,新的课程结构要求各学科的教师不断完善自身的知识结构和全程参与到教学的全过程,从而实现基础医学各学科知识的整合和与临床理论的贯通,教学管理机制如教学工作量的核定等方面也需要做相应的改变。

我们还需要加强对学生主动学习能力的培养。我们注意到,由于中小学应试教育的结果,国内大学生普遍比较依赖课堂教学,习惯于听课和背笔记这种被动的学习方式,自学、主动学习、有意义地学习和批判性思维的能力相对较弱。大学教育的目标是培养卓越创新人才,作为教师,我们必须认识到教学的目的不仅是传授知识,更重要的是激发学生的学习兴趣和引导正确的学习方法。在课程设计层面,就应注重设计相应的环节激发学生的学习兴趣,培养自学、主动学习和有意义地学习的能力。借鉴渥太华大学医学院以学习目标为导向(learning objective oriented)的多元化教学(multiple delivery methods),我们考虑在消化系统的课程结构和教学方法方面进行深入的改革。在课程结构上,从目前的以学科为教学单元的课程结构,转变为以消化系统各部分器官为教学单元的课程结构,在每一教学单元开展多学科协同教学。相应地,我们将进一步梳理消化系统的核心知识点,编写消化系统的学习目标,围绕学习目标设计多元化的教学方法。拟将一部分学习目标作为学生必须自学且需要考核的内容(见表2)。

表 2　调整后的课程结构

教 学 内 容	学 时 数			自 学 内 容
	理论	实验实习	PBL	
绪论(生理学、发育、病源生物与免疫)	3			病原微生物与肠道免疫
口腔(组织学、生理学、病理学、症状学、药理学)	1			进食调控与代谢性疾病
食道(组织学、生理学、病理学、症状学、影像学)	1	1		
胃(组织学、生理学、病理学、症状学、影像学、药理学)	3	2		恶心与呕吐发生与干预
胰腺(组织学、生理学、病理学、症状学、影像学)	2	2		

续 表

教 学 内 容	学 时 数			自 学 内 容
	理论	实验实习	PBL	
肝胆(组织学、生化学、生理学、病理学、症状学、影像学、药理学)	6	2		
小肠(组织学、生理学、病理学、症状学、影像学、药理学)	6	1		炎症性肠病的免疫学机制
大肠(组织学、生理学、病理学、症状学、影像学、药理学)	1	1		
消化系统疾病总论(症状学与诊断学)	6	3		消化系统疾病的流行病学
PBL			6	
总计	37	12	6	

总之,我们已经迈出了系统模块教学的第一步,在形式上实现了人体系统的基础医学与临床医学教学的衔接。未来应着眼于在内涵上实现基础医学各学科之间以及基础理论与临床知识之间的贯通,以及引导学生在学习方法上的转变,培养学生主动学习的能力。

参考文献

[1] http://cc.shsmu.edu.cn:8090/G2S/Template/View.aspx? courseType=1&courseId=5713&topMenuId=116248&menuType=1&action=view&type=&name=&linkpageID=116254

[2] 王蕾,冯京生,卢健,等. 消化系统//姜叙诚,袁耀宗. 消化系统[M]. 上海:上海交通大学出版社,2010.

[3] Smith M E, Morton D G. The digestive system//Smith M E, Morton D G. The Digestive System: Basic Science and Clinical Conditions [M]. 2nd ed. Birmingham: Churchill Livingstone,2010.

[4] http://www.uottawa.ca/academic/info/regist/calendars/courses/MED.html

[5] http://www.qmul.ac.uk/undergraduate/coursefinder/courses/80040.html

[6] http://www.ucl.ac.uk/prospective-students/undergraduate/degrees/medicine-mbbs-bsc/

呼吸系统整合课程的实践和思考

黄 莺[1],刘 玮[2],韩玉慧[1]

(1. 上海交通大学基础医学院,病理生理学教研室,细胞分化与凋亡教育部
重点实验室,上海,200025;2. 上海交通大学附属第一人民医院,上海,200080)

[摘 要] 系统整合课程教学是当前国内外医学院校课程改革的主流发展趋势。
自 2009 年起,上海交通大学医学院开始实施以器官系统为模块的整合式教学改
革。本文以呼吸系统整合课程为例,回顾并探讨此项教学改革实践中的成效及存
在的问题,以期为全面有效开展系统整合式教学、提升教学质量及培养高层次的
优秀医学人才奠定基础。

[关键词] 系统整合课程;医学人才;教学改革;呼吸系统

系统整合课程(system based integration curriculum)是一种全新的课程教学
模式。它的特点是将原来以解剖学、组织胚胎学、生理学、病理学和病理生理学等
学科为基础的横向层叠式课程分拆后重新组织,形成以器官系统为基础的新纵向
并列的课程结构。与传统的高等医学教学模式相比较,系统整合课程模式有利于
学生从器官系统角度形成一个更为完整的知识构架,避免不同学科间递进时授课
内容的低效重复,有助于学生尽早接触临床,提高学习效率,是当前国内外医学院
校课程改革的主流发展趋势[1]。在这一体系中,呼吸系统作为维持人体生命活动
的八大主要系统之一,构成了呼吸系统整合课程。本文将从呼吸系统整合课程在
国内外医学院校的开展现状、上海交通大学医学院的实践情况以及实施过程中存
在的优缺点等方面加以回顾总结,以期进一步完善该课程的设置建设、提高教学效
果,为医学生后期的临床医学学习奠定良好的基础。

作者简介:黄莺,女,博士,研究员,硕士生导师;电子信箱:huangying@shsmu. edu. cn。

1 呼吸系统整合课程的国内外现状

1952 年,美国西余大学率先在医学教育领域开展"以器官系统为基础"(organ system based curriculum model,OSBCM)的整合课程改革[2],随后在 20 世纪 60 年代末,加拿大麦克玛斯特大学、澳大利亚纽卡斯尔大学等国外 40 余所院校陆续进行基础和临床课程优化整合,其中包括具有知名度的哈佛医学院和英国伦敦大学。根据网上公布的信息,美国威斯康星大学医学院及公共卫生学院(University of Wisconsin School of Medicine and Public Health)和位于西南医学中心的德克萨斯州医学院(UT Southwestern Medical School)的授课模式均为系统整合式模块教学,其中,呼吸系统整合课程分别置于四年医学生课程学习的前一年半或第二学年,作为联系基础与临床医学的桥梁学科,内容主要涉及正常呼吸系统的结构和功能,感染及炎症对呼吸系统疾病发生的影响,常见呼吸系统疾病的发病原因包括遗传及表观遗传等的改变、发病机制、病理学改变以及防治与治疗等。在系统整合课程阶段,要求学生将基础阶段学习的包括生理和解剖等基础知识加以整合并巩固,掌握呼吸系统疾病的诊断、治疗的基本原则和机制,并注重探讨呼吸系统疾病对机体的其他系统或功能影响,为后期进入临床学习和实习打下扎实的理论基础。上述两校均采用一些常见呼吸系统疾病案例的分析与讨论贯穿于整个学习阶段,使得学生在学习基础医学知识的同时,激发学生的兴趣,培养他们的自主学习能力。同样,哈佛医学院也是通过多个前期的模块教学(见图 1),即分别完成 BLOS E‐1A、BLOS E‐1B、BLOS E‐65C 和 BLOS E‐65D 模块学习后,进入呼吸系统的整合课程教学(IN757 RES),内容与上述提及的医学院学习内容基本雷同,但更强调学生分析和判断呼吸系统常见疾病发生过程中的气体交换和通气功能障碍的发生机制的能力培养。

我国从 21 世纪初相继探索医学整合课程改革,国内的多个高等院校如:中国医科大学、华中科技大学同济医学院、汕头大学医学院、浙江大学医学院、四川大学华西临床医学院等先后开展了此项教学改革工作[3]。尽管国内外各院校的整合程度和具体方法有所不同,但都体现了一些共同的特点,即打破固有的学科界限,建立整合课程,调动学生主动学习的积极性,学习目标从"学知识"改变为"学习并综合应用知识",增强其分析问题与实际解决问题的能力[4-7]。

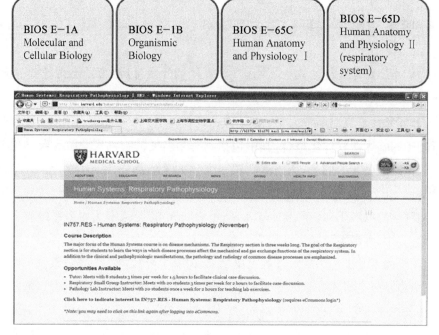

图 1   哈佛医学院开展呼吸系统整合课程(IN757 RES)前需要完成的 4 个模块学习内容

2   上海交通大学医学院开展呼吸系统整合课程的教学理念、特色与内容

我校早在 1987 年开展以临床问题为导向的医学课程改革试点,该改革模式具有教学目标明确、以学生为主体,激发学生的学习主动性,知识综合化,并具有早期接触临床以及教学模式多样化等优点。随后,我校于 2008 年首先对临床医学八年制专业教学模式进行了全新的顶层设计,建立了"1+2+2+3"的八年制临床医学培养模式并于 2009 年付诸实施[8]。其中,第一阶段为集中通识教育及医学预备培训;第二阶段为医学导论及以器官系统为基础的整合课程;第三阶段为临床医学学习与实践;第四阶段为综合性强化及毕业论文撰写答辩。在第二阶段中,主要是以八大器官系统(神经系统、呼吸系统、循环系统、血液系统、生殖系统、消化系统、泌尿系统和内分泌系统)为基础和以临床医学问题为导向的整合课程学习,以培养学生具备坚实的基础医学知识和基本技能为目标,系统整合课程承担了联系基础医学与临床医学的桥梁作用,为后续的临床医学知识学习奠定了重要的基础。

2.1　呼吸系统整合课程的目标和内容

呼吸系统是执行机体与外界气体交换的器官系统,作为八大器官系统教学内容之一,其教学时间安排在第三学年下半学期,即在血液系统、循环系统和中枢神经系统教学之后的学期进行。与其他器官系统相同,呼吸系统整合式课程在传统医学教育"医学基础课"阶段开展,其整合目标为打破以学科为中心的课程模式,建立"以呼吸器官系统为中心"的模式,实现形态与功能相结合、正常与病变相结合、基础与临床以及临床多学科之间的互相渗透有机融合,实现早期接触临床,培养学生整体的临床思维能力,在基础医学理论与基础临床技能学习的同时,培养学生终身学习能力和人文素养。课程教学采用综合的方式,侧重基础,有机融合基础医学与临床医学的相关内容,引导医学生学习呼吸系统的基本理论和基础知识。课程包括正常呼吸系统的胚胎学、组织学与生理学,同时也涵盖了呼吸系统疾病的病理学、病理生理学、疾病诊断学与治疗学的内容。经过对重要知识点的选择和编排,结合实验、临床见习与以问题为基础的学习(problem based learning,PBL)的教学过程,提高学生对所学内容的理性与感性认识,从而提高其对知识掌握的全面性、深入性和牢固性。整个呼吸系统整合课程的总学时数为43学时,其中理论授课28学时,PBL 6学时,实验课4学时以及临床见习5学时,整个课程在9周内完成。在呼吸系统的理论授课中主要涵盖三大主干的内容:概论、基础医学和临床医学导论。呼吸概论部分简要介绍呼吸、呼吸系统的基本概念;呼吸系统的基本结构和功能;呼吸系统与其他器官系统(如:血液系统、循环系统和中枢神经系统)功能间的关系;并简要介绍呼吸系统疾病、分类、临床地位和防治进展。基础医学部分详尽介绍呼吸系统的组织发生与结构、功能(肺通气与肺换气、气体在血液中的运输、呼吸运动的调节)、呼吸系统常见疾病的基础病理学和病理生理学(缺氧、呼吸衰竭等)知识。临床医学导论部分介绍呼吸系统疾病的症状学、呼吸系统体格检查、肺功能检查、呼吸系统常见疾病、呼吸系统疾病药物学、呼吸系统影像学。该整合课程涵盖了呼吸系统的结构、功能、病理生理改变、临床表现、诊断和治疗内容,使学生能在较短的时间内接触到有关呼吸系统各层面的医学内容,并能深刻理解各个内容相互有机的联系,而对整个呼吸系统有立体和直观的整体认识。以继发性肺结核为例,该病好发于肺尖部,基本病理变化为炎性渗出、增生和干酪样坏死,因而影像学检查可见渗出、纤维化及空洞等多种病变的存在,如果临床上影像学资料显示这种典型的改变时,常提示继发性肺结核的病变。因此,通过对肺结核的解剖、病理、影像、临床表现等知识的系统学习,更有助于学生对这类病变的整体认识和把握。

2.2   呼吸系统整合课程的教学理念和特色

我校呼吸系统整合课程的教学理念和课程特色是旨在通过多元化的教学手段,即理论授课、PBL、CBL、临床见习以及实验形态学观察等形式,引导并强化学生对于呼吸系统的基本概念、基本机制以及基本理论知识的掌握和应用,同时通过RBL 和大学生科创实验的带教,培养学生独立思考、发现问题与分析解决问题的能力,启发对医学科学研究的兴趣、初步建立严谨的科学逻辑思维及创新能力的培养。此外,通过小论文撰写等形式培养学生的自主学习以及归纳总结的能力,为后期的临床医学知识的学习奠定良好的基础,为医学院培养具有创新精神和能力的高素质卓越及优秀医学人才做出贡献。

3   呼吸系统整合课程的实施经验与完善措施

3.1   教师队伍的建设

通过6 年的教学改革实践,我们不仅完成了呼吸系统整合课程的教学任务,而且取得了良好的教学效果。为了推进系统整合式课程教学的开展,我校在 2015 年初进行了大幅度的教学改革措施,打破原有的学科组教师框架,建立了 24 个模块、系统整合课程教学团队。目前由 30 余位来自基础医学院和临床医院的教师组成了稳定的呼吸系统教学团队。各位教师打破原有的学科界限,互听互评整合课程内其他学科教学内容,不仅有利于教师了解其他呼吸系统的章节,而且便于与自己原来讲授的单科内容有机融合。同时,教学团队还定期组织集体备课,集体备课的目的是统一教学理念,对教学大纲和教学任务、目标达成共识,特别是教学内容的取舍、侧重、教学内容的深度和广度,新知识的拓展等能起到共同提高的目的。青年教师的培养是教师队伍建设的重要内容之一,我们鼓励年轻教师完成呼吸系统的全程听课和集体备课等教学活动。此外,她们也积极参加学校推出的英文授课技巧和教学方法等培训活动,为自身的教学能力的提高做准备。由于整合课程中的内容涉及多个学科,团队希望通过培养不同学科背景的年轻教师参与呼吸系统的多个章节的理论授课,这样不仅有利于学科之间的交叉和衔接,同时授课教师能够较为系统、全面地讲授呼吸系统的知识。

3.2　提供多元化教学渠道以及教学评定方式

考虑到系统整合课程的教师来自多个学科以及临床医院,为了及时回答学生的课后问题,我们的授课教师在第一次上课时均公布自己的电子邮箱地址或办公室地址,便于学生的随时联系以提供更多与学生互动的机会,同时还安排网上答疑、每月一次的首席教师接待日、短信和电子邮件等多种课外教学模式为学生辅导和答疑。我们采用多元化的考核方式对学生的学习能力进行评定,其中 75% 为卷面成绩,10% 为 PBL 成绩,10% 为平时分数(主要是小论文或论文的翻译等形式)以及 5% 的见习成绩。学生的考试成绩能在一定程度上反映教学效果,从考试总评来看,以 12 级临八学生为例,共 101 位学生,82% 的学生成绩在 70~89 分之间,60~69 分以及 90 分以上分别占 8% 和 9%,有 1 位学生总评未及格。这些数据表明,通过这种教学模式大部分学生能够较好地掌握呼吸系统相关的基础和临床医学知识。此外,我们还定期召开学生座谈会,了解他们的意见,大部分学生反映,目前呼吸系统整合课程的教学模式可行,呼吸系统使用教材良好,教材内容深入浅出,涉及知识点较为全面。但某些方面还有待提高,如在英文班授课方面缺乏外教的参与,英文班教学中缺乏相应的基本讲义或教材,课程教学中可尝试更多的授课模式如翻转式教学以及关于考试题中出现的选择题和最后一道综合分析题的正确答案能否反馈等意见。根据这些反馈意见,我们将在或已经在工作中做了改进,如我们在每次考试结束后安排了两个全天的考试后答疑,以便于学生切实了解未掌握的知识。

3.3　教学资源建设

在教学资源方面,初步完成呼吸系统的网站建设,提供了多位教师的简介,网上答疑等信息的公布并包括课程简介、教学大纲、教学日历等信息。目前,呼吸系统整合课程采用 2011 年由刘玮、邵莉主编的《呼吸系统》教材,该教材获得 2015 年上海普通高校优秀教材奖,其为呼吸系统的整合课程教学开展提供了重要的基础性教学素材。但是,英文班尚缺乏相应的呼吸系统英文教材,编写呼吸系统的英文讲义在很大程度上,可以帮助学生在学习过程中对这些基础及临床医学知识中涉及的专业词汇和专业术语等方面的学习,为英文班教学提供教材基础。目前我们已经启动这部分工作。

3.4 网络教学资源建设及加强基础和临床教学的交流

目前,我们的教学手段主要还是以课堂讲授为主,辅以课外答疑,网上教学资源相对贫乏,因此,我们将继续完善网站建设以及试题库多样化的建设,尤其是课件的提供,为学生的预习和复习提供更多素材。此外,微课程以及微精品课程的建设也是下一阶段的工作重点。另外,将继续开展多样化的教学方法和手段的改革,并对这些教改活动做规律性的总结,比较这些教改活动的优缺点,以切实提高教学质量。在开展教学活动中,我们将提供更多的机会加强临床和基础教师的交流,如安排基础教师进入临床呼吸科或 ICU 诊治的观摩,组织基础和临床教师开展关于呼吸系统教学中的难点和重要问题的探讨以及聘请临床专科医生讲解呼吸系统中涉及的临床教学内容和前沿知识的讲座等。希望通过多渠道、多种模式和方法提高教师本身的专业业务能力,为培养一流的高层次、高素质的临床医学人才的教师队伍做好储备。

4 结语

呼吸系统整合课程作为基础医学和临床医学的桥梁整合课程,在上海交通大学医学院经过 6 年的实践已取得了一些成效,但存在的问题依然需要解决和改进。同时,如何进一步从形式上的"拼合"到内容上的真正"融合"或"整合"也是值得考虑的问题,相信只要坚持不懈的努力实践与深入思考,我们的系统整合教学课程一定会越办越完善。

参考文献

[1] Kligler B, Maizes V, Schachter S, et al. Core Competencies in Integrative Medicine for Medical School Curricula: A Proposal[J]. Acad Med, 2004, 79(6): 521 - 531.

[2] 易露茜,陶立坚,陈启元.高等医学教育计划改革浅析[J].中国高等医学教育,2005(3): 27 - 28.

[3] 曾静,卿平,等.临床医学专业系统整合课程改革初探.中国循证医学杂志,2013(5): 548 - 552.

[4] 顾鸣敏.中美英医学院校医学课程整合的比较与分析[J].医学与哲学(人文社会医学版),2009(5): 68 - 70.

[5] 刘瑞梓,鲁秧青.伦敦大学玛丽女王学院基于系统整合的医学课程体系及其对我国医学课程改革的启示[J].复旦教育论坛,2008(5): 90 - 93.

［6］　冯达,黄建始.美国哈佛医学院、约翰霍普金斯大学医学院课程计划对我国八年制医学教育课程改革的启示[J].复旦教育论坛,2008(3)：86 - 89.

［7］　陈定伟,曹倩.美国加州大学洛杉矶分校医学院教育模式及其启示[J].中国高等医学教育,2009(10)：41 - 52.

［8］　黄钢,顾鸣敏,等.医学新目标与上海交通大学医学教学改革新思路[J].上海交通大学学报(医学版),2009(28)：1 - 3.

内分泌系统整合课程实践

梅文瀚¹,蔡 蓉²

(1. 上海交通大学医学院教务处,上海,200025;

2. 上海交通大学基础医学院生物化学与分子生物学系,上海,200025)

[摘 要] 整合课程是新形势、新挑战下的医学发展和医学教育改革的重要方向。上海交通大学医学院开展了整合课程教学改革。"内分泌系统"是其中一门重要课程。课程内容整合基础医学多学科及诊断学和影像学相关内容,采用课堂讲授、提问、讨论、PBL(problem based learning)、实验以及临床见习等多种教学方法。教学团队从课程安排、课程网站建设、师资队伍建设等方面进行了实践。

[关键词] 整合课程;内分泌系统

　　医学的发展促使人才培养模式的变革,深化高等医学教育改革已成为高等医学院校的迫切任务,也对我们提出了挑战。目前,整合课程已成为新形势、新挑战下的医学发展和医学教育改革的重要方向。自 2008 年开始,上海交通大学医学院建立以人体器官系统为中心的整合式课程体系,突破了传统医学生分段式培养的教学方法,以器官系统为主线进行前后期整合,淡化学科界限,形成一个融形态和功能、基础和临床、理论与实践、人文与医学为一体的立体式综合教学模式,以提高学生的学习积极性、主观能动性和综合性思维能力[1]。系统整合课程体系的主体是 8 门课程,即心血管系统、呼吸系统、消化系统、血液系统、泌尿系统、内分泌系统、生殖系统、神经系统,均以人体各系统为主线,整合基础医学与临床医学导论的

基金项目:2015 年上海高校本科重点教学改革项目。

第一作者:梅文瀚(1973—),女,副教授,博士,电子邮箱: jymeiwh@shsmu. edu. cn。

通信作者:蔡蓉,电子邮箱: ccairong@126. com。

内容而形成。

　　"内分泌系统"是其中一门重要课程。随着人们生活水平的提高,代谢性疾病发病率越来越高,代谢系统与全身各系统都有密切的联系,人类适应调节机能的过程中都离不开代谢系统。代谢疾病已渗透到临床各个学科领域,是各个学科医师都会涉及的内容。如何整合内分泌系统相关的基础和临床医学各学科内容,同时结合教学和评价方法的改革,使学生在建立完整的理论知识体系的同时,理解各学科之间的有机联系,又能培养学生的临床思维能力、自主学习能力是很大的挑战。

1　系统整合课程的发展

　　早在 19 世纪末,就有西方学者提出,在人为割裂的学科和知识结构中学到的知识是支离破碎的。"整合"在医学教育中的出现,最早可追溯到 20 世纪 50 年代美国西余大学(Case Western Reserve University)"以器官系统为中心"的综合课程改革。其按照器官系统、形态与功能重新组合课程,以加强学科间的交叉融合[2]。20 世纪 80 年代,美国哈佛医学院实施的"新途径"综合课程计划更是将医学与人文之间、基础医学各学科之间以及基础医学与临床医学学科之间进行整合,以知识集约的形式将医学有关理论及必要的知识重新组成课程集群[3]。2001 年6 月,在世界医学教育联合会确定的《本科医学教育国际标准》中,提出了"课程计划应该将基础学科与临床学科整合",并强调"学科整合包括课程组成部分的横向整合"。全球医学院校均由此开展了一系列的课程改革。我国台湾地区自 2003 年颁布《医学教育白皮书——台湾医学教育之改进方向》以来,11 所大学医学院校中,完全采用"基础—临床"整合式课程模式的有 5 所,部分采用的有 6 所,且均在教学中应用了 PBL 教学法。(中国)香港大学从 1997 年、(中国)香港中文大学从2001 年开始先后采用整合式课程模式,以学生为中心全面提升医学生的知识、素养和能力[4-5]。20 世纪 90 年代以后,通过借鉴国外医学院校的课程改革经验,国内一些医学院校,如北京大学医学部、上海交通大学医学院、华中科技大学、第三军医大学、浙江大学医学院等先后在整合课程改革方面进行了积极探索。目前,器官系统教学模式正以不同的形式和深度在国内外展开,各医学院校根据自己的理解结合自身的特点进行有益的探索和大胆的实践,课程整合存在多种模式。我国的整合改革主要是基础学科间的水平综合及基础与临床学科间的垂直综合,在临床学科间开展横向综合相对较少。

2 "内分泌系统"课程安排

在医学院教学管理部门的支持下,基础医学教师和临床医生打破学科界限,组成了跨学科的课程团队,负责"内分泌系统"的课程设计,教学组织和实施。

"内分泌系统"作为系统整合课程体系中的一门主要课程,主要整合了基础医学组胚、生化、生理、病理、药理和临床医学诊断学、影像学等多学科的内容,从基础到临床多个角度阐述人体内分泌系统。课程内容涵盖了人体内分泌系统的组成、发生和结构;各种激素的化学结构、代谢和功能;各种内分泌系统疾病的发病机制、病理变化、诊断和治疗原则以及临床和影像学表现等。使学生通过学习"内分泌系统",理解和掌握人体内分泌系统的基本知识,注重多学科相关知识的横向联系,强调器官系统水平上基础知识与临床知识之间的融会贯通。

在初期的自编讲义基础上,目前已由多位临床医生与基础医学老师一起编写正式出版课程教材,并计划进一步修订编写第二版。在课程的教学过程中,则采用多种教学方式,包括课堂讲授、提问、讨论、PBL、实验以及临床见习等,在讲授理论知识的同时,对学生的科学思维能力、创新能力、语言表达能力、协作能力进行综合培养和考察。内分泌系统内容和教学方法如表1所示。

表1 内分泌系统内容和教学方法

章节	讲 授 内 容	教 学 方 法			
		理论	实验	PBL	临床见习
1	总论	+			
2	内分泌系统的发生和结构	+	+		
3	内分泌系统代谢	+			
4	内分泌病理	+	+		
5	内分泌诊断	+			+
6	内分泌影像	+			
7	内分泌药理	+			
8	PBL			+	

配合教学方法改革,课程考核从以书面考试为主的考试方式转变为综合考评方式,由形成性评价和终结性评价组成,全面评估学生对知识的掌握、分析问题和

解决问题的能力、合作和交流能力等。在课堂讨论、见习、实验和 PBL 部分,老师均会进行实时点评反馈,而最后的课程成绩则包括是平时成绩 20％;期末考试卷面成绩占 80％。考核时为强调学生的专业英语应用能力,一定比例的考核采用英语的形式。

3　PBL 教学方法

课程团队在"内分泌系统"课程中引入了 PBL 教学方法。相对于"填鸭式""满堂灌"的传统教学方法,PBL 教学方法以学生为学习的主体,以生动的临床病例来激发学生的学习兴趣,鼓励学生主动学习。学生通过小组讨论,把所遇到的疑难问题,各自的观点和看法互相交流,进行汇总。在学习中,学生不但可以融会贯通基础与临床理论知识,又能培养团体合作能力,批判性思维和临床思维方法。我们组织了由临床医师和基础老师组成的 PBL 教案撰写小组,以保证教案质量。在"内分泌系统"中选用的 PBL 教案,既有糖尿病、库欣综合征这样的常见病,帮助学生复习巩固已学过的理论知识;又有相对较为冷门的 Addison 病、胰岛细胞瘤等,帮助学生拓宽思路,培养临床思维。

4　课程网站建设

教育信息化是目前的发展趋势,课程团队在医学院课程中心建立了课程网站。课程网站为学生提供实时更新的课程资源,如 PPT、课程视频等。同时设立在线答疑台,由教学秘书负责管理,并建立团队成员值班制,所有问题及时回复。同时课程团队还建立了线下的坐班答疑值班制度,专人教师值班,为学生答疑,加强师生互动。

5　师资队伍建设

为保证"内分泌系统"课程教学质量,稳定而优秀的师资队伍是关键,而师资队伍建设首要是更新教师的教学理念,在教学上强调"以学生为中心""以器官系统为中心",不再强调"以学科为中心""以教师为中心"。课程团队的教师都是在以学科为中心的课程体系中培养出来的,学科的概念根深蒂固。整合后的"内分泌系统"

课程,无论是教学内容的安排、教学过程的组织实施还是教学及评价方法的应用,各方面都对教师提出了更高的要求。我们从 2009 年课程团队建立初始,就为教师们创造机会,参加教学理念、教学方法的培训,开展教学研究。

师资队伍的梯队建设也至为重要。团队通过青年教师授课前听课、教学能力培训、试讲、集体备课、培养性讲课、教学督导和反馈、参与教学研究等活动,充分发挥资深教师的示范作用,使青年教师提高教学能力,熟悉内分泌系统所涵盖的教学内容。帮助中青年教师逐步成为教学改革的主力,为整合课程取得良好的教学效果提供保障。

系统整合课程教学改革与传统教学模式相比有较大的变化,对教师和学生而言,都既是一次观念冲击,更是一次探索创新的实践。通过器官系统整合课程学习,医学生在进入临床实习之前已经对各系统疾病有了连续性的认识,学生有扎实的基础,能够更轻松地完成自学及对临床问题的深入理解,更为符合现代医学的要求。经过 5 年的实践,"内分泌系统"已完成初步建设,但仍然存在诸多问题,有待进一步探讨和完善。参与整合课程的教师在更新教学理念,完成自己相关内容授课后,如何更好地进行自身基础与临床各学科知识的融合,真正实现以疾病为中心的跨学科授课将是其面临的另一个挑战,教师需要在教学中投入更大的精力,进行定期集体备课、互相听课、试讲。对于基础学科的教师,特别是非医学背景的教师,为其提供接触临床如观摩临床门诊、教学查房、病例讨论等的机会也非常必要。相信随着教师理念的转变和不断的探索实践,国内医学院校的课程整合会在实践中不断改进和完善。

参考文献

［1］ 黄钢,陆斌杰,张艳萍,等.构建以医学生综合能力提升为核心的医学教育新模式——上海交通大学医学院［J］.中国高等医学教育,2012,9:1-3.

［2］ Cavalieri J. Curriculum integration within the context of veterinary education［J］. J Vet Med Educ,2009,36(4):388-396.

［3］ Kligler B, Maizes V, Schachter S, et al. Core competenciesinintegrative medicine for medical school curricula:a proposal［J］. Acad Med,2004,79(6):521-531.

［4］ 贺加.香港大学医学院革新课程及其特点［J］.高等工程教育研究,2003(4):35-38.

［5］ 向秋玲,王淑珍,余菁,等.香港中文大学与中山大学医学教育课程教学的比较［J］.医学教育探索,2010,9(8):1015-1018.

整合教改中的泌尿系统

王　敏[1],王　莉[2],许文燮[3]

(1. 上海交通大学医学院解剖学与组织胚胎学系,上海,200025;

2. 上海交通大学医学院病理中心,上海,200025;

3. 上海交通大学医学院生理病理系,上海,200025)

[摘　要]　以器官系统为中心的医学整合教学正在国内许多医学院如火如荼地开展,迫切需要对整合教学中的各种问题进行讨论分析。本文介绍和回顾了上海交通大学医学院泌尿系统的整合课程的内容,结合讨论是否应该采用单循环整合模式还是双循环模式,比较职业化教育与精英化教育关系、系统间整合协调、教科书与授课方式等问题,展望医学整合的未来发展。

[关键词]　器官系统整合;单循环双循环模式;泌尿系统;医学职业化教育

传统医学教育的课程体系分三个阶段,即基础课程、"桥梁"课程和后继的临床课程,存在的主要问题是基础医学与临床医学基本隔绝,几十门学科"各自为政"[1,2],基础课中的解剖、组胚等正常形态结构部分与病理、病理生理、生理为主的桥梁课程之间相隔时间长,没有紧密的有机联系,各自强调本课程的重要性,不利于发挥基础课程的临床价值,不利于临床医生的培养。

2008年开始上海交通大学医学院试行了以人体器官系统为基础的医学整合课程,采用的是双循环制,含基础阶段整合课和临床阶段整合课[3,4]。基础阶段又包括了前期基础整合课程和八大系统的整合课程。泌尿系统处在八大系统课的后半程,英文班安排在三年级第一学期,八年制在三年级第二学期。经过几年的教学

作者简介:王敏(1962—),男,副教授,博士;电子邮箱: jiajia1994530@163.com。

实践,我们从整合教育的大环境出发,对泌尿系统的整合教育进行总结分析,并探讨未来医学教育的发展方向。

1　基础阶段泌尿系统的整合体验

在基础阶段,泌尿系统整合课的内容设置如下:绪论(1 学时)、泌尿结构(2 学时)、泌尿发生与畸形(1 学时)、滤过生理(3 学时)、重吸收(3 学时)、肾功能调节(2 学时)、肾炎病理(3 学时)、泌尿感染与肿瘤(2 学时)、水电紊乱(3 学时)、酸碱紊乱(3 学时)、肾衰(3 学时)、症状诊断(2 学时)、泌尿影像(1 学时)、肾脏与药物(2 学时,新近设置),除了以上理论授课 31 学时,外加课外学生论文一篇和课外互动学习 2 课时,课内案例分析 6 课时和实验课 5 学时。论文题目选择热门的肾脏科学研究题材,如畸形的遗传学、肾性高血压基因、RAAS 与新药物研究、肾脏替代新技术前景等,鼓励学生发挥"奇思妙想"。教学程序是将原来的组织胚胎课、生理、病理、病生、诊断和药理课贯串在一起,各学科所占学时数作出少许调整。

由于授课对象已是三年级,学生的听课能力、理解能力、课外自习能力等比低年制学生有了明显的增强,已经能从容地参与师生互动、文献检索、论文撰写等需要发挥较强自主性的学习活动。总体上,学生的听课状态显得较轻松,整个泌尿系统理论课中反馈较多的难点是畸形的机理、生理性调控与病理性调控的关系等,学生应对其他大部分内容显得力有余。

学生对撰写论文的欢迎度远超教师预期,且总体质量较高。学生们认为,通过课外阅读后收获很大,视野既得到了扩展又得到了加深,使他们对泌尿专业的兴趣增加了许多。另一方面也显示学生们有股希望展示自己能力和成果的心理状态。

我们泌尿系统的案例分析习惯于大而经典,结果使得病种选择过于集中和局限(如肾炎、肾衰等),似乎侧重了内容而忽视了过程,案例的精彩性、趣味性、多样性需加强。

2　整合教学中的问题分析和展望

2.1　整合程度

传统医学教育从基础到临床,循序渐进,已经形成了一套完整的教学理念。但是经过多年的学科发展,各学科倾向于以一种培养本学科专业人才的方式教学,虽然专业基础知识加深了,但某种程度上妨碍了学生实现"大医生"目标的成长进程。因此,整合课就发挥出了它的优势。但整合到什么程度合适呢?

国外有些大学施行的是全息整合[5,6],以悉尼大学医学院为例,它是整合课程开展较早、较彻底的学校,其教学特色是:让学生尽可能早地"暴露在临床环境中"、尽可能多地接触患者、接触临床和接受临床实践,新生可在入学第二周就有机会进皇家北岸医院(RNS)等体验临床一线的工作氛围。他们的教学采用了高度的整合方式,直接将基础知识、临床知识以及临床案例分析整合到一起,基本模糊了学科边界,在内容的细节上进行整合,授课从基础到临床一站式完成(即单循环制)。泌尿系统的具体授课内容选了 13 个章节,包括:① 结构(解剖)与感染;② 体液、肾单位功能(滤过)、利尿剂;③ 水电解质平衡;④ 酸碱平衡;⑤ 滤过与急性肾损伤(肾衰);⑥ 蛋白尿与肾病;⑦ 肾炎;⑧ 糖尿病肾病/慢性肾病;⑨ 肾与高血压;⑩ 肾与妊娠;⑪ 泌尿道阻塞;⑫ 泌尿道肿瘤;⑬ 肾与药物。每个章节的课程均以案例为背景,介绍与案例相关的形态、生理、病理、病因、症状、诊断、药理、治疗、人文等,所有基础内容被分解在每个章节课程中。这种高程度的整合对以"培养医生为目标"来说效率极高,充分体现在"基础理论为临床知识作铺垫"的逻辑上,医学基础知识的教学已不再是为基础而学基础,学生能直观地发现基础理论的必要性、必然性,目的性既明确又直接,宗旨就是为了"培养临床医生"。为此,他们大多数授课老师都有相当的临床经验,缺点是基础知识不够全面和扎实。

对照我们的整合方式,首先,双循环制——以基础理论学习为主体的基础整合阶段和以疾病为主体的临床整合阶段。我们基础阶段的主要目标是在系统内合理设置各门学科的知识点,并不间断地授课,优势体现在基础理论的有机衔接、上下连贯、层次清晰。特色是以各基础学科授课教师为主体,基础专业知识的教学系统和全面,既保留了原有学科的优势又在系统模块内合理地优化成为一个完整的教学体系,既能夯实基础又能贯通基础与临床的联系纽带。由于教学效率比传统方式高,使得学生有更多的课外学习和能力培养机会。综合而言,这种学科间的初级整合教育虽是介于传统教学模式与全方位内容整合教学模式之间,但同时兼备了前后两者的优势,又迎合了我国医学院原有体制基础,可能是我们目前比较合适的教学模式选项。

2.2　是否应该采用单循环整合模式

单循环显然比双循环效率更高,更符合医学职业化教育的需求,应该是未来大多数医学职业教育的基本模式。但双循环也有其在医学教育这样的特殊领域里所拥有的特殊功效。医学职业特别要求其基础知识严谨。扎实的基础是医生今后深度发展的重要条件,尤其对高端医学人才来说更是如此。虽然单循环全方位整合的医学教育模式对培养医生来说具有最高的教学效率,但由于国内现有医学院的教学体制是以学科为主体,学科仍是模块教学的根基,调整有个渐进过程。理论上,学科体制越健全,整合难度可能越高。目前国内采用较多的双循环制是基于我们的基础学科在经历了长期的发展和完善后,已各自形成了完备的教学模式和师资队伍,各学科的授课教师对本学科内容娴熟,但基本没有跨科教学经验,尚需用长远的目光来培养跨学科教学的理念。发展一门学科是一个历史过程,同样,建立一套全方位整合的教学模式也应该有一个较长时期的发展过程,要有几代教学队伍的努力,体制上需要有顶层设计,师资、教材、教纲、甚至学制上也可能要调整。基于现有基础,目前的双循环制和学科间初级整合的模式有其存在的必然性,或许是一个良好的过度形态,为全面整合提供必要准备。而且我们认为,即使在未来,不同层次的医学院,或不同的学制也应根据实际需要选用各自适当的教学模式。

2.3　系统间的整合

我们目前的整合课的重点放在了各系统内部的整合上,未充分考虑低年级学生与高年级学生的区别,存在着模块先后次序与学生年级差别的问题。在低年级时开课的系统,学生的基础明显差于后期开课的系统。因此不同系统间理应在授课内容、方法、进程甚至深浅程度上有所区别,也就是说,在 2 年级上学期学习一个消化系统和在 3 年级下学期学习一个泌尿系统就不能无区别地设置课程。同等难度的内容对低年级学生来说较难,等到了后期就能轻易理解和掌握了。升了一个年级后,学生的视野和能力提升幅度很大,这在我们的授课过程中有深切的体会。因此,我们泌尿系统团队一直强调老师们适当地提高授课的深度和广度。需要从整体上考虑解决这个问题,在不同系统模块间,实行有次序地、有梯度地分配教学资源,或程度不同地规划教学进度和教学深度,形成一个广义上的系统间的整合,从初级整合迈向高级整合。

2.4　职业化教育与精英化教学

医学教育的施教雷同现象普遍存在于不同层次的高校和不同学制之间,没有将简明、高效的职业化教育和精致、深入的精英化教育区分开来,无区别或区别不大的施教是常见现象。一般而言,不同的医学院、不同的学制应该有不同的培养目标。培养普通职业医生应将重点放在临床基本技能上。培养高端医学人才应该基础非常扎实,创造思维能力很强,培养过程、师资、教学资源应有明显区别。目前临床医学既有五年制又有八年制,或许本校五年制宜采用职业化教育方式,单循环的整合课比较适合;八年制可倾向于精英化教育,现有的双循环整合课也许比较适用。

2.5 教科书与授课方式的问题

"以器官系统为中心"的整合教学模式中,还没有形成比较成熟的整合教材,有必要研究和编写一套合适的有较高权威性的教材。但是,所谓"教无定法",教学方法和教学资源可以多种,达到教学目标的形式可以多样。目前我们正在学习和使用多种基于现代电子工具的教学手段,但始终把师资质量和教学过程看成是最关键因素,为适应医学整合教育的大趋势,我们须有整合教学的思维方式,健全整合教学的团队,整理和创造出丰富的整合教学资源,结合各种教学手段,去实现高效、高质量地完成培养高水准的现代医学专业人才的目标。

3 结语

经过几年的整合运行,泌尿系统基本上已经初步形成了以基础理论为重点、密切联系临床的教学模式,更加有利于"以培养杰出临床医生为目标"的医学生培养。基础学科的教学内容保留了循序渐进的方式,整编和加减后内容完整一体。单循环和多循环都有各自有利一面,可以进一步探索大范围的、深入细化的单循环模式,结合多样灵活的教学手段,能力培养与知识传授相结合,实现既有高效、集合化、标准化的职业化医学教学,又有培养高精尖研究形人才的精英化教学,两者有机并存施教,从容面对医学信息大爆炸和高端医学大发展的时代。

参考文献

[1] 聂小蒙,王洋,秦阳华,等. 在临床医学八年制教学中开展呼吸系统课程整合的实践与思考[J]. 西北医学教育,2014,22(3):567-569.

[2] 凌斌,邓世文,张艳,等. 以器官系统为中心课程改革的现状[J]. 中华医药导报,2013-7,10(20).

[3] 郭晓华,杨德本,周仲辉. 医学整合视域下的医学教育改革[J]. 中华医学教育探索杂志,2013-9,12(9):882-885.

［4］ 曹励欧,牟珊,倪兆慧,等.以器官系统为中心的教学方法与传统教学的比较研究[J].中国高等医学教育,2014,(6):79-80.

［5］ Michael J F, Carol A P, David C H. The Urinary system[M].第2版.北京:北京大学医学出版社,2011.

［6］ http://sydney.edu.au/medicine/study/

生殖系统教学的实践与思考

丁之德[1],吴平平[2],武婷婷[1],凡　永[1],徐雅丽[1]

(1. 上海交通大学医学院解剖学与组织胚胎学系,上海,200025;

2. 上海交通大学医学院病理学系,上海,200025)

[摘　要]　**目的**:回顾和探讨我医学院生殖系统教学一年来的成绩与不足,为后续教学大纲的设计、教学法的优化等教学体制改革提供可行性的方案。**方法**:通过对生殖系统教学一年的实践,从任课教师的授课经历与感受、学生的问卷调查及考试成绩这3个方面探讨该系统教学实施中所取得的成绩,同时也进一步分析该教学模式下可能存在或带来的一些问题。**结果**:与学科为主体的传统教学法相比,这种新型教学法无论是在课程的设置、教师上课的形式还是学生学习的方法和考试类型等方面均有较大的差异性。更为重要的是,该教学法对教师教学和学生学习的理念上带来了巨大的更新。**结论**:系统教学法是实现医学教育改革的重要手段之一,同时也为医学教育所需高素质专业教师的培养奠定必要的基础。

[关键词]　系统教学;生殖系统;教学法;医学教育

上海交通大学医学院自2009年起在临床医学专业八年制和部分临床医学专业五年制(英文班)学生中实施了基础医学的"学科整合"和"系统模块"教学法,其主要内容是"以问题为基础的学习(problem based learning,PBL)、以探究为基础的学习(research based learning,RBL)、整合课程(integrated course)、以案例为基础的学习(case based learning,CBL)和评价(evaluation)为一体的PRICE教学体系"[1]。实施该教学法的目的主要是为使低年级医学生在基础医学学习的同时保持与临床相结合,如通过教师课堂授课和学生自学的方法使学生全面掌握所学学

作者简介:丁之德(1961—),男,博士,教授;电子邮箱:zding@shsmu.edu.cn。

科的知识点，并增加学生对医学学习的兴趣。与此同时，避免过去各课程授课中相同知识点不必要的重复。在这期间，作为实践系统教学模式之一的生殖系统课程，主要由传统基础医学的主干课程：人体组织学、人体胚胎学、病理学与临床生殖医学之间相互整合，独立形成的一门医学系统教学课程。本文通过对生殖系统教学一年来的成效回顾，分析这种新型教学法取得成绩的因素，同时也进一步探讨这一教学模式下可能存在或带来的问题，这将有利于该系统教学在今后教学中的改进，同时也为其他整合或系统教学课程提供借鉴与参考。

1 对象与方法

1.1 对象

研究对象主要为上海交通大学医学院 2011 级至 2012 级临床医学专业八年制和部分临床医学专业五年制（英文班）学生，总 124 人。

1.2 方法与工具

本课程的教学内容采用生殖系统相关课程的整合；教学方法采用理论授课和实验指导并与 PBL、CBL 及 RBL 相结合的形式；教学效果评价采用学生问卷调查、教师评学及学生评教等形式；学生考试采用试卷答题结合 PBL 教学的形式。

1.3 统计学分析

采用 SPSS 12.0 软件进行统计，数据并以百分比形式表示。

2 结果

2.1 教学课程的设置

本系统课程的设置是根据我院相关学科资深教师及教务管理人员经反复讨论、斟酌后设定。全课程共 17 学时。内容主要有：人体组织学部分包括男女生殖系统的组织结构和功能，各类生殖细胞的形态与功能（4 学时）；人体胚胎学部分包括男女生殖系统和生殖细胞的发生、发育、成熟及生殖系统各种先天性畸形的形成和机制（1 学时）；病理学部分包括各类生殖系统疾病的病理形态及机制等（3 学时）。形态学实验课包括男女生殖系统主要器官的切片形态学观察（3 学时）。PBL

课程内容主要结合 CBL 和 RBL 教学,在临床与基础医学老师的指导下,学生通过对临床资深教师撰写的生殖系统常见疾病的案例进行分组查阅文献、分析和讨论,最终达到了解疾病的发生、诊断、治疗及相关研究进展的全过程。

2.2　教学方法的探索

本系统教学法是对传统课程的教学法进行了适当的调整和改进,如在学习生殖系统胚胎发生中加大对临床生殖系统各种先天性畸形的举例和病因分析。另一方面,除上述各课程的理论教学外,在 PBL 教学中采用与 CBL 和 RBL 相结合的新型教学形式,如学生在网络查阅相关文献了解案例的临床表现、病理机制、疾病诊断与治疗手段后,指导教师提出相关较深层次的问题,即在学生掌握了案例一般情况的同时,也让学生了解该疾病研究的最新进展,从医学基础教育开始,培养低年级医学生对医学科研的兴趣[1]。此外,对于英文班教学,本系统教学采用全程英文教学的模式,包括 PBL 讨论课中,所有参与的学生和指导教师须用英文表达和提问。

2.3　教学评价体系的更新

一个正确的教学评价体系是决定系统教学模式成功与否的最关键因素。本系统教学的评价体系主要采用学生问卷调查、教师评学以及学生评教等方式并重进行。如对学生的评价,以往传统的模式一贯是教师课堂授课、学生课后复习、期末考试定成绩的形式来判定学生对本课程知识的掌握程度。然而,本系统教学对学生的评价体系经细密考虑和评估后,无论是理论课还是 PBL 讨论课都做了相应的更新,如在理论考试(占总成绩 80%)中,增加了病例的临床诊断、病理机制的选择题部分(占理论考试 20%);而对于英文班学生的理论考试,学生则被要求全部采用英文及专业词汇答卷。对于 PBL 讨论课(占总成绩 20%),通过学生的提问与讨论以及参与的程度,更注重全面、客观、公正的评价学生的实际学习能力以及对所学知识的掌握度。另外,对于英文班学生还须考虑学生英文表达的准确性以及对医学专业词汇的掌握程度等。

2.3.1　学生问卷调查

每次生殖系统的课程教学结束后,随即对参加课程的学生进行无记名的问卷调查。本文的调查时间为 2014 年,共 2 次,期间总发放问卷 124 份,回收有效问卷 116 份,回收率为 93.55%。调查结果详见表 1。结果显示,学生对本系统教学课程的总体印象绝大多数表示满意或很满意(92.25％)。对教学内容、课后获得知识的满意度、课程师资队伍组成、课程使用 PPT、课程全英文教学或双语教学、与临床相关性授课、课程激发学生科研兴趣及课堂互动教学等选项的满意度,选择"很满意"和"满意"的比例也均在 90.0％以上。与此同时,在问卷调查中也有多名学生提出了相关的意见和建议,如课程教学大纲设置的合理性等。

表 1   上海交通大学医学院 2011 级至 2012 级临床医学专业八年制和五年制
(英文班)116 名学生对生殖系统课程的满意度问卷调查(％)

评 价 指 标	很满意	满意	一般	不太满意	不满意
你对本门整合课程的总体印象	60.35	31.90	7.76	0	0
你对本课程教学大纲合理性的满意度	50.00	32.76	11.21	3.45	2.59
你对本课程教学内容的满意度	60.35	33.62	5.17	0.86	0
您对本课程含国家精品课程内容的满意度	53.91	39.13	7.00	0	0
您对学习本课程后获得知识的满意度	58.62	33.62	5.17	2.59	0
您对本课程师资队伍组成的满意度	75.00	22.41	2.59	0	0
您对本课程任课教师所用 PPT 的满意度	68.10	28.45	2.59	0.86	0
您对本课程英文或双语教学的满意度	68.10	28.45	2.59	0	0.86
您对本课程与临床相关性讲解的看法	52.59	29.31	13.79	3.45	0.86
您对本课程教学讲义及教材的满意度	56.04	23.28	14.66	4.31	1.72
您对本课程激发学生科研兴趣的满意度	57.76	32.76	7.77	1.72	0
您对本课程课堂互动教学的满意度	66.38	27.59	5.17	0.86	0
您对本次 PBL 教学效果的满意度	56.14	30.70	9.65	0.88	2.63
您对本次 PBL 教学所用病例材料的满意度	52.17	33.91	9.57	2.61	1.74
您对本次 PBL 教学课程安排的满意度	57.39	25.21	12.17	2.61	2.61
您对本次 PBL 课上教师指导的满意度	66.96	20.87	9.57	0.87	1.74

2.3.2   教师评学与学生自评

教师评学主要分两部分即学生理论考试和 PBL 讨论课成绩。每年度系统教学的 PBL 讨论课结束后,由每组指导老师对组内每位学生在小组案例资料的准备、案例讨论中的表现以及英文班学生的专业英文表达等方面分别进行评分(10分)。与此同时,每位学生也对其所在小组的其他成员进行评分(10 分),评分总分共 20 分。教师评判学生 PBL 讨论课的标准主要是参与指导的临床与基础两位教师通过小组讨论对每位学生的发言评估其对案例背景知识的自学能力,如疾病的临床表现、病理机制、临床诊断与治疗及案例的研究进展等；对于英文班学生还需检验其专业英文的表达能力。学生自评则是每位学生对小组其他成员在讨论课中表现的个人总体评价。理论考试一般在系统教学课程全部结束后进行，主要是评定学生对本系统专业知识掌握程度的综合评价。

2.3.3 学生评教

在每次系统课程结束后，随即召开部分学生座谈会，在会上听取学生对本系统教学的意见与建议。如有众多学生提出本系统理论教学课时过少（8 学时），以致教师无法对本系统的疾病进行详细讲解；实验课也仅 3 学时，内容还不包括生殖系统的病理切片观察，因此建议增加本课程的学时数；也有学生认为课程设置存在问题，作为系统教学的一部分，该课程设置不完整，如在学生没有接受相关临床教学的背景下，随之开展 PBL 和 CBL 课程是否显得科学性不够；还有学生建议在本系统教学的课程大纲中应增设临床诊断学、影像学、生殖生理学和药理学等内容；更有学生认为本系统的 PBL 教学与临床妇产科的案例有雷同，建议重点应选择生殖医学案例，如通过案例可让学生充分了解什么是临床生殖医学学习的内容。

3 讨论

医学系统整合课程起源于 20 世纪 50 年代，而自 20 世纪 80 年代至 21 世纪初已在欧美很多著名高校，如英国伦敦大学、美国哈佛大学、约翰霍普金斯大学等相继展开[2-3]，这也是现代医学学科交叉与发展的必然趋势[4]。上海交通大学医学院自从 2009 年起在临床医学专业八年制学生的基础医学教学中首次运用整合课程和系统教学的模式并一直延续至今，其中包括生殖系统的教学。

3.1 系统教学法

系统教学法是医学教学改革的一种崭新尝试，它是低年级医学生由基础医学教学走向临床医学教学的必经之路，也是更好地把两者有机地结合、实现医学教育无缝对接的最佳途径。如它可以从细胞、分子的角度来阐述生殖系统的器官、细胞的发生，了解生命发生过程中各种畸形的形成以及各种生殖系统疾病的病理机制，与此同时，也提高了学生对本系统学习的兴趣。从两期学生问卷调查的结果显示，超过 92％的学生对生殖系统教学的总体印象表示满意或很满意。

3.2 双语教学和全英文教学

作为一门双语教学课程(临床八年制教学)或全程英文教学课程(临床五年制英文班教学),不可避免地在教学过程中有大量的英语专业词汇出现,而医学英语词汇的难记、难发音,这就需要授课教师在讲课时确保发音准确,在词汇记忆上从词根着手给予学生指导。学生问卷结果显示,有 96.6% 学生对生殖系统的双语教学或全英文教学形式和效果表示满意或很满意,这也为学生今后进入临床阶段的学习以及阅读相关专业的英文文献打下良好的基础。

3.3 PBL 教学

PBL 教学是系统教学的重要组成部分之一。在生殖系统的 PBL 小班教学中(6~10 位学生),通过与 CBL 及 RBL 教学相结合,极大地提高了学生的自学能力和学习的主动性,其本身的专业知识面也得到了相应的拓展。如在案例讨论中,学生会根据教师给予案例的不同阶段的材料和信息,回顾和复习自己曾学过的基础医学知识,并通过网络和专业书籍等了解疾病的临床表现、病理机制、疾病的诊断、治疗、预后及最新研究进展。另外,在案例讨论中,每组学生能相互合作、勇于挑战,充分体现了共同进取的团队精神。对指导教师而言,也能对小组每位学生的逻辑思维、口头表达能力、学习状况及问题分析和解决能力等个性有所掌握,因此可根据每位学生不同情况分别进行相应的辅导。更为重要的是,这种新型教学模式在空间上拉近了师生之间交流与沟通的距离,也更容易被学生所接受[5]。

3.4 教学团队和教学质量

高素质的教学团队是直接关系到系统教学成功与否的关键点。本生殖系统理论教学(含人体组织胚胎学和病理学)均由医学院副教授以上的资深教师承担,而 PBL 教学则每组有一名临床资深教师(妇产科学或生殖医学)和一名中级以上基础医学院教师共同担任。这种对临床医学和基础医学教学资源的有效整合,加大了教学深度和力度的推进。学生问卷调查显示:对本系统教学内容、课后获得知识的满意度、课程使用 PPT、与临床相关性授课、课程激发学生的科研兴趣以及课堂互动教学等满意度,选择"很满意"和"满意"的比例也均在 90.0% 以上。另一方面,从学生考试成绩中也证实了本医学院生殖系统教学的有效性。统计学分析显示,学生成绩总体符合正态分布,获得 ≥80 分为 77.42%,尤其是 ≥90 分达

40.32%;不合格率仅为 2.42%。另外,令人颇感欣慰的是,对"本课程教师队伍组成"调查选项的学生满意度竟高达 97%以上,这也更进一步提醒我们在当今高等教学中,尤其是"985 工程"或"085 工程"国家重点建设性大学,怎样处理好本科教学与科学研究的相互关系是一项迫在眉睫的研究课题,这也是符合国际一流大学建设的目标之一。

3.5　问题与不足

然而,在看到系统教学中获得成绩的同时,我们也应清醒地认识到该课程存在的一些问题或不足。如在学生问卷中意见最多的是课程设置问题。生殖系统课程的理论教学仅有 8 学时,而生殖病理学竟然连病理切片观察也未被纳入实验教学中。这种"先天性不足"似乎难以和现代医学的发展相适应。随着社会的发展,我国人民生活水平及疾病预防的自我意识得到了很大的提高,与此同时,我国患者的疾病谱也发生了重大的变化。如在传染性疾病患病率下降的同时,高血压、糖尿病患病率却急剧上升并伴随着生殖系统肿瘤如前列腺癌和乳腺癌的高发。此外,男女不育不孕率也较前 30 年有成倍的增长。因此,生殖系统的教学课时理应适应时代的要求进行变革。无独有偶的是,在学生问卷中也一致提出增加生殖系统课时的要求,如增加生殖生理学、诊断学、影像学和药理学等相关内容以充实本系统的教学,使之真正成为系统教学的一部分。关于生殖系统 PBL 教学,有较多学生提出应和妇产科学的 PBL 教学有所区别,而目前本系统的案例很可能与妇产科学的案例重复等,这些建议与意见也与课程结束后召开的学生座谈会上学生提出的如出一辙。另一方面,从授课老师课后反馈的信息来看,由于授课课时及学生学习背景(未有相应的临床医学知识)的限制,PBL 讨论中学生对案例的知识点有时会出现不懂或理解不够;讨论课的效果有时不稳定,其原因可能是有些学生存在一定的心理压力,在讨论课上不愿意讲或怕讲错,也可能是本身准备也不充分等。因此,讨论课中对学生的评分是否代表每名学生真正的学习状况值得授课教师和教学管理部门的进一步思考。

众所周知,现代医学的学科建设早已不是单学科的发展,一个重要方面就是多学科、跨领域的合作[4,6]。作为一门基础医学与临床医学交叉的系统教学课程,生殖系统教学虽然在上海交通大学医学院经过 6 年的施教已取得了一些成果,但问题依然存在,如针对国际医学教学的动态,对于课程的设置如何使其更加符合现代医学的发展;在教学中如何树立先进的教育理念、坚持教学模式的创新;对于传统教学模式又如何进行继承、改革并加以完善。因此,医学教育的发展之路并不平坦,对其改革的需求更显得刻不容缓,因为它的成功直接关系到人民的健康、国家的未来。

参考文献

［1］ 顾鸣敏,黄雷,丁之德,等. 医学遗传与胚胎发育整合课程建设的探索[J]. 中华医学教育杂志,2010,30(4): 522 - 525.

［2］ Barts. The bachelor of medicine and surgery (MBBS) five year programme [EB/OL]. London, The London school of medicine and dentistry at QueenMary, University of London, 2010. [2010 - 04 - 12]. http: //www. smd-edu. qmul. ae. uk/medicine/five_year_programme/index. htm1.

［3］ 冯逵,黄建始. 美国哈佛医学院、约翰·霍普金斯大学医学院课程计划对我国八年制医学教育课程改革的启示[J]. 复旦教育论坛,2008,6(3): 86 - 89.

［4］ 丁之德,郭威,张廷翔,等. 现代医学的学科交叉与发展的思考及探索[J]. 中华医学管理杂志,2010,23(5): 289 - 291.

［5］ 丁之德,顾鸣敏,黄雷,等。人体胚胎学教学在医学整合课程实施中的探索[J]. 解剖学杂志,2014,37(3): 415 - 417.

［6］ 丁之德."十五"期间"211 工程"学科建设中若干问题的思考与策略[J]. 中华医学管理杂志,2005,18(3): 186 - 187.

血液系统整合课程的实践

吴英理,郑俊克,夏　立,徐含章

(上海交通大学基础医学院病理生理学教研室血液系统教学团队,上海,200025)

[摘　要]　**目的:**总结2015年上半年来血液系统整合课程的经验和不足,为其进一步完善和向五年制医学生推广奠定基础。**方法:**采用描述和比较分析的方法梳理了目前血液系统整合课程在教学内容、教学方法、教师队伍等方面的现状。**结果:**血液系统整合课程实现了课程的精简,初步建立了一支基础和临床结合的教师队伍,在新的教学方法的实施上取得效果,但在课程内容的安排和讲解的难度上需要调整。**结论:**血液系统整合课程初步建立,进一步完善后可向五年制推广。

[关键词]　血液学;整合课程;教学改革

近十多年来,美国、加拿大等一些国家的医学院校针对学时数太多,占用了学生大部分时间,课程过于单一,对学生的教育缺乏个体化,记忆内容太多等问题,率先开展了系统整合课程的教学改革。在系统整合课程中,基础课程被大大压缩,省出的时间更多地被用于提高学生的临床科研素质,用以培养"learn how to learn what they need when they need it"。这促使我国医学教育部分也开始反思并考虑在国内多个医学院校实施教学改革[1-3]。

在学校深化教育改革的大背景下,基础医学院血液系统课程进行了重新整合,并开始在2012级临床八年制试行。血液系统整合课程的改革参考了国内外的一些现行做法,在教学内容设置、教学方法、教学评估教学师资培养等方面开展了初步的尝试。改革的目标是使血液系统教学更系统化,将现代新的教学理念应用到教学中,使学生在较少的学时数内,掌握血液系统的基本概念和理论,领悟发现和

作者简介:吴英理(1972—),男,研究员,博士;电子信箱: wuyingli@shsmu.edu.cn。

解决临床基础问题的基本方法,为培养具有科研思维的临床医生做出贡献。经过半年的运行,我们取得了一些初步的经验也发现了诸多不足,为今后教学工作的改进提供了借鉴的基础。

1　对象与方法

1.1　对象

上海交通大学医学院 2012 级临床医学专业八年制学生。

1.2　方法

采用比较分析法,对改革前后的教学理念、课程设置、教学内容、教学方法和教学评价等进行剖析。

2　结果

2.1　教学内容

参考国内外的血液学教科书,我们将血液系统的理论课程分成了 8 个章节,包括总论、造血干细胞、红细胞及其疾病、白细胞及其疾病、出血和血栓、输血等。同时,教学内容涵盖了将来执业医师血液系统考试内容。和国外教学内容(以上海-渥太华联合医学院的教学内容为例)相比较,我们的课程学时数是明显不足的(上海-渥太华联合医学院 66 学时,我们 24 学时)。上海-渥太华联合医学院教程中 lecture 16 学时(我们 16 学时)UDA 11 学时(我们没有),CBL 30 学时(我们只有 PBL 4 学时),实验课 7.5 学时(我们 2 学时),自学 1 学时(我们没有)。这就要求我们进一步浓缩教学内容,在教学中有所侧重。我们在教学内容的讲授过程中,强调基本的概念和理论;强调把科学发现的历史介绍给学生,让学生从历史的角度去了解一个问题的产生,解决的途径和新的研究进展,从中去体会和领悟解决问题的方法;强调基础研究成果在临床中的转化应用(如诊断和治疗)介绍,提高学生对基础研究重要性的认识。此外,在血液系统教学内容和其他基础课程的衔接上,我们力求避免相关教学内容的重复,如淋巴细胞的发育在基础免疫中已经讲过,血液系统就不再讲解。但是,我们也认识到,一些传统的血液系统课程,如弥散性血管内凝血没有放在血液系统讲解,我们今后将通过协调重新进行安排。

血液系统一个重要特点是其疾病诊断对血细胞形态的依赖程度要远远高于其他课程。各系各阶段的血液细胞形态复杂,准确地识别不易。为提高上课的效果,我们一方面从临床标本中挑出有代表性的骨髓和细胞涂片,在形态学实验室老师的帮助下,将这些细胞涂片的显微镜下图片摄入电脑,从而实现每个人都有机会读较多的片子,实现细胞读片的数字化教学;另一方面我们邀请了有十多年细胞读片经验的临床血液细胞室的老师,使每个学生在读片时都可以随时提问,随时得到解答。在上课结束时,选择典型的细胞让学生辨认,对课堂学习的效果进行检测。学生上课下来都觉得印象深刻,初步掌握了各种血液细胞的基本特点和演变规律。和过去的非数字化读片相比,这种方法有效地节省了临床涂片的数量,更便于学生学习、学生和老师的交流,取得了更好的效果。

2.2　教学方式

随着新的教学手段的丰富,国内外教学交流的日趋增多,教学方式的改变势在必行。在新的教学方式中,更强调学生的主动性以及教师和学生之间的互动性。我们开始尝试在学生中开展以科学发现史为主题的小组讨论课。结果表明,学生在充分发挥主动性的时候,可以做得很好。比如,一组同学从慢性粒细胞性白血病(chronic myeloid leukemia,CML)最初的发现,到普通的以羟基脲为基础的化疗,到费城染色体分子诊断的进步,再到 BCR/ABL 靶向治疗的发展进行了详细而生动地总结。这种学习,充分发挥了学生的主观能动性,使学生不但掌握了从基础到临床的一些基本知识,也使其表达能力和学生之间的协作能力都得到了一定的锻炼。

PBL 教学也是一个重要的教学方式。血液系统在这方面有很好的可作为教学的案例。除了上述的 CML 案例外,急性早幼粒细胞白血病的发病涉及出凝血,涉及白血病细胞的诱导分化和靶向疗法,同样是将基础、临床、基础和临床的相互转化等几个方面紧密地结合在了一起,是临床科研思维培养的典型例子。因此,血液学 PBL 典型教案对学生临床科研转化思维的培养有积极作用。我们今后在这方面会进一步加强。

2.3　教师队伍及学生评估

由于历史和现实的原因,新成立的血液系统教师队伍还很年轻,在教学经验上存在着诸多不足,如讲课还不够生动,和学生互动还不多。但是,新的血液系统的教师不少是来自科研和临床一线的工作人员,他们有着丰富的临床和科研经历,能够从科学问题的产生到解决方面给学生以实际的指导,并把这种思维习惯传递给学生。同时,他们也能够把一些最新的学科进展及时传递给学生。然而,我们也看到,目前学生还没有完全从传统的应试模式中转变过来,对新的教学方式和内容多少还有些不适应。不少学生还是希望老师多讲,划重点。造成这种局面的原因之一是现有的评估体系还需要改进。评估体系是学生学习导向的指挥棒。要培养有扎实学识、有科研素养、有自学能力和批判精神的学生就需要相应地调整学生的评价方式。改变过去以期末笔试的成绩单—衡量学生的状况。我们尝试提高学生的平时成绩所在比例(至少 40%)。这样,使得学生更在意平时 PBL、小组讨论课、实验课等,在这些方面能够投入了更多的精力和时间,在独立解决问题方面得到更多锻炼。

3　讨论

和其他系统相比较,血液系统的特点是一个流动的系统,它的构成独特,由最初的造血干细胞分裂分化产生下游各系细胞,这些细胞功能各异,其异常则导致相应的血液系统疾病,具有相当的独立性。因此,在国外的血液系统整合课程中,多以各系的细胞为章节,学习正常血细胞的发生、调节,学习其发生异常的病理生理学机制,学习其相应疾病的临床诊断思维。事实上,我国较早的邓家栋主编的《临床血液学》和最新版的《威廉姆斯血液学》[4]中也是以这种体例进行编排的。这种安排将基础知识和临床知识进行了直接对接,使学习内容在细胞层次进行了进一步的系统化。这种内容上的安排是否最合适,还有待今后在教学实践中进一步验证。

在教学方式上,目前在除了 PBL 上的实践上,我们在其他一些新的教学模式的探索上,做得还很不够。比如微视频和 MOOC 的应用。事实上,由于课时数的缩短,我们完全可以通过微视频等方式,让学生更多地了解和掌握血液学的相关内容。

总体来看,新的血液系统课程还存在诸多的缺点和不足。但是,挑战和机遇是并存的。我们今后将进一步在以下方面做出努力:调整血液系统授课内容,使之和其他系统衔接更合理;增加带有小组讨论性质的课程学习,把讨论贯穿到上课中去;提高教师队伍水平,使多数教师可以完成整个系统各章节的授课;完善学生评价的评估方式,增加平时成绩的比例。我们将努力提高授课水平,为培养卓越医学人才尽一份力量。

参考文献

［1］ O'Connor G C，Halperin E C，Buckley E G. A curricular model for the training of physician scientists：the evolution of the Duke University School of Medicine curriculum ［J］. Acad Med，2007，82(4)：375－382.

［2］ Eisenstein A，Vaisman L，Johnston-Cox H，et al. Integration of basic science and clinical medicine：the innovative approach of the cadaver biopsy project at the Boston University School of Medicine［J］. Acad Med. 2014，89(1)：50－53.

［3］ Marshall A L，Thomas J K，Seligsohn U，et al.威廉姆斯血液学［M］.第 8 版.北京：人民卫生出版社,2011：23－25.

［4］ 郑军,马建辉,吴雄文,等.医学整合课程模式的实践探索［J］.中国高等医学教育,2008,9：7－8.

"正常人体学"课程体系建设的理解和思路

许文燮,陆红丽,孙碧英,支建明

(上海交通大学基础医学院正常人体学教学团队,上海,200025)

[摘　要]　"正常人体学"是面向护理学、医学检验、营养学等医学相关专业学生的一门基础医学整合课程。它涉及人体各系统、器官和组织细胞的形态结构、功能及其调控以及代谢与基因调控。本文对正常人体学课程建设的理念、课程定位、教学内容以及目标进行了分析,提出了课程建设改革方向和前景。

[关键词]　正常人体学;课程建设;整合课程

早在 2009 年,以"医学整合"为主题的"医学发展高峰论坛"的《北京共识》中提出了"医学整合是实现全民健康宏伟目标的重要方略",积极推进"临床医学与预防医学、公共卫生"的整合、"医学科学与医学人文"的整合,倡导"专科化与多学科整合的协同发展",推进了适合我国国情的医学教育改革[1]。尽管"整合"已不是医学教育的新名词,但不影响它成为新形势、新挑战下的医学发展和医学教育改革的重要方向。上海交通大学医学院在国内较早地开始尝试了"以系统整合"为先导的医学教育模式及其课程体系的改革,积累了一定的经验和教训,也得到了可复制性经验。"正常人体学"课程是我们学校针对四年制非临床医学相关本科专业包括高护、医学检验和营养等所尝试的新型课程模式,涵盖传统的解剖学、组织胚胎学、生物化学与生理学的专业基础整合课程之一。

基基金项目:上海交通大学基础医学院教育教学改革项目;2015 年医学教育研究-正常人体学整合式课程体系改革的相关研究(BJ13400150063)。

作者简介:许文燮(1959—),男,教授,博士;电子信箱: wenxiexu@sjtu.edu.cn。

1　"正常人体学"课程建设的背景

上海交通大学医学院早在 2006 年开始深入开展了第八次医学教育大讨论，厘清了办学思想，积极展开了系统整合课程教学改革。改革的主要突破口是医学专业课程设置要打破传统的医前教育、基础医学和临床医学三段模式分割教育局面，通过系统整合的课程体系使基础与临床教学交错融合，将医学导论（即健康导论和疾病导论）、以器官系统为主的整合课程、临床医学整合课程三者进行有机融合，建立起"以器官系统为主线，淡化学科，融形态和功能、基础与临床、医学与人文一体"的系统整合课程体系。经过几年的不懈努力，这个课程体系建设逐步完善。例如，从刚开始改革的方案和措施受到参与教师和学生的抵触，到目前改革措施得到师生的积极评价和好评，教学改革已经成为常态，还有教学改革开始的时候，主要针对八年制临床医学专业尝试，目前已经全面铺开，开始体现了这种课程体系的魅力。

2014 年根据国家和上海市"中长期教育改革发展纲要"和"人才发展纲要"以及"教育部关于全面提高高等教育质量的若干意见"和"上海市骨干教师激励计划的实施意见"精神，为落实"教育部卓越医生教育培养计划"，医学院集思广益，在上一轮教学教育改革的基础上，构思了更加大胆的课程体系建设计划。面对所有专业把原有的医前教育课程和基础医学等课程，打破了原有的学科和教研室界限，成立了 25 门理论课程及其教学团队、9 门实验教学课程及团队。教学团队完全打破传统的学科、系和教研室的框框，按照课程整合的需求跨学科组建，教学团队由首席教师负责，下设若干名主讲教师、骨干教师以及参与教学的人员。因此，整合后的课程能够最大限度地淡化学科，其教学内容更加合理而有机地融合，达到课程体系建设的目的。

"正常人体学"课程是上述 25 门理论课程中的一门，它针对医学检验、护理学、营养学等四年制非临床医学相关专业的本科专业基础课程。"正常人体学"涵盖了传统的组织胚胎学、解剖学、生理学和生物化学与分子生物学，是典型的跨学科的整合课程。在传统的四年制非临床医学相关本科教育课程体系中，解剖学、组织胚胎学、生物化学与生理学，是平行的专业基础课，各自由自己认为的学科重要性安排教学，很少能做到学科之间的沟通，是相对独立的学科。尽管医学检验、护理学、营养学等本科专业的专业特性明显，但专业基础课层面上对正常人体形态与功能相关基础知识的需求还是相近的。"正常人体学"正是符合医学检验、护理学、营养学等本科专业，得到有关正常人体学形态和功能相关知识的理想课程，可以帮助学生认识正常人体器官系统、组织细胞以及分子的形态结构和生理功能，进而深入系统地认识正常人体的代谢特征以及基因信息传递过程。

2 "正常人体学"课程建设的必要性

人体解剖学、组织胚胎学、生理学以及生物化学不仅是临床医学专业的重要医学基础课程，也是四年制非临床医学相关专业本科教育的重要的专业基础课程。在传统的课程设置上，解剖学、组织胚胎学、生物化学与生理学4门课程各自以自己的学科特点安排教学全过程，即从教学大纲、学时安排、讲课内容、讲课方式和方法、考核方式等都各自为政，形成完全相互独立的课程。在当今的教学改革的最重要特征之一是最大限度地减少过去每个传统课程的学时，减轻和解放学生的负担，从三基培养（基础理论、基本知识和基本技能）模式转化为注重学生创新能力和素质培养为主的模式。这种培养模式要求我们必须对传统的课程体系进行改革，建立跨学科整合课程体系，才能满足新型的教育改革理念。

对四年制非临床医学相关专业本科教育而言，主要涉及临床诊断相关的医技服务、患者的护理以及人的营养相关的专业，因此也需要正常人体形态与功能相关的知识为专业基础课程。然而，相比临床医学专业，对人体形态与功能相关知识从广度、深度以及专门性方面要求低。因此，跨解剖学、组织胚胎学、生理学和生物化学4门课程的"正常人体学"课程为非常理想的专业基础课程。"正常人体学"涵盖了正常人体的器官系统的形态结构、组织和细胞的形态结构、细胞的化学组成和代谢、基因信息处理以及人体生理功能调控及其机制。"正常人体学"作为跨学科的整合课程，能够融合人体器官系统与功能、细胞形态与细胞功能、细胞的化学组成与代谢功能、细胞的分子与基因信息传递等，有利于让学生系统地认识正常人体。其次，这种跨学科整合有利于减少和避免各课程之间的内容重复，节省教学时数，也有利于引用多种新的教学模式。

基于以上背景和必要性，2014年年底至2015年年初间医学院筹建了"正常人体学"课程及其教学团队，人员涵盖解剖、组胚、生化和生理专业的各级优秀的教师。从此，这4门课程以"正常人体学"课程代替，由教学团队负责教学的全过程，包括统一的教学大纲、教学内容、教学时数、教学方式、学生的考核等。

3   "正常人体学"课程建设的初步尝试

2015 年 2 月"正常人体学"课程和教学团队正式组建,其团队成员来自解剖学、组织胚胎学、生物化学和生理学 4 门课程的教师。团队组织结构中有一名首席教师(正高级职称)全面负责管理团队的教学、下设 4 个人组成的主讲教师均为具有多年教学经验的副教授职称以上人员,再下面是若干名骨干教授和青年教师组成。教学团队成立后,学校有关部门首先出台了各个教学团队、首席和团队成员的具体任务并明确了每年和每三年各团队的任务和详细考核指标。其次,教学团队成立前后,在学校教务部门和基础医学院教务管理部门,定期和不定期对首席教师、主讲教师和教学团队全体老师进行不同层次的教学团队建设理念、教学改革思路以及教学方法、方式改革的培训,例如微视频制作、精品课程和 MOC 课程制作以及网络教学平台建设等方法培训。

经过上述的培训,我们"正常人体学"团队对学校本次课程建设的基本思路有了更深层的理解,在此基础上我们进行了一个学期的尝试。我们首先在团队内部进行反复讨论统一了认识,明确了建设"正常人体学"教学团队的目的以及在本学期内主要达到的目标。因为第一次尝试,我们首先要保证教学不出现紊乱,杜绝教学事故为出发点,一步步有计划地尝试教学改革,保证本次新的改革课程顺利扎根。首先,安排专人负责网络教学平台建设,初步建立与教学相关的平台,如课程简介、教学大纲、课程表、教学人员一览表、教师与学生互动的答疑平台、教学课件平台等;其次,通过集体备课牢固树立"正常人体学"一盘棋的思想,打破传统课程模式下的解剖学、组织胚胎学、生物化学和生理学 4 门课程各自为政的教学模式,淡化各课程的界限,大胆地缩减了重复的教学内容,解放出教学时数,用于新的教学方法尝试上。例如,过去生物化学课程讲授细胞膜的结构和化学组成、细胞信号转导内容,而生理学教学也在细胞的基本功能章节还重复讲授细胞膜的结构和化学组成、细胞信号转导内容,在"正常人体学"课程体系中我们理顺了这种重复内容。

在传统的课程体系中,对四年制非临床医学相关专业本科教育的培养目标以"三基"培养为主,因此解剖学、组织胚胎学、生物化学和生理学教学均为单一的大课堂教学,这种单一的教学模式不利于培养学生自学能力和创新能力的培养。在本次"正常人体学"课程教学中,我们对高护、医学检验和营养学专业各开展首次类似翻转课题的讨论课。我们设计了多个涉及不同章节内容以及涉及不同学科,如生物化学、生理学和解剖学等的综合性讨论题目供学生讨论。首先,每个班分为5～10组,每组5名左右学生,各组为一个综合性题目准备PPT,并每组派2人进行讲解。这种课堂讨论得到了意想不到的反响和肯定,对学生优秀的表现让我们得到心理上极大的满足。尽管初步尝试,但这种教学方法的尝试给我们参与教学的广大教师极大的鼓舞,有信心今后更多地投入教学改革中。

在教学活动过程中师生之间的互动是非常重要的环节,通过互动教师可以及时地了解学生对教学方面的想法和需求,可以进行更加针对性的教学改革。我们教学团队在学期中期,召集高护、医学检验和营养学专业各派的5名学生代表,进行了师生座谈。经过座谈教师们全面了解到学生对"正常人体学"课程的需求,例如,对老师讲课艺术、讲课方式等有着较高需求,也有较强烈的教学方法改进的需求等,给我们提供了今后的努力方向。另外,对学生学习成绩的评价体系是教学的重要环节,以本次教学团队建设为契机,我们把过去各门课程各自随意制定考核的方式,逐步统一起来,把原来单纯期末考试成绩来评判学生成绩,逐步引入多渠道评价体系,如平时提问、小测验、课堂讨论表现等,尽量避免成绩考核中的片面性。

4　"正常人体学"课程建设的思路

课程体系作为高等学校人才培养的主要载体,也是教育思想和教育观念付诸于实践的桥梁,也是人才培养的核心问题[2]。在医学教育中要打破学科界限,培养学生自主学习、终生学习能力,需要建立跨学科的教学团队、加强医学教育体系连续性,这也是全球医学院校长期以来探讨的课程改革的重要课题[3,4]。我们学校针对四年制非临床医学相关专业本科教育进行的跨学科基础整合课程"正常人体学"是国内少有的尝试,我们将医学导论、以器官系统为主的整合课程、临床医学整合课程进行有机融合,建立起"以器官系统为主线,淡化学科,融形态和功能、基础与临床、医学与人文一体"的系统整合课程体系建设的总体思路。我们教学团队经过一个学期的尝试,觉得这门课程具有它的生命力,值得发展,形成可复制、可推广的一种课程模式,使其扎根在四年制非临床医学相关专业本科教育中,发挥其应有的作用。我们对"正常人体学"这门课程的建设具有以下的思路。

首先,要明确培养对象的专业特点和培养目标。对于四年制非临床医学相关专业本科教育而言,人才培养目标应定位于面向医疗机构,包括基层、社区第一线医疗服务和工作需要。例如,对检验专业人才培养而言,应培养从事医学检验技术工作所必备的医学基础知识和专业操作技能,为临床诊断和治疗提供准确、真实和可靠的实验室检测信息的高素质技能型人才,同时具有较强的基础理论知识、实践动手能力及创新能力的实用型技术人才,以适应市场经济和社会发展的客观要求。对护理专业人才培养而言,应具备临床、社区、健康保健等方面的护理专业核心能力,注重护理实践能力、协调能力、应急能力、健康教育与预防保健能力、自我控制能力、沟通交流能力、科研能力、管理能力等,同时在知识结构上除了应具备护理、医学基础知识外,还强调具备社会人文知识等。因此,我们的课程建设应该与这样的培养目标贴近,适应这样的培养目标,才能达到我们的课程改革目的。在今后"正常人体学"课程体系建设中,我们要具体落实并做到以下几点:

(1)完善师资队伍建设。任何改革的关键在于人才,因此我们要组建思想解放、善于接受新生事物、具有创新思维和想象力、积极挑战的跨学科的师资队伍。既然,我们来自各自传统的学科包括解剖学、组织胚胎学、生物化学和生理学,那么首先要逾越的坎就是克服原有传统学科的框框,淡化学科界限,一切从"正常人体学"全局考虑问题,不能将改革思维停留在原有小的传统学科框架内,这样才能真正把"正常人体学"视作完整独立的一门课程,这也是我们课程体系成功的关键第一步。

(2)建设适合本课程的教材。"正常人体学"作为一门课程,必须建设适合的教材,这也是课程建设成功的关键步骤之一。目前,我们还在使用十年前编写的"正常人体学"教科书,旧版本在科学内容和4门传统学科间跨学科融合等方面还存很多改进的空间,因此急需编写新版本的教科书。我们目前正在有条不紊地正在进行着这项工作。

(3)引用多种教学方式。在传统的四年制非临床医学相关专业本科教育中,各门课程在有限的教学时数内完成传统的课堂教学,很少顾及引入各种新的教学方式。尽管,与八年制、五年制临床医学相比,四年制非临床医学相关专业本科教育的培养目标和专业特征有着很多差异,但培养学生自主学习、终生学习能力以及创新能力的目标是一致的。因此,今后的"正常人体学"教学中培养和鼓励教师们引入 TBL、翻转课堂、PBL 和 RBL 等多种教学方式,在过去的教学实践中我们已经尝试过类似翻转课堂的模式,得到了良好的效果。

(4) 教学网络平台建设。网络教学平台是非常重要的教学平台,对学生自主学习、终生学习以及创新能力的培养起着非常重要的作用。经过一个学期的"正常人体学"课程建设,我们已经初步搭建了网络教学的基本框架,但需要添加很多内容进一步完善,例如,各种针对难点和重点的教学微视频、精品课以及 MOC 等,这些也是下一步我们要做的重要工作之一。

(5) 不断改进学生成绩评价体系。学生成绩评价体系是非常重要的教学环节,有了正确而可操作性的评价体系,有助于准确和全面地评价一个学生的学习能力。过去传统的课程体系中,每门课程主要以单纯期末考试成绩决定这一门课程的最终成绩,具有诸多的不确定性和片面性。在今后的评价体系中,首先我们把传统的解剖学、组织胚胎学、生物化学和生理学纳入以"正常人体学"的整体评价体系。我们采用平时成绩如课堂提问、各种教学方式中学生表现,如 TBL、翻转课堂、PBL 和 RBL 等教学中表现、平时小测验以及期末考试成绩等,多方面综合考核学生的学习能力,尽量避免片面性和偶然性。

(6) 积极开展教学研究。教学研究是提高教师的素质和教学质量的重要环节。鼓励教学团队的广大教师积极参加教学研究,有利于在本课程建设中容易达成共识和思想统一,更好地开展课程体系改革。目前,我们团队已经立项了三项学校的教研项目,今后鼓励更多的教师参与其中,不断提高教师的基本素质和教学水平。

5 结语

我们教学团队对四年制非临床医学相关专业本科教育,进行了短暂的"正常人体学"课程建设的尝试。我们明显地体会到,"正常人体学"课程完全符合我校建立"以器官系统为主线,淡化学科,融形态和功能、基础与临床、医学与人文一体"的系统整合课程体系总体理念。"正常人体学"可以淡化传统的解剖学、组织胚胎学、生物化学与生理学这 4 门学科界限,可以有机融合器官系统结构与功能、细胞的化学组成与细胞代谢以及信号转导、细胞的形态结构与细胞的生理功能等,能够成为四年制非临床医学相关专业本科生了解正常人体的一门精品课程。我们有信心把"正常人体学"课程打造成可复制、可推广普及的精品课程。

参考文献

［1］ 医学发展高峰论坛北京共识［J］. 医学与哲学(临床决策论坛版),2010,31(1)：6－7.

［2］ 崔颖. 高校课程体系的构建研究［J］. 高教探索,2009(3)：88－89.

［3］ 张艳荣. 20 世纪后半叶美国高等医学教育改革历程［J］. 中华医史杂志,2006,36(1)：33－37.

［4］ 乔敏,郭立,贺加. 国外医学课程改革的发展趋势及特点［J］. 医学教育,2001,(6)：19－22.

疾病学基础整合课程的建设与思考

王兆军,吴健桦,王　颖,王　昊,吴琛耘

(上海交通大学医学院疾病学基础教学团队,上海,200025)

[摘　要]　疾病学基础是针对护理学、医学检验、营养学等医学相关专业学生开设的一门基础医学整合式课程。课程涵盖了病原生物学、病理学、病理生理学、免疫学、遗传学和药理学等多个学科,是基础医学的一个重要组成部分。本文分析了目前国内外疾病学基础课程的实施现状,并依据四年制理学生的培养目标,提出了疾病学基础课程的教学内容、课程定位和目标,并对课程结构的调整、教学内容的重组、大纲与教材的编写、课程建设与改革等方面进行了探讨。

[关键词]　疾病学基础;整合式课程;课程建设

"疾病学基础"是针对护理学、医学检验、营养学等医学相关专业学生的一门基础医学整合式课程,其培养对象是四年制非临床专业理学生。与临床医学专业相比,非临床医学专业具有学制较短、基础医学课时较少等特点。如上海交通大学医学院五年制临床医学专业基础医学课总学时为 1 051 学时,而四年制护理学、医学检验与营养学专业的医学基础课分别为 472 学时、623 学时和 558 学时,仅为临床医学专业的 1/2 左右。建立高效、合理的整合式课程,满足专业需求,帮助非临床专业学生在有限的学时中掌握医学基础知识,将直接关系到学生后期专业课程的学习及临床相关工作。

与现有临床医学专业的学习多采用以器官系统为切入点的纵向整合式课程不

基金项目:上海高校示范性全英语教学课程建设项目;上海交通大学医学院课程建设项目资助。

作者简介:王兆军(1973—),女,教授,博士;电子邮箱: zjwang@sjtu.edu.cn。

通信作者:吴健桦,电子邮箱: wjh2008@sjtu.edu.cn。

同,"疾病学基础"课程为横向整合课程,其整合了疾病发生、发展、诊断与防治等的基础理论、基本知识与基本技能,重整了疾病学的相关知识构架。"疾病学基础"课程的开设与实施对于学生从整体水平上掌握疾病学知识更加贴切,对有效地建立符合专业需求的疾病学基础知识体系具有重要意义[1]。

1　课程内容、定位及目标

"疾病学基础"课程涵盖了传统的病原生物学、病理学、病理生理学、免疫学、遗传学和药理学等多个学科领域,是一门多学科交叉的整合式课程。课程介绍疾病发生的诱因,疾病发生时分子、细胞、组织、器官和系统形态和功能的变化及其发生发展规律,以及疾病预防与治疗的基本原则与方法。人体的结构和功能极其复杂,人体疾病发生时的改变也千变万化。"疾病学基础"将帮助同学从不同层面学习和研究人体在疾病状态时的各种变化,即从分子、细胞水平学习细胞结构的变化,细胞内各物质的物理和化学过程的改变;从器官、系统的水平学习它们的病理、生理的变化及其对整体的作用;从整体水平学习人体各系统的相互关系及人体与环境或病原体之间的相互作用。

作为基础医学的一个重要组成部分,"疾病学基础"课程与其他基础医学学科和临床相关专业学科联系极广。学习"疾病学基础"的目标是使学生理解和掌握人体疾病发生的原因,从致病机制到引起机体病理改变的过程,以及疾病的防治原则。本课程将为护理、检验或营养等医学相关专业学生下一阶段专业课的学习与实践打下基础。

2　课程现状

近年来,随着现代医学教育模式的改革,我国的医学教育正从传统的"以学科为主"的教学模式向系统整合为基础的课程体系转变。"疾病学基础"作为一门新型的整合式课程,目前也在国内多个医学院校的本科教学中得以实践。如广东医学院针对医学信息管理、生物医学工程、公共事业管理等医学相关专业设置了"疾病学基础"课程,课程40学时,内容整合了传统的病理学与病理生理学学科内容。上海中医药大学为护理、营养、针推、康复等专业开设的"疾病学基础"课程分为"疾病学基础"(一)与"疾病学基础"(二)两个部分。前者63学时、4.5学分,涵盖了免疫学与病原生物学的内容；后者 77 学时，5.5 学分，包括了遗传学与病理学内容。上海交通大学医学院自 2008 年起在护理学专业中首先开展了《疾病学基础》教学，课程 11 学分，189 学时，其中理论 164 学时，实验 25 学时。内容涉及病原生物学、病理学、病理生理学、免疫学和医学遗传学等多个学科领域，课程虽尚未涵盖疾病治疗（药理学）内容，但把有关疾病发生发展的多学科知识都整合了起来，与国内其他本科院校的"疾病学基础"课程相比较，其内容较为全面与完整。国外医学院中虽少有"疾病学基础"这一课程名称，但打破学科界线、以整合课程的形式介绍疾病学的基础知识早在 20 世纪 90 年代就已在欧美等院校中实施[2]。如美国宾夕法尼亚大学医学院四年制营养学专业的 2000 年的课程设置中，疾病基础知识的教学主要涵盖于其第一学年的两门整合式课程"Core Principles"（医学核心原理）与"Integrative Systems and Disease"（整合的系统与疾病）之中。

3　课程思考与展望

3.1　围绕专业核心能力进行课程定位，调整课程结构

"疾病学基础"课程是针对护理、检验或营养专业等医学相关专业的一门专业基础课程。课程旨在让学生掌握疾病学的基础知识，为培养卓越的护师、检验师与营养师等医学相关人才打下基础。为使学生高效、系统地建立疾病学相关的知识体系，我校现有的"疾病学基础"课程已对传统的病原、免疫、遗传、病理、病生等学科进行了整合。但现有的课程尚处于整合的初级阶段，所含学科之间存在壁垒，学科之间的拼接现象明显，相关知识点之间并未很好融合。为进一步完善课程，我们将调整课程的结构，淡化学科意识，按疾病发生、发展的顺序来设置课程内容，进行多学科知识的融合。新的"疾病学基础"课程将打破原有的学科界线，根据疾病发生、发展的顺序，从疾病发生的原因、疾病的机制、疾病的表型以及疾病的防治 4 个方面介绍疾病学的基本知识，力求做到课程内容不重复、有条有理、有前后的逻辑关系，以利于学生全面系统掌握疾病发生、发展的完整过程，为以后专业课的学习打下基础。疾病学基础课程结构及与传统学科的关系如图 1 所示。

此外，课程体系设置将以培养专业能力为目标，既让学生学习基础的理论知识，又注重其能力培养。在教学安排中为学生提供运用知识的机会，让学生在实际运用中逐渐形成良好的思维能力与专业综合素质。如通过增加临床实践或科研实践等活动，使学生在实践中了解疾病的病症、诊断、护理、检验等措施，促进学生的

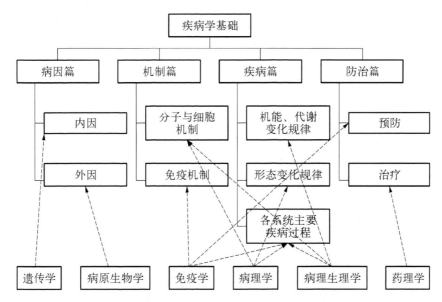

图1　疾病学基础课程结构及与传统学科的关系

专业认识,并培养学生分析问题与解决问题的能力。

3.2　以岗位需求为目标修订教学大纲,重组教学内容

护理、检验或营养等医学相关专业旨在培养卓越的护师、检验师与营养师,培养对象是四年制理学生,较之于五年制临床医学专业,其学制短,用于专业基础知识学习时间少,且理学生与医学生学生知识背景也有较大差异。为使学生在有限的课时中掌握相关专业所需的疾病学基础知识,我们将根据护理、检验与营养各自专业的特点,调整教学目标、修订教学大纲、优化教学内容。教学目标设定力求科学合理,既满足社会对护理、检验和营养专业人才的需求,又符合学生的认知特点。教学大纲的修订与教学内容的选择力求适量、有针对性,避免知识重复和交叉。如在疾病诱因的教学中,对护理专业学生学习强调医院内感染,营养专业学生以食源性感染为重点,而检验专业则更为关注病原体的实验室诊断环节。

3.3　采用多种教学方法,激发学生学习兴趣

传统的教学模式以教师为中心,以课堂讲授式教学为主。为激发学生的兴趣、更好地达到课程目标,"疾病学基础"课程在教学实施过程中将建立以学生为主体的教学体系。根据相关教学内容的不同特点选择性地使用不同的教学方法,将传

统的讲授式教学与现代案例式教学、问题式教学、多媒体教学方式有机结合。如基础理论学习时以课堂讲授式为主,而在疾病发生发展过程的教学则引入案例式教学与问题式教学方式,通过组织学生小组讨论来激发学生学习主动性,锻炼学生思考问题、分析问题、解决问题的能力。

微课程、微视频、大型开放式网络课程(massive open online course,MOOC)、小规模限制性在线课程(small private online course,SPOC)等依托网络的教学模式,正被广泛引入本科医学教育之中。在疾病学基础课程建设中,制作微课程、微视频、建设 MOOC 课程或 SPOC 课程也是必不可少的一个重要环节。与传统的课堂教学相比,依托网络的教学具有多种优势。首先,微课程、微视频、MOOC 等教学模式中使用了大量的多媒体技术,动画、视频等的引入能向学生生动形象地展示原本枯燥、抽象的理论,有助于学生的理解,激发学生的学习兴趣。其次,依托网络的教学模式可涵盖更多的信息量。随着教学改革的深入,课堂教学时数日渐压缩,网络教学不受时间与地点的约束,为学生提供更广阔的学习资源,促进其拓展、深入学习。

3.4　改进评价体系,促进学生综合素质的提高

以往的课程结构中,考试是评价学生知识掌握情况的主要手段。这一评价方式虽然比较客观、容易操作,但往往会导致学生为考试而学,过于注重考试结果,而忽视学习过程与能力的培养。疾病学基础课程将采用多样化的评价方式,在评价体系中增加过程性评价与阶段性评价。这一方面能促进学生平时的学习,另一方面也能帮助教师及时发现学生在学习过程中存在的问题,及时调整教学内容与方式,帮助学生的学习。课程的评价体系中也将注重评价的全面性,既要评价学生理论知识的掌握情况,又要评价学生的实际动力能力;既要注重学生的学习结果、又要关注学生学习能力的提升和学习方法的养成;多元化的评价体系将引导学生向能力培养方向发展,促进学生综合素质的提高。

4　结语

上海交通大学医学院旨在培养卓越医学人才。"疾病学基础"课程作为基础医学的重要组成部分,将服务于护理学、医学检验、营养学等医学相关专业,关注各专业的特点,重视学生知识、技能与素质的培养。通过不断改善课程体系、调整教学

内容、优化教学资源，为培养卓越的护师、检验师、营养师等医学相关人才打下坚实的基础。

参考文献

［1］ Finnerty E，Chauvin S，Bonaminio G，et al. Flexner Revisited：The role and value of thebasic sciences in medical education［J］. Academic Medicine2010，85(2)：349—355.

［2］ Maizes V， Schneider C， Bell I， et al. Integrative Medical Education：Developmentandimplementation of a comprehensive curriculum at theUniversity of Arizona ［J］. Academic Medicine 2002，77(9)：851—860.

医用有机化学理论课教学探索

刘坚华，杨若林

（上海交通大学医学院化学教研室，上海，200025）

[摘　要]　**目的**：探索医用有机化学理论课教学改革的方向。**方法**：通过问卷调查了解上海交通大学医学院 2013 级临床医学八年制、口腔医学七年制学生对医用有机化学参考教材、课程内容和课程设置的评价。**结果**：学生对参考教材、讨论课课时数、期评成绩占比、教师提供的习题题量等满意度较高，对教学内容、随堂测试次数、习题难度等感觉偏多或偏难。**结论**：需要进一步调整教学内容，增加与医学相关内容的教学，进一步优化平时成绩计算方式等改进措施。

[关键词]　医学有机化学；问卷调查

　　有机化学是现代科学的重要分支，主要研究有机化合物的结构、性质、鉴定及制备方法。作为基础学科，有机化学也是生物化学、化学生物学、药物化学及其他相关学科的重要基石之一。医用有机化学以传统有机化学知识框架为主体，补充生命科学相关的脂、氨基酸、蛋白质、核酸及生物活性物质的知识。该课程面向医学院一年级学生，通常在第一学年第二学期开设，包含理论课和实验课。医用有机化学课程内容较多，在学习过程中需要将理解和记忆相结合，并通过习题来巩固所学知识，该课程对于一年级新生而言具有一定难度。为帮助学生更好地学习本课程，自 2010 年起上海交通大学医学院对临床医学八年制和口腔医学七年制这两个

作者简介：刘坚华(1979—)，男，副研究员，博士；电子邮箱：jianhualiu7912@gmail.com。
通信作者：杨若林，电子邮箱：yangruolin@sjtu.edu.cn。

长学制班级的医用有机化学理论教学进行了一些改革,首先在期评成绩中逐步降低期末考试所占比例至 50%,同时增加了随堂测试的次数及成绩占比;其次,为学生编写了与课程内容紧密相关的习题,便于学生课后复习;另外在理论课中安排2 次开放式讨论,通过一些有一定难度且与生活相关的有机化学题目让学生灵活运用所学知识并增加学习兴趣。

最初的随堂测试采用开卷形式,不提前通知,临床八年制学生的平均不及格率为 24%,而口腔七年制学生的平均不及格率高达 43%。根据反馈由于是开卷测试,学生们认为不需要提前复习,但在实际测试时却无法及时在书本或笔记中找到相关内容。本着测试是为了敦促学生学习的指导原则,我们随后将随堂测试方式调整为闭卷,并提前通知。

讨论课最初采用分组形式,每组 5~9 人,负责完成讨论题目中的一题,在讨论课上主讲。这种方式旨在锻炼学生的团队合作能力,但由于讨论课时间少、学生人数多、题目多、题目难度不大,在讲解时一个人可基本完整讲解所负责的题目,同组其他成员参与度较低。此外,学生在讨论课上的专注度不高,对不是自己负责的题目不能认真倾听,导致实际效果较差。我们曾在期末试卷中测试过讨论课中的题目,正确率仅有 25%。因此我们最终将讨论课调整为不分组、随机抽取学生讲解的模式。这种方式虽然降低了学生间的合作度,但提升了个体参与度,能更有效地完成教学目标。

在随堂测试及讨论课形式最终确定、期末成绩占比固定后我们对学生进行了问卷调查,希望了解学生对现有教学内容和课程设置的看法,为进一步探索医用有机化学课程的改革提供思路。

1　对象与方法

1.1　调查对象

上海交通大学医学院 2013 级临床医学八年制、口腔医学七年制学生。

1.2　调查方法

在 2014 年春季学期医用有机化学理论课教学结束前发放不记名调查问卷,调查学生对教材、教学内容及课程设置的评价。临床八年制学生发放调查问卷 98份,口腔七年制学生发放调查问卷 32 份,两个专业的问卷有效回收率均为 100%。

2　结果

2.1　学生对教材满意度调查结果

目前上海交通大学医学院临床八年制和口腔七年制的医用有机化学课程使用人民卫生出版社第 8 版《有机化学》作为参考教材。调查结果表明学生对该教材认可度较高(见表1),评估级别为较好以上的超过 80%。但大部分学生(超过 60%)均未使用过教材配套的电子材料,学生更愿意通过纸版教材来学习。对于英文原版教材,近半数学生表示不能接受。

表 1　学生对教材满意度的调查结果

评 估 指 标		临床八年制/%	口腔七年制/%
教材易于理解、掌握	好	24	38
	较好	47	55
	一般	26	7
	差	3	0
教材配套网站	好	20	7
	一般	15	17
	差	0	0
	没看过	65	76
是否能够接受使用英文原版教材	能	44	17
	不能	43	53
	无所谓	13	30

2.2　学生对教学内容满意度调查结果

在对教学内容的调查中有一半以上的学生认为内容多或太多(见表2)。与教材内容相比,课程的教学内容已删减了两个章节,而学生仍感觉内容较多。这一方面是由于有机化学在客观上是一门内容丰富的课程;另一方面刚从高中进入大学的学生还较难适应大学中课程内容繁重的现实。对于教学中要求掌握的专业英语,70%以上的学生觉得合适。而关于医用有机化学课程对未来职业的作用有一半以上的学生认为有用,有 1/3 左右的学生表示不知道,这提示教师在授课过程中应更多介绍有机化学与医学的相关性,提高学生学习本课程的积极性。在对授课内容感兴趣部分的调查中,临床八年制与口腔七年制学生略有不同。该调查项目为多选项,两个专业的学生最感兴趣的前3位都是药物相关、生活相关,与制备排序不同。临床八年制学生感兴趣排名第4的是结构鉴定,而口腔七年制是反应机理。学生对药物相关和生活相关内容较感兴趣,这与我们的预测相同,但很令人意外的是有一半以上学生对化合物的制备感兴趣,还有近半数学生对结构鉴定与反应机理有兴趣。这可能是由于习题中涉及较多制备和鉴定内容。而学生对反应机理的兴趣反映了他们探究"为什么"的渴望。两个专业的学生最不感兴趣的内容均为物理性质和化合物命名,可能是由于这两部分内容较为枯燥、单调。

表 2　学生对教学内容满意度调查结果

评　估　指　标		临床八年制/%	口腔七年制/%
教学内容	太多	16	7
	多	42	53
	合适	40	40
	少	2	0
教学中专业英语部分	多	19	7
	合适	70	77
	少	9	16
	无所谓	2	0
你认为有机化学的授课内容对未来的职业生涯	有用	52	63
	没用	18	3
	不知道	30	34
你最感兴趣的授课内容（排名前四）	药物相关	45	50
	生活相关	60	50
	制备	55	67
	结构鉴定	43	40
	反应机理	33	43
讨论课题目难度	难	11	15
	较难	52	38
	一般	36	47
	容易	1	0

　　讨论课题目临床八年制较口腔七年制稍难,但两个专业的讨论题均可以通过课堂教学引申和网络查询来解答。调查结果表明临床八年制学生有 60% 以上、口腔七年制学生有 50% 以上觉得题目较难或难,说明学生运用学到的知识解决问题的能力需要进一步培养和提高。

2.3　学生对课程设置满意度调查结果

　　在对课程设置的调查中,70% 以上的学生对目前一学期 2 次讨论课的设置表示满意(表 3)。对于随堂测试次数,临床八年制有超过半数的学生表示过多,口腔七年制有接近一半的学生有同感。而对于测试的难度,临床八年制有接近一半的学生感觉难度一般,一半以上的学生感觉难或较难。临床八年制学生随堂测试的平均不及格率为 13%,期末测试卷面不及格率为 11%,略低于随堂测试的不及格率。口腔七年制学生感觉随堂测试难度一般的超过 70%,仅有不到 30% 的学生感觉难或较难。该专业学生随堂测试的平均不及格率为 12%,与临床八年制相似,而期末测试卷面不及格率为 16%,高于临床八年制。对于教师提供的课外习题,超过 74% 的学生感觉习题量合适,但是有一半(临床八年制)或一半以上(口腔七年制)的学生感觉难度较大。对于目前期末考试成绩在期评成绩中所占的比例大部分学生(>75%)都觉得合适。

表 3　学生对课程设置满意度调查结果

评　估　指　标		临床八年制/%	口腔七年制/%
讨论课课时数	多	4	0
	合适	77	74
	少	16	19
	无所谓	3	7
随堂测试次数	多	57	47
	合适	37	50
	少	3	0
	无所谓	3	3
随堂测试难度	难	22	3
	较难	33	20
	一般	45	74
	容易	0	3

续　表

评　估　指　标		临床八年制/%	口腔七年制/%
教师提供的习题量	太多	5	3
	多	5	13
	合适	77	74
	少	13	10
教师提供的习题难度	难	8	10
	较难	42	50
	一般	49	40
	容易	1	0
期末考试成绩占期评成绩比例(目前为50%)	高	2	17
	合适	88	77
	低	7	6
	无所谓	3	0

3　讨论

由于我国对医学生的培养方式与欧美等国不同,在课程设置上也有所差异。北美的医学院校主要招收已完成大学教育的预科生或毕业生,所有申请医学院的学生均需要通过统一的 MCAT(the medical college admission test)考试,其中包括物理、化学、生物学部分,因此在医学院中不再设置公共基础课程[1]。英国的医学院校与我国类似,主要招收高中毕业生。有意学习医学的中学生在高中最后一学期必须学习包括化学的两门理科和一门文科,毕业考试中这三门课程必须有两门达到 A,一门不低于 B。其医学院以实践教育为主,基本不设置公共基础课程[2,3]。因此我国医学院校中的医用有机化学课程与北美及英国的医学院校均无可比性。法国、德国的医学院校与英国相同,也招收高中毕业生。课程设置与中国类似,包括基础课程、临床课程及临床实习。在基础课程部分也开设物理学、化学等理科基础课程[3,4]。但因法国和德国不是英语授课国家,其化学教材的内容、难度及试题情况较难了解。

相比于国内的一般理科专业,我国医学院校的理科基础课程如有机化学等的课时数普遍较低,这使得课程内容与传统有机化学相比大幅度减少,也使得学生仅通过课堂学习不具备通过 MACT 测试的可能性。目前我们在医用有机化学教学中已删除了传统有机化学中的人名反应、反应机理推导、重排反应、金属有机等内容,仅保留了各类有机化合物最基本的化学性质和波谱学部分。即便如此,仍有一半以上的学生感到内容多或太多。关于医用有机化学教学内容的改革,多所院校的老师都曾经做过尝试[5-7]。日后我们将尝试在不改变现有课时数的情况下继续删减一部分医学相关度较低的内容,将化合物基本化学性质的内容讲解得更深入透彻,培养学生看到结构即能推测出化学性质的能力。根据问卷调查,学生最感兴趣的内容是药物和生活相关,这部分内容大多属于认知性知识,不需要教师详细讲解。因此我们将尝试为学生提供一部分不纳入期末测试,与生活、药物相关的内容供学生自学。

学生对期末考试成绩占期评成绩 50% 的比例满意度较高,但对目前每学期进行 6 次随堂测试有半数学生感觉太多。进行随堂测试的初衷是希望敦促学生及时复习,养成良好的学习习惯。由于随堂测试的成绩会直接计入期评成绩(即随堂测试的 1 分为期评成绩的 1 分),学生可能感觉压力较大。日后我们将适度减少随堂测试频率,增加单次测试的题量,进而减少每题得分在期评成绩中的比例,减轻学生的压力。同时将增加作业、报告等内容,继续敦促学生及时学习。

目前教师提供的习题题量为《有机化学》第 8 版配套习题《有机化学学习指导与习题集》的一半左右,学生接受度较高,但有半数或以上学生感觉难度较大。在后期的课程改革中我们将对习题难度进行区分,标注其中难度较大的题目,说明仅供有兴趣的学生练习,其内容不纳入考试范畴。这样将使普通学生不感到习题过难,也能满足部分学生希望深入探究的愿望。

目前仅有半数学生认可医用有机化学课程对其职业生涯的作用,说明在教学中需要继续改进课程内容,加强其与医学的联系,提高学生对本课程的认可度。

参考文献

[1] Cassie J M, Armbruster J S, Bowmer M I, et al. Accreditation of postgraduate medical education in the United States and Canada: a comparison of two systems[J]. Med Edu, 1999, 33(7): 493 - 498.

[2] 付有龙, 王丽. 中英高等医学教育比较及启示[J]. 医学与哲学, 2011, 28(10): 68 - 70.

[3] 黄睿彦. 欧洲体系医学人才培养模式比较研究——以英法德为例[J]. 医学与哲学, 2011, 32(23): 15 - 20.

[4] 杨玉成, 陈璐, 柯霞, 等. 中德高等医学教育课程设置与学位授予的比较[J]. 中华医学教

育探索杂志,2015,14(6)：549-552.

[5]　王丽娟,靳菊情,唐玉海.建设《医用有机化学》校级精品课程的探索与实践——科研与教学互动[J].西北医学教育,2013,21(5)：946-948.

[6]　梁俊,邓健,罗虹,等.医用有机化学理论教学改革的探索与实践[J].基础医学教育,2014,16(6)：437-439.

[7]　秦向阳,刘建强,吴尧平,等.关于医用有机化学绪论课教学的思考[J].中国高等医学教育,2014,(6)：50-52.

病原生物学实验课程改革与探索

赵　蔚[1]，杨　杨[1]，张灼阳[1]，吴健桦[2]，肖家祁[1]，徐大刚[1]，郭晓奎[1]

(1. 上海交通大学医学院实验教学中心病原生物学教学实验室,上海,200025;

2. 上海交通大学基础医学院免疫与微生物学系,上海,200025)

[摘　要]　分析目前国内外病原生物学实验课开设现状。根据自身特点,从实验内容、实验教材体系建设、实验课监控与考评、实验课形式及教学管理等各方面进行了病原生物学实验教学的改革。期待通过更新实验内容,增加虚拟实验内容及采用实时评价体系予以完善和提高。

[关键词]　病原生物学实验;改革;完善;提高

实践是医学的基石,实验教学在医学教育中有其不可取代的作用,先进的实验教学不仅可以加深学生对理论知识的认识和理解,也能培养学生的实际动手能力,更重要的是使学生养成科学、严谨、创新的思维习惯,提高发现问题、解决问题的能力。要实现 21 世纪高等医学教育从应试教育向素质教育转变,注重培养学生实践能力和创新思维的实验课程改革必不可少[1]。随着上海交通大学医学院在八年制临床医学教育中整合式教学的全面展开,学校构建了包括病原、形态、功能、细胞分子生物、化学和解剖 6 个平台的实验教学中心,病原生物学教学实验平台承担病原生物学实验课程的教学,积极进行了实验教学改革和探索。

基金项目:上海市高校实验技术队伍建设(2013—2014);上海交通大学医学院精品课程建设(2011—2014)。

作者简介:赵蔚(1973—),女,博士,高级实验师;电子信箱: zhaowei_sjtu@sjtu. edu. cn。

通信作者:郭晓奎,电子信箱: xkguo@shsmu. edu. cn。

1　国内外课程开设现状

病原生物学实验是由原医学微生物学实验与人体寄生虫学实验整合而成,在病原生物学教学中占据举足轻重的地位[2]。目前国内外医学院校对其都很重视,相关课程设置情况如下。在国内一流医学院校中,该课程一般在大学二年级开设,其课时数从 30～50 节,授课内容中一般验证性实验比例逐渐下降,而综合性、设计性实验比例上升,各校都以创新性实验或第二课堂等形式开展拓展性、设计性实验。在北美一流医学院校中[3],由于各校课程体系不太一样,有些安排在第一学年,有些则是第二学年,其教学内容和学时数有很大区别。如加州大学欧文分校实验课 16 学时,其中 2 学时是讨论课,而渥太华大学医学院实验课只有 8 学时,其中 2 学时是讨论课。还有一个比较极端的例子就是位于美国新奥尔良的杜兰大学医学院,除 3 学时的实验操作外,其余实验均以虚拟实验形式在网络上进行,但最后要通过考核。其授课内容均不包括寄生虫学相关内容。这主要因为两方面的原因,第一,北美医学院学生均为生物等相关专业本科毕业后再进入医学院学习,绝大多数学生都掌握扎实的普通微生物实验技能。笔者曾在国外医学院旁听医学微生物学课程,授课教师询问同学们有无微生物学背景,约 150 人的班级仅有不到 10 人未修过微生物学课程。这样他们的实验课不用从简单染色、接种开始,直接进行医学相关实验如药敏试验、细菌鉴定等就可以了。另一个方面原因就在于北美处于全球经济最发达地区,其寄生虫病发病率很低,故均未开设寄生虫学相关实验内容。

2　改革措施

我们根据学校及学生自身特点,从实验内容、实验教材体系建设、实验课监控与考评、实验课形式及教学管理等各方面进行了病原生物学实验教学的改革。

2.1　实验内容

目前我们的实验课教学采用三段式实验教学模式,通过基础性验证性实验、综合性设计性实验和开放性探究性实验 3 个阶段的实验教学,分别培养学生的基本动手操作能力、联系临床实践的能力以及创新能力。

通过对原寄生虫学和微生物学实验教学内容进行梳理,减少重复讲解内容,比如两者的主要实验材料都是病原体,遵守实验室规则,养成良好的操作习惯,保持实验室生物安全是两个实验课教学的重要内容。再比如显微镜是重要的仪器设备,油镜的使用在细菌和原虫的观察中都非常重要,还有姬姆萨染色方法、ELISA等实验技术,在课程规划时都得到很好的整合,绝对不出现重复内容,提高课程设置的效率。

减少单纯观察验证性实验内容,将其与基本技能性实验有机地结合,尽量在综合性实验中得以体现[4]。比如,我们把病原性球菌形态特点、细菌平板划线技术、细菌的接种与培养、抗链球菌溶素"O"试验、药敏试验等设计为病原性球菌的检测与鉴定的综合试验,不仅使同学们掌握了相关的知识和实验技能,而且让学生详细了解实验室鉴定的基本程序和诊断化脓性球菌感染的实验方法。类似的综合性实验还包括胃肠道病原体的检测与鉴定、流感病毒的检测与鉴定等。这样的教学安排使得病原体的形态特征、培养方法与培养特性、生化诊断技术与免疫学诊断技术结合在一起,使临床专业学生建立起病原体的感染与实验室诊断的系统性概念,熟悉检验室鉴定流程,为从事临床医学实践工作奠定基础。

开放性实验则针对八年制、"四＋四"、七年制及学有余力的五年制学生,由老师提出实验的思路,或由学生自己提出其研究方向,然后学生查阅文献,提出实验方案,通过老师审核后进行开展实验,并在实验过程中不断优化实验方法,得出实验结论并总结成文。相关研究项目,"问号钩体趋化相关基因特征分析""不同存储方法对鼠肉内旋毛虫幼虫感染性的影响""鲍曼不动杆菌基因分型与耐药性分析""中草药苍术提取物抑菌及空气消毒效果的研究""幽门螺杆菌耐药性研究""公共交通工具细菌污染情况监测"等均顺利开展与实施,有些研究论文已在相关学术刊物发表。

2.2 实验教材体系

注重教材体系建设,实验课所用教材《病原生物学实验教程》于 2012 年由人民卫生出版社出版,涵盖医学微生物学实验与人体寄生虫学实验的内容,该书编写坚持三基(基础理论、基本知识和基本技能)、五性(思想性、科学性、启发性、先进性和实用性)和三特定(特定对象、特定要求和特定限制)的原则。由基础验证篇、综合设计篇及自主探究篇三大部分组成,综合设计篇及自主探究篇,注重微生物学实验和寄生虫学实验的融合。同时针对不同专业编写相应教学大纲、预习报告、实验指导以及实验报告等,以满足不同专业学生的培养需要。

2.3　实验课监控及考评

实验教学重点还是在于"学",为更全面客观地评价学生学习成果,合理地给出实验成绩,实验课程的成绩评定采用过程考核和终端考核相结合的形式,在实验课程的整个学习阶段进行全程监控。每次实验课前的预习报告、实验课堂上的实验操作及回答问题、每次实验后的实验报告以及实验课结束后的实验操作考核都与学生的最终成绩相关,所占比例为:预习报告20%,实验报告20%,课堂情况20%,操作考试40%。全程性地考核评价有助于学生养成良好的学习习惯、熟练的操作技能以及活跃的思维和创新能力。

2.4　实验课形式

注重计算机网络及虚拟实验技术的运用,将常规的实验课堂扩展和延伸。

我们在校精品课程平台上建立了"病原生物学实验"课程网站,从教学要求、教学大纲、上课课件、上课视频、相关实验操作录像以及保藏的大量珍贵的标本的数码图片,包括细菌、真菌、虫卵、幼虫、成虫、中间宿主、病理标本等各个方面。无论何时何地,只要有电脑和网络,就是一个病原生物学教学课堂。

开发了"细菌的形态学检查"和"医学寄生虫学实验诊断"两个虚拟教学软件,也放在实验中心网络平台上,供学生操作。细菌形态学检查软件几乎包括了所有细菌学染色方法,由革兰染色法、抗酸染色法、芽孢染色法、荚膜染色法等13项小实验组成,包括标本制备、染色、显微镜观察等各个操作阶段,通过实验视频、演示实验、实验操作等多种形式加深学生对知识的理解与掌握。最终设有考核环节,除以选择题形式进行的知识点理论考核外,还有操作考核,学生模拟完成从取样、制片、染色到观察判断等各个环节,并根据学生操作情况对学生学习情况进行评价。医学寄生虫学实验诊断则主要建立四大模块:粪便检查、血液检查、免疫学检查和动物模型。每个项目主要元素包括实验目的、实验原理、实验操作视频、实验动画、注意事项、应用范围和思考题,并对每个实验的操作步骤和思考题设计了评分体系。整个实验操作过程不受时间、实验室技术条件以及实验室生物安全条件的限制,并且整个实验过程以虚拟实验室的方式生动、形象地展示在学生面前,激起了学生的学习兴趣,加深了学生对实验的了解。

2.5　教学管理

合适的人才培养制度和严格教学管理制度和是实验课程保质保量运行的关键。一个合格的实验老师应教给学生们严谨的实验态度、正确的操作技能以及科学的思维方式。对于新教师都应该经历听课、试讲、考评等一系列过程才能走上讲台,教学水平其实有一个逐步积累、逐步提高的过程,可以通过建立完善的听课和集体备课制度,鼓励他们参加实验准备及预实验,以缩短这一过程,迅速成长为优秀的实验课教师[5]。管理措施主要包括以下几个方面:① 病原生物学实验中不可避免会接触到一些有害的病原体,存在很大的生物安全隐患。必须从实验室建设、实验基本操作、菌种的保存、废弃物的处理、突发事故的应急预案、有毒化学品的保管和储存等各方面建立严格的管理制度并严格遵照执行,否则可能会造成严重后果。② 建立集体备课和预实验制度,授课教师轮流负责集体备课是统一教学内容、提高教学能力最快速的手段。预实验是进行病原生物学实验至关重要的一步,关系到实验结果准确与否,具有非常重要的意义。学生的实验结果与我们提供实验材料密切相关,但细菌容易变异而且容易污染,血清效价也可能逐步减低的,由于感染量以及动物自身原因,每批感染动物最佳实验日期也不完全相同,预实验制度是非常必要的。③ 通过值班备班制度,杜绝教学事故发生。

3　完善措施

病原生物学实验课程虽然经过几年的建设已经取得良好的教学效果,但可以在下面几个方面努力以期进一步完善和提高。

3.1　开发新的实验项目

作为病原生物学实验课程,应密切联系临床实际,加强综合设计性实验比例,结合临床病例,根据病原生物学知识设计的一些实践性实验,使学生更好地将所学的知识和临床实际相结合,旨在提高学生的分析问题和解决问题的能力。另外生命科学发展日新月异,大量新的实验技术和手段用于临床病原体检测和诊断,如基因芯片、基因测序、聚合酶链反应(polymerase chain reaction,PCR)、基质辅助激光解离飞行质谱(matrix-assisted laser desorption/ionization time of flight mass spectrometry,MALDI - TOF - MS)等技术,结合这些技术也可以设计出一些新的实验项目。

3.2　增加完善虚拟实验内容

虚拟实验不受教学时间、教学场地的限制,解决实验教学中局限性,作为传统的实验教学的一项改革和补充,随着平板、智能手机的普及以及校园 wifi 全覆盖,其使用也越来越方便,必将在教学中发挥越来越大的作用。虽然我们的虚拟实验室已经建立起来,相关软件也已推广到山东、江西等地大学使用,但还有很多值得我们开发的内容,比如实验考核软件、肠道致病病原体的检测等。不过以后虚拟教学软件开发可以采用多校联合的形式,另外也可以充分发掘利用互联网上已有的一些虚拟实验资源。

3.3　评价体系

目前,虽然我们运用了学生座谈会、问卷调查的形式对教学形式、内容、授课安排、教师授课效果等进行评价,但次数有限,且一般都是在课程近结束时进行,不能及时对学生要求进行反馈和改进。今后我们将计划能运用网络、微信公众平台等手段迅速及时地与学生进行沟通联系,结合学校正在进行的教学激励计划,更好地完成病原生物学实验课授课任务。

参考文献

［1］　冯艳,徐大刚,郭晓奎.［J］.中国病原学杂志,2008,3(3):238-239.
［2］　赵蔚,张湘燕,郭晓奎.病原生物学教育教学体系的完善［J］.中国病原生物学杂志.2008,3(6):476-477.
［3］　赵蔚,郭晓奎.中美医学院病原生物学教学比较和借鉴［J］.微生物学通报.2008,35(1):120-122.
［4］　肖家祁,赵蔚,杨杨,等.病原生物学实验教学改革的探索［J］.上海交通大学学报(医学版),2008,28(B11),46-48.
［5］　赵蔚,杨杨,肖家祁,等.教、学及实验准备相结合提高医学微生物学实验课教学质量［J］.微生物学杂志,2012,32(6):103-105.

数字化时代的医学形态学
实验教学的探索与思考

陈苏红,范嘉盈,赵伶兹,张　岚,刘幼彦,王金妹,冯京生

（上海交通大学医学院实验教学中心,上海,200025）

[摘　要]　随着数字化的日益普及,医学形态学实验教学面临着诸多的机遇和挑战。本文对传统形态学实验与数字化时代的教学理念与手段进行了比较,同时介绍了自 2007 年成立以来,上海交通大学医学院实验教学中心形态学实验室在实验教学过程中数字化教学手段(如多媒体显微镜数码互动实验室、数字切片等)的应用和探索,并对未来数字化时代医学形态学实验教学提出思考。把握好数字化教学改革的契机,将更好的整合组织胚胎学和病理学实验内容,提高学生逻辑推理、分析和总结问题的能力,改善教学效果。

[关键词]　医学形态学;实验教学;数字化

组织胚胎学与病理学同属医学形态学科,是重要的医学基础课程,两者始终密切关联、彼此渗透、相互推进。因其学科特点,医学形态学的学习重在形态观察,通过大体标本和组织切片观察等手段培养学生理论联系实际的能力,从而达到掌握相关知识的目的。因此,大体实物观察以及借助于光学显微镜和电子显微镜技术观察人体微细结构及其改变,是形态学实验教学中不可缺少的环节。随着网络资源的全面普及以及高科技的飞速发展,形态学的实验教学迎来了新的契机,数字化逐步走入形态学实验教学。

基金项目:上海交通大学医学院教学研究课题(2014—2016);上海交通大学医学院课程建设项目(2015)。

作者简介:陈苏红(1969—),女,讲师,博士;电子邮箱:zpcshong@shsmu.edu.cn。

1　传统的形态学实验教学

组织胚胎学和病理学是高等医学院校非常重要的医学基础课程,而形态学实验教学又占据了相当大的比重。通过显微镜观察,使学生对组织结构有形象、直观的认识,但传统形态学实验教学还存在一定的局限性,教学改革迫在眉睫。

1.1　实验教学理念和教学手段

传统的医学形态学实验包括大体解剖和微观解剖,后者包括组织胚胎学实验和病理学实验。组织学实验是借助于光学显微镜和电子显微镜技术,观察正常人体微细结构。病理学主要是以形态学改变为基础,用各种不同的方法研究疾病的发生和发展规律,对大体标本、组织切片和尸体解剖以及其他图像的观察是学习病理学课程的重要内容,而这些内容的观察大部分都是在实验课中进行的。

实验教学在形态学教学过程中起到举足轻重的作用。实验教学过程中,每位教师引导学生对照图谱,使用显微镜在整张切片中寻找相关形态结构。由于传统显微镜缺乏图像共享的功能,每位教师每堂实验课上要面对 30 名以上的学生,师生之间以及学生之间缺乏交流和沟通,若学生对镜下结构的理解有误,很难及时加以纠正。组织切片是形态学的重要载体,切片的数量和质量必须达到教学要求,同时显微镜是最重要的观察仪器,离开显微镜就基本脱离了形态学实验教学。这些传统形态学实验课的局限性严重阻碍了其教学效果和学习效果。

1.2　教学模式

传统的医学形态学教学模式是将组织胚胎学与病理学分为两门课程,各自配备相应的实验教材,分两个阶段先后进行教学(时间长达跨度一年),在教学过程中各自为政,不可避免地造成知识脱节及不必要的重复,给学生系统地掌握医学形态学知识带来了一定的困扰。以"门脉性肝硬化"为例,该病理现象的镜下改变是"正常肝小叶结构消失;假小叶形成,其中肝细胞排列紊乱、中央静脉偏位或缺如;部分肝细胞呈脂肪变性;结缔组织增生形成纤维间隔及小叶间胆管增生",但是学生们对一年以前学过的正常的肝脏结构"肝小叶呈多边棱柱体,以中央静脉为中心,肝细胞排列呈条索状,肝细胞索呈放射状排列"概念模糊。由于学科的界限,不利于学生对知识的掌握,极大地降低了学习效率。

2　数字化形态学实验教学的探索

传统形态学科(组织学、胚胎学与病理学)通过对大体标本、组织学切片,模型及电镜照片和录像的观察和研究,对理解正常组织与病理学理论知识起着重要的作用。随着科技的发展,以及网络资源的全方位覆盖,越来越多的形态学实验教学手段和先进仪器得以应用,打破了传统形态学实验教学手段的局限性。

2.1　多媒体显微镜数码互动实验室

数码互动实验室由 1 台教师显微镜与多台学生显微镜组成,每台显微镜分别与 1 台计算机相连,显微镜下的图像通过电脑屏幕加以显示。每台学生用显微镜的图像可同步显示于教师计算机的电脑屏幕,教师可根据需要选择性地放大任一图像,并投放于教室大屏幕上。同时计算机软件系统包括了多种图像处理工具,如图像捕捉、图像标注、图像测量等功能[1,2]。

上海交通大学医学院始终重视医学形态学教学,自 2007 年正式成立形态学教学实验室以来,经过两轮建设,建立了 6 间网络版多媒体显微镜数码互动实验室(motic-digilab)(每间 36 套学生用机,1 套教师用电脑服务器)。该实验室的使用,使得实验教学过程中,教师对每个学生的镜下观察全程监控,及时发现错误,教学指导性大大增强;通过图像的共享,师生互动、学生之间互动,做到双向交流,大大激发了学生的学习兴趣。

2.2　数字化教学的相关课程建设

上海交通大学医学院顺应信息化社会的趋势,十分重视数字化在传统形态学教学中的作用,配备了处于国内先进水平的医学形态学显微数码互动实验室,为培养学生掌握医学基本知识、基本理论和基本技能的能力及分析问题和解决问题的能力创建了一个先进、实用和简便的教学平台。早在 2007 年成立之初,医学形态学实验室的教师们就已意识到数字化教学手段在形态学实验教学中的可行性,连续完成了"数字切片扫描与应用系统的建立"(2008—2010)和"医学生组织学实验自评体系的数字化平台建设"(2011—2012)和"胚胎数字切片的构建"(2013—2014)3 个课程建设项目,为形态学实验教学配备了具有上海交通大学医学院形态学实验室特色的软件设施。2014 年,本实验室与上海交通大学医学院病理中心合作,正在扩充病理实验内容的题库,同时正在研发适合病理诊断的考试软件。目前相关的研究在国内医学改革中处于领先地位。

2.3 开发数字化教学资源,制作数字化切片以及胚胎和病理大体标本

目前电脑技术、显微摄影及生物信息技术的发展是传统形态学科的一个重要发展契机。数字切片(digital slide)又称为虚拟切片(virtual slide),是一种新近开发的形态学技术。它利用计算机结合显微摄影技术,将一张传统的组织切片转化为一张全视野的数字化虚拟切片,后者包含前者的所有信息,同时保持了前者的完整性和真实性,故称为全切片图像(whole slide imaging,WSI)[3,4]。在电脑上以沿着 X 轴和 Y 轴移动,浏览整张切片,并可以对某个特定的部位进行实时放大,分辨率高,色彩还原逼真,弥补了传统显微镜视野小、欠完整的缺陷。可以清晰地观察组织结构。因为在利用电脑观察过程中可随时进行标示和注解,传统形态学受仪器限制的缺陷迎刃而解。学生们随时随地仅通过手指的触动即可进入操作界面,进行小组学习和讨论[5,6]。

形态学实验室拥有七百余例胚胎和病理大体标本、200 多种正常组织和病理组织切片。组织切片、胚胎标本以及病理大体标本时形态学实验教学的重要资源,直接与教学效果相关。形态观察为医学生的学习带来深刻的感性认识。2011 年上海交通大学基础医学院形态学实验室购置了国内第一台数字切片扫描显微镜(VS120,Olympus)。制作了大量正常和病理器官的数字切片,本实验室通过收集各种稀有组织切片、胚胎切片并制作成数字切片,同时将胚胎和病理大体标本数字化,充分发挥形态学实验的特点。每个标本的照片及病因或发生机制与二维码相应,顺应当代网络资源全覆盖及智能手机普及的社会现象,让学生随时随地能够学习,与网络学习的国际化相接轨,完善和补充教学资源。

2.4 采用计算机考试方式进行形态学实验考核

目前本实验室正在进行"医学形态学实验课程计算机考核的可行性研究"(上海交通大学医学院教学研究课题重点项目,2014—2016),该研究基于自行研发的"医学生组织学实验考核测评的数字化平台"(2012),对本实验室前期教学改革进行总结和检验,充分发挥我校现有的国内先进的数码互动式显微镜教学设备,以及先进的数字切片平台等技术优势,考试内容将不仅涵盖正常组织结构、病理结构、大体结构甚至电镜结构,而且还可以通过引用一些罕见的组织结构照片或疑难杂

症的病理照片,增加考试的难度,考查学生对基础知识的掌握情况,以及融会贯通的能力。全面评估学生对相关形态学知识的掌握情况,从而对每个学生得出较为合理的评价。

2.5　建立网上形态学实验室

随着计算机、多媒体、网络和通信等现代化信息技术的飞速发展,充分利用信息化网络资源,采用信息化实验教学方法。大量色彩真实、生动直观的图像、图形和录像等资料激发了学生的学习积极性,融教于乐,克服传统形态学实验教学手段单一的缺点,提高学习效率[7,8]。

依托校园网络,通过网站建设,上传数字切片,配合大体标本以及病例介绍,建立网上虚拟实验室,提供学生网上学习和讨论形态学实验的空间,为学生提供一个新颖的学习环境和学习方式。同时可充分利用信息资源、丰富教学评估手段和内容,有利于学生自学。

3　数字化时代的医学形态学实验教学的思考

数字化时代的教学管理环境将提高教学资源的利用率,改革教学模式、手段和方法,丰富教学资源,提高教学效率与质量。在教学过程中,我们将"以教为主"向"以学生为主体"转变,改知识传授为能力培养,全面提升学生自主学习和思辨能力。

3.1　结合现代化的教学手段,探索出深受学生好评的人体形态学实验教学模式

采用国内先进的数码互动式显微镜教学技术,在实验过程中开展以问题为基础(PBL)的教学模式,培养学生自主学习能力和实践能力,提高了教学效果。促使学生能够灵活地应用已学到的理论知识进行逻辑推理,把固定的标本和切片"看活",分析病变的来源及其发展过程,弄清来龙去脉,使认识得以连贯,在仔细观察病变的同时,能用脑去分析,抓住要点,加深对疾病的认识。

3.2　重视教学改革,顺应模块教育的教学趋势

教学内容重新安排,将组织学、胚胎学及病理学实验进行有机结合,将不同的

知识点融会贯通,避免传统形态学教学过程中出现的知识点分离或相互重叠等现象,选择性地引进一些临床病理案例,让学生把所学到的机体正常结构、病理改变及发病机制相结合,加深对疾病的印象,有助于学生从器官系统的角度理解与掌握正常人体组织器官的微细结构、个体的发生发展及其变化的规律和常见疾病的病理变化及其转归。

3.3 建设一支能力强、符合现代医学形态学实验教学发展要求的师资队伍

形态学实验教师不仅需要具备精湛的理论知识,熟练掌握计算机操作、图像处理等技术,了解最新的信息技术进展,还应富有创新进取精神,适应现代化的形态学实验教学。上海交通大学医学院形态学实验室为了加强教学质量的监控,坚持集体备课、听课制度以及资深教师传、帮、带青年教师的传统,不断提高本实验室的师资人文素质和专业水平,每年邀请附属医院病理科医生进行教学,相互观摩、取长补短。同时重视培养教师爱岗敬业、认真负责的专业精神。总之,我们要努力打造了一支学历高、能力强、有志投身于教学改革、胜任现代医学形态学的实验教学,符合其发展要求的师资队伍。

4 展望

随着信息化、数字化技术的高速发展,以单纯显微镜观察教学的传统形态学教学手段和方法受到了严峻的挑战。数码互动实验室的建立、数字化虚拟切片技术在教学中的应用、数字化教学课程的建设、组织胚胎学与病理学大数据库的融合、实验考核系统的研发,打破了传统形态教学的概念,使不同学科相互交流、数据资源共享成为现实,数字化教学改革必将对传统形态学教学产生深远的影响。随着我校器官系统模块式教学改革的深入进行,医学形态学实验室只有不断探索进取、积极实践创新,充分发挥网络优势,才能更好地把数字化技术应用于形态学实验教学,使医学形态学得到可持续发展。

参考文献

[1] 周伊,罗秀成,吴庚利,等. 显微数码互动系统在医学形态学实验教学中的优势[J]. 医学教育探索,2005,4(5):329-330.
[2] 韩志芬,庄剑青,郭春荣,等. 数码互动教室在医学基础实验教学中的应用[J].实验室研

究与探索，2009,28(11)：129－130.

[3] Pantanowitz L, Szymas J, Yagi Y, et al. Whole slide imaging for educational purposes [J]. J Pathol Inform, 2012,3：46.

[4] Helle L, Nivala M, Kronqvist P, et al. Traditional microscopy instruction versus process oriented virtual microscopy instruction：a naturalistic experiment with control group[J]. Diagn Pathol, 2011,6 Suppl 1：S8.

[5] Hamilton P W, WANG Y, Mccullough S J, et al. Virtual microscopy and digital pathology in training and education [J]. APMIS, 2012, 120：305－315.

[6] Dee F R. Virtual microscopy in pathology education[J]. Hum Pathol,2009,40(8)：1112－1121.

[7] 方政,王晓冬,徐邦生,等.运用现代信息技术提高医学形态学实验教学实效[J].西北医学教育,2012,20(4)：661－663.

[8] 方政,冯愿,徐邦生,等.医学形态学信息化实验教学实践与思考[J].西北医学教育,2012,20(2)：373－375.

整合式医学功能学设计性
实验课程建设探索

倪雯雯,胡优敏

(上海交通大学医学院基础医学实验教学中心,上海,200025)

[摘　要]　实践教学对提高医学生的综合素质、培养创新能力有着重要作用。经过几年的改革与探索,上海交通大学医学院功能学实验室构建了适应不同学制医学生的设计性实验教学模式,包含拓展性设计实验、完全自主设计性实验、探究性设计实验以及创新性实验训练;确立了多元化的设计性实验评价体系,并制定了相应的评价量表。实践证明,功能学设计性实验教学取得了良好的效果。

[关键词]　设计性实验;实践教学;评价方法;医学生

依托多学科整合式的基础医学实验教学中心建设,我们组建了功能学教学实验室(涵盖生理学、病理生理学和药理学),构建了三理交叉融合的整合式实验教学课程体系。实验教学课程内容包含基础性实验、综合性实验、设计性实验(含探究性实验),以及虚拟实验操作。不同学制和不同专业选择不同的实验教学模块[1]。其中,设计性实验充分调动了学生主动学习的热情,在检验学生基本知识、基本操作技能、综合运用各项实验技术同时,进一步培养了学生发现问题、分析问题和解决问题的能力及创新意识。经过几年的探索与实践,现将我们功能学设计性实验的教学模式、评价方法和实施效果总结如下。

基金项目:上海市教委重点课程建设项目(沪教委高〔2011〕48 号);上海高校市级精品课程项目(沪教委高〔2012〕52 号)。

作者简介:倪雯雯(1985—),女,助理实验师;电子信箱:shirleynww@shsmu.edu.cn。

通信作者:胡优敏,电子邮箱:jyhuym@shsmu.edu.cn。

1　设计性实验的教学模式

1.1　拓展性设计实验

所有临床医学专业学生参与的拓展性设计实验是以某个基础实验为平台,学生依据其所学习的理论知识和文献查阅,以及自己感兴趣的问题,进行实验操作方法和观察指标的扩展性设计[2]。目前,我们在临床医学五年制学生中开展了《蛙心灌流设计实验》,学时数占总学时的 10％左右;而八年制学生则完成"家兔失血性休克的扩展性自主设计实验"和"消化道运动功能的扩展性自主设计实验"两项设计性实验,占总学时的 25％至 30％。设计性实验以小组为单位进行,每组 5～6人,教师负责一个小班的教学,即同时指导 5 组学生完成拓展性设计实验。

拓展性设计实验的实施主要分为 3 个阶段:实验方案的确立及修改、实验操作与观察、实验结果汇报与答辩。以家兔失血为基础的扩展性设计实验为例,学生利用业余时间通过文献查阅,自主设计不同程度、不同速度的失血对机体影响的实验方案,包括失血后观察指标和各种抢救措施(含各种药物治疗)的设计等。实验操作与观察在一次实验课(5 学时)内完成。学生在课后进行实验结果分析、讨论、PowerPoint 制作,一周后进行实验结果汇报与答辩(5 学时)[2]。

1.2　完全自主设计性实验

不同于拓展性设计实验,完全自主设计性实验不再以某个基础实验为平台,而是给予学生更多探索创新的空间,由学生根据自己感兴趣的功能学相关的实验研究方向,自由选择实验内容、动物、器材、药品等,自行设计实验方案。由于完全自主设计实验内容更开放,在时间、空间上需求高,并且要求学生已具备一定的理论知识和实验技能,因此目前我们仅对临床专业八年制(法文班)学生开放,并由高年资教师带教。整个自主设计性实验需 20 个学时完成,安排在功能学实验课程第二学期进行。

完全自主设计性实验的实施主要分为 4 个阶段(每阶段 5 学时):自主设计性实验开题、自主设计性实验预试、自主设计性实验操作、自主设计性实验汇报与答辩。与拓展性设计实验相比较,增加了开题报告和预实验,学生有更多时间探讨实验的可行性,完善并修改实验方案,培养了学生严谨缜密的科学作风,也为他们进行探究性设计实验和今后的科研轮训打下了扎实的基础。

1.3 探究性设计实验

以自愿、兴趣为基础，由 3 至 5 名学生组成，实施"以探究为基础的学习(research based learning,RBL)"实验教学模式。RBL 课程涉及两个学期，完全是学生利用课余时间进行[3,4]。与课堂上实施的设计性实验不同，探究性设计实验实行导师制，安排具有良好科研背景的教师进行指导，更注重学生阅读能力的培养和科研思维的训练。学生最终完成论文的撰写和答辩，得到了一次宝贵的科研工作经历。

探究性设计实验的实施过程包括：学生分组，选配导师→查阅文献，寻找感兴趣的研究问题→设计实验方案，进行预实验→填写大学生自然科学研究基金申请书→举行开题报告会，调整实验方案→正式实验，实验观察和结果分析→撰写论文，论文答辩。自功能学教学实验室组建以来，参与探究性设计实验的学生在公开发行的学术期刊上发表综述性文章 6 篇、论著 2 篇[2]，有的在课程结束后继续申请大学生创新性实验项目来完成创新性训练。

1.4 创新性实验训练

大学生创新创业训练是"十一五"期间教育部为推动创新型人才培养工作的一项重要举措，是高等院校教学质量与改革工程的重要组成部分。该计划旨在促进高校人才培养模式和教学方法的创新，鼓励大学生尽早参与科学研究、技术开发和社会实践等创新创业活动，提高大学生创新创业精神和实践能力；按照"兴趣驱动、自主实践、重在过程"的原则，鼓励开展团队合作、产学研合作和国际合作项目。

医学院于 2007 年正式开展"大学生创新训练计划"(原名"大学生创新实验计划")，主要面向全日制本科二年级、三年级学生。项目执行模式一般为：① 申报：由本科学生个人或创新团队(一般 3～5 人)，自主进行文献检索、方法设计、标书写作，并自主寻找导师指导。② 评审：由专家组成评审小组，按照比例，对优秀项目予以资助，经费由学校代管，由承担实验项目学生使用。③ 项目实施阶段：学校示范性实验中心、各类开放实验室和重点实验室向学生免费提供实验场地和仪器设备，学生完成项目内容，研究期限为 1～3 年，每年汇报项目进展情况。④ 项目验收：学生提交总结报告，补充材料为论文、设计、专利等相关支撑材料，评审优秀项目予以奖励。

医学院第六期立项的全部 77 个项目中，共产生了 7 项国家实用新型专利，在学术期刊上发表了 16 篇综述、6 篇论著(上述 22 篇中有 5 篇发表于国外 SCI 统计源期刊)。基础医学实验教学中心八组创新性训练项目组团参加 2014 年 10 月第三届全国大学生基础医学创新论坛暨实验设计大赛,获一等奖一组、三等奖三组的骄人成绩。其中在功能学教学实验室进行的创新训练项目"H_2受体阻断剂在缓解和治疗胃食管反流症中的作用"获得实验设计三等奖。

2 设计性实验的评价方法

改革以实验报告为主的单一评价形式,建立科学合理的多元化设计性实验评价体系[5]。在设计性实验的评价中,既要有总结性评价,也要有形成性评价;既要有教师的评价,也应有学生之间的互评;既要注重实验结果的评价,也要注重实验过程评价;既要注重对实验操作和技能的评价,也要注重对设计实验可行性、科学性和创新性的评价;而对于学生在答辩过程中的突出表现可另设附加分。考评内容及分值如下:

(1) 临床医学五年制设计实验:总分 10 分,占功能学总成绩 10%。包括实验设计(4 分),实验操作(3 分),结果分析及实验报告(3 分)。

(2) 临床医学八年制设计实验:共完成 2 个拓展性设计实验,每个 10 分,占总成绩 20%。包括实验设计(3 分),实验操作及结果(4 分),汇报与答辩(3 分),具体评价细则如表 1 所示。在答辩过程中,为了让更多的学生参与其中,全面调动学生的积极性,我们鼓励其他各小组成员对正在答辩的小组进行提问,对于能够提出高质量问题的学生予以加分(0.5~1 分)。

(3) 临床医学八年制(法文班)完全自主设计性实验:总分 50 分,占功能学实验第二学期总成绩 50%。包括实验方案设计(10 分),开题报告(10 分),实验操作(20 分),汇报讨论(10 分)。

表 1 拓展性设计性实验评价表

评价项目	评 价 内 容	分 值	教师评价	学生互评
实验设计	创新性	0.5		
	可行性	0.5		
	完整性	1		
	科学性	1		
操作与结果	实验技能	1		
	仪器使用	1		
	结果观察、记录	1		
	数据整理、分析	1		

评价项目	评价内容	分值	教师评价	学生互评
汇报与答辩	PPT 制作	1		
	答辩时表现	2		

3　设计性实验的实施效果

为了解设计性实验教学的效果,我们设计了功能学设计性实验教学效果调查表,对临床医学各专业学生进行了问卷调查,其中 2011 级八年制 96 名医学生的调查结果如表 2 所示。调查结果显示,100% 的学生认为设计性实验教学培养了观察力、主动学习能力以及团队分工合作能力;绝大多数学生认为设计性实验激发了他们的学习兴趣、创新意识,培养了批判式思维能力,使其发现问题、寻找信息、结果分析总结、表达与交流及科研思维能力有所提高。

而在问卷调查的过程中,多数学生表达了对功能学设计性实验课程的喜爱,希望能增加设计性实验教学学时数,能提供更多的实验药品、实验平台和仪器设备供设计选择。另外,增加指导教师人数,开放更多完全自主设计性实验,使课题的选择面更广。

表 2　学生对功能学设计性实验教学效果的评价($n = 96$)

调查项目	非常有帮助		有帮助		帮助不大		无帮助	
	人数	比例/%	人数	比例/%	人数	比例/%	人数	比例/%
激发学习兴趣	63	65.6	31	32.3	2	2.1	0	0.0
提高科研思维能力	60	62.5	31	32.3	5	5.2	0	0.0
提高实验结果分析总结能力	59	61.5	35	36.5	2	2.1	0	0.0
提高表达、交流能力	54	56.3	40	41.7	2	2.1	0	0.0
培养团队分工合作	67	69.8	29	30.2	0	0.0	0	0.0
提高 PPT 的制作水平	40	41.7	38	39.6	17	17.7	1	1.0
提高发现问题与寻找信息能力	50	52.1	44	45.8	2	2.1	0	0.0
培养观察力和主动学习能力	52	54.2	44	45.8	0	0.0	0	0.0
培养评判式思维能力	53	55.2	41	42.7	2	2.1	0	0.0
激发创新能力	44	45.8	46	47.9	6	6.3	0	0.0

4　结语

　　医学院实行实践教学改革,成立实验教学中心以来,功能学实验室坚持以"学生为本"的理念,一直将设计性实验课程作为实验室实践教学重点,不断改革与探索,建立并逐步完善了设计性实验教学模式和评价方法,并取得了良好的教学效果。但是,改革和探索与时俱进的实践教学是一长期的任务。在今后的功能学课程和实验室建设中,我们希望构建一个适合医学生培养的、更开放的设计性实验创新平台,这就需要进一步加强实验室建设和管理,并且吸引更多具有良好科研背景的教师加入到功能学实验课程教学和设计性实验指导。

参考文献

[1]　丁文龙,肖家祁,李稻,等.基于学生创新能力培养的基础医学实验教学改革[J].中华医学教育杂志,2011,31(1):130-132.

[2]　李稻,刘玮,冯雪梅,等.强化功能学实验教学,提高医学生综合素质[J].中华医学教育杂志,2010,30(5):762-764.

[3]　丁文龙,李稻,陈红,等.医学生创新能力培养的实践与探索[J].中华医学教育杂志,2007,27(6):87-89.

[4]　蔡蓉,许伟榕.RBL课程带教的实践与思考[J].中国高等医学教育,2013,(9):50,74.

[5]　赵铁建,方卓,覃玉智,等.生理学设计性实验评价与考核模式的探讨[J].临床和实验医学杂志,2005,4(1):49-51.

医学化学实验教学改革的探索

刘慧中[1],蔡玉兴[1],金玉杰[1],李　宁[1],孙乐群[1],陆　阳[2]

(1. 上海交通大学基础医学院化学生物学实验室,上海,200025；

2. 上海交通大学基础医学院化学教研室,上海,200025)

[摘　要]　**目的**：探索医学化学实验教学改革的途径和方式。**方法**：以问卷调查法了解上海交通大学医学院的学生对优化整合的医学化学实验教学内容、实验教学手段和考核体系的评价。**结果**：调查显示,学生对医学化学实验的教学总体满意度较高,也对虚拟实验教学、课程网站和考核体系较为满意,但对创新能力培养和医学科学素养培养的满意度一般。**结论**：医学化学实验教学的改革,有助于提高医学化学实验课程的教学质量,但在培养学生的实践能力和创新能力方面尚有待进一步加强。

[关键词]　医学化学实验；实验教学改革；探索

21世纪是生命科学的世纪,而作为生命科学的基础学科,医学化学实验是一门实践性极强的课程,在生命科学中发挥着日益重要的作用。以医学化学理论为基础的相关实验,目前已渗透到基础医学和临床医学中,学习和掌握化学基本实验技术是医学专业学生的必备能力。然而,由于教学学时数的压缩,医学化学实验的教学过程表现出时间紧、任务重的特点。而学好这门课程对医学生的基本化学知识、化学技能的掌握,动手和动脑能力、基本科学素养的培养起着重要的作用。通过医学化学实验的教学,使学生学会用化学知识从分子水平、亚分子水平揭示人体

基金项目：中华医学会医学化学教育教学改革研究课题(2011—2013)；上海交通大学医学院课程建设基金(2014—2016)。

作者简介：刘慧中(1963—),女,副教授,硕士；电子信箱：dajiangdahe@163.com。

通信作者：刘慧中,电子信箱：dajiangdahe@163.com。

的某些病理或生理现象,了解化学在医学中的重要作用;通过化学实验技能的训练,为医学生后续的医学课程的学习奠定基础。结合在多年教学中所遇问题及对其的思考,国外在近几年逐步展开了针对性的教学改革并取得了一定的成效[1]。

2010 年以来,上海交通大学医学院化学生物学实验室对医学化学实验也展开了教学改革[2],将课程中的实验内容及实验技术重新整合,建立有利于培养学生实践能力和创新能力的实验课程体系。新实验课程体系分为三层:基础性实验、综合性实验、设计和创新性实验。构建模块式实验教学内容,不同学制和不同专业选择不同的实验教学模块。实验内容上突出医学特色,强调与生命科学研究相关的化学实验基本技能的教学;注重学生创新能力的培养,充分体现对学生自主学习能力和探索精神的培养。本文通过问卷调查,了解学生对医学化学实验课的看法,为进一步探索医学化学实验教学改革的途径和方式奠定基础。

1 对象与方法

1.1 对象

选择上海交通大学医学院 2013 级临床医学八年制学生 115 人、2012 级临床医学五年制学生 136 人作为调查对象。

1.2 方法

采用不记名的调查问卷方式,共发放调查问卷 251 份,回收有效问卷 251 份,有效回收率 100%。问卷主要围绕学生对医学化学实验教学的总体评价,调查内容包括实验课程教学、虚拟实验教学、课程网站、考核体系等方面。

2 结果

2.1 医学化学实验课程评价调查结果

临床医学八年制、临床医学五年制部分学生对医学化学实验课程评价结果如表 1 所示。调查结果显示:① 73.9%临床医学八年制学生、91.9%的临床医学五年制学生认为课程设置合理,选择较为合理的分别为 25.2%和 7.4%;只有 0.9%和 0.7%的学生认为课程设置不够合理,说明绝大部分学生认可现行的课程设置。② 由于实验教学改革强化了化学与医学、生命科学的联系,所以学生对本课程的学习兴趣普遍较高,分别有 78.3% 和 88.2% 的学生表示对课程的学习非常有兴趣,没兴趣的只占 4.3% 和 0.7%。③ 学生对课程的教学质量满意度较高,选择满意的分别为 85.2% 和 91.9%,选择一般的只有 1.7% 和 0%。④ 选择课程对创新能力的培养有帮助的分别为 48.7% 和 55.1%,选择一般的分别为 46.1% 和 37.5%,选择没有帮助的分别为 5.2% 和 7.4%,说明课程设置中对创新能力的培养还有待进一步加强。⑤ 选择课程对医学科学素养的培养有帮助的分别为 41.7% 和 44.1%,选择一般的分别为 49.6% 和 46.3%,选择没有帮助的分别为 8.7% 和 9.6%。以上数据说明课程设置对医学素养的培养还显不足,有待提高。

表1　学生对医学化学实验课程的总体评价(%)

评 价 内 容	八 年 制	五 年 制
课程设置		
合理	73.9	91.9
较合理	25.2	7.4
不合理	0.9	0.7
对课程的兴趣度		
有兴趣	78.3	88.2
一般	17.4	11.0
没兴趣	4.3	0.7
课程教学质量		
高	85.2	91.9
较高	13.0	8.1
一般	1.7	0
课程对创新能力的培养		
有帮助	48.7	55.1
一般	46.1	37.5
没有帮助	5.2	7.4
课程对医学科学素养的培养		
有帮助	41.7	44.1
一般	49.6	46.3
没有帮助	8.7	9.6

2.2　虚拟实验教学效果调查

　　学生对虚拟实验教学的测评结果如表2所示。调查结果显示:① 选择对虚拟实验满意的临床医学八年制学生、临床医学五年制学生分别为 85.2% 和 80.1%，选择较满意的学生分别为 14.8% 和 19.9%，没有不满意的学生，说明绝大部分的学生认可虚拟实验的引入。② 分别有 98.3% 和 99.3% 学生认为虚拟实验对他们实践能力的提高很有帮助，学生普遍认同虚拟实验的有效性。③ 选择虚拟实验不可以替代真实实验的学生分别为 72.2% 和 80.1%，选择完全可以取代的只有 1.7% 和 0%，学生对虚拟实验和真实实验之间的关系有比较明确的认识。

表 2   学生对虚拟实验教学的评价(%)

评 价 内 容	八 年 制	五 年 制
对虚拟实验的满意度		
很满意	85.2	80.1
较满意	14.8	19.9
不满意	0	0
虚拟实验对真实实验操作是否有帮助		
有	98.3	99.3
没有	1.7	0.7
虚拟实验是否可以替代真实实验		
不可以	72.2	80.1
不能全部替代	26.1	19.9
完全可以	1.7	0

实践证明，实验教学模式的创新，有利于提高实验的教学质量。虚拟实验室使化学实验虚实相结合，课堂课外相结合，简单复杂相结合。可以吸引学生关注化学实验，重视并且喜欢化学实验。

2.3   课程网站问卷调查

构建的医学化学实验课程网站点击率约 15 000 次/年。学生对课程网站的问卷调查结果如表 3 所示。调查结果表明：① 61.7% 的八年制学生及 72.8% 的五年制学生认为医学化学实验课程网站丰富了实验教学资源，选择不够丰富的分别为 12.2% 和 0.7%，显示大部分的学生认可课程网站的教学资源。② 选择课程网站内学习资源丰富的分别为 56.5% 和 66.2%，选择一般的分别为 27.8% 和 20.6%，选择不够的分别为 15.7% 和 13.2%，说明课程网站还不能完全满足学生对学习资源的要求,学习资源还有待于进一步完善。③ 选择教与学互动良好的学生分别为 92.2% 和 83.8%,选择一般的都为零,显示学生还是比较满意网站的互动栏目,课程网站是学生和老师的交流与沟通的平台。

表 3　学生对课程网站的看法(%)

学制	教 学 资 源			学 习 资 源			教 与 学 互 动		
	丰富	一般	不够	丰富	一般	不够	好	较好	一般
八年制	61.7	26.1	12.2	56.5	27.8	15.7	92.2	7.8	0
五年制	72.8	26.5	0.7	66.2	20.6	13.2	83.8	16.2	0

2.4　考核体系满意度调查

学生对考核体系的满意度调查如表 4 所示。调查结果表明:① 77.4% 的八年制学生及 85.3% 的五年制学生认为多元化的综合实验考核体系合理,分别为 22.6% 和 14.7% 选择较为合理,选择不合理的都为零,说明大部分的学生认可现有考核体系,考核方式能够较为全面的反应课程学习的过程。② 51.3% 的八年制学生认为平时实验占比太多,50.4% 的八年制学生认为设计和创新性实验占比太少,而 50% 的五年制学生认为平时实验占比太多,62.5% 的五年制学生认为设计和创新性实验占比太多。显示临床医学八年制学生希望能够提高设计和创新性实验权重,而临床医学五年制的学生认为应该降低设计和创新性实验权重。因此,可以考虑对考核项目的权重进行适当的调整。③ 选择虚拟实验权重合理的学生分别为 42.6% 和 47.8%,选择较少的分别为 33% 和 35.3%,选择太多的分别为 24.3% 和 16.9%,说明学生希望能适当提高虚拟实验的占比。④ 73.9% 的八年制学生及 64.7% 的五年制学生认为理论考核权重合理,分别为 16.5% 和 21.3% 选择理论考核占比太多。说明大多数学生认可此权重。

表 4　学生对考核体系的评价(%)

调 查 内 容	八 年 制	五 年 制
现有考核体系的评价		
合理	77.4	85.3
较合理	22.6	14.7
不合理	0	0

调　查　内　容	八　年　制	五　年　制
平时实验权重50％		
合理	32.2	30.9
较少	16.5	50
太多	51.3	19.1
设计和创新性实验权重20％		
合理	30.4	15.4
较少	50.4	22.1
太多	19.1	62.5
虚拟实验权重15％		
合理	42.6	47.8
较少	33	35.3
太多	24.3	16.9
理论考核权重15％		
合理	73.9	64.7
较少	9.6	14
太多	16.5	21.3

实践证明,考核是学生学习的重要导向,通过考核制度的实施,把实验操作技能和实验理论考核相结合,真实实验和虚拟实验相结合,基础实验和设计及创新性实验相结合,极大地端正了学生的实验态度,促进了学生学习的积极性。

3　讨论

3.1　构建多学科交叉融合的整合式实验教学课程体系

问卷调查显示,实验内容的优化和整合,极大地调动了学生的学习主动性[3],但对学生的创新思维和创新意识的培养尚有待进一步加强。众所周知,课程体系的改革是教学改革的核心[4]。打破学科界限,把从属"基础化学""有机化学""分析化学"的实验课整合成为独立的一门实验课程。将基础化学实验、有机化学实验和分析化学实验进行重组、交融、整合,建立多学科交叉融合的整合式实验课程体系。把实验内容划分为基础性实验、综合性实验、设计和创新性实验3个层次,以达到

"夯实基础,强化综合,激发创新,服务临床"的总体教学目标。减少验证性试验,增加综合性、设计和创新性实验,不同层次的实验教学采用不同的教学方式。新的实验课程体系促进了学科间的相互渗透,增强了对学生实践能力和创新能力的培养,为进一步深化医学化学实验教学改革奠定坚实的基础。

3.2　加强与医学的结合

问卷调查显示,如果实验项目与医学、日常生活密切联系,学生会对本课程的学习兴趣普遍较高,同样也提高了实验教学的质量。为此,医学化学实验必须体现医学特色。开设与医学、生命科学相结合的实验项目,突出化学与医学的关系。通过增加与医学密切结合、应用性强的实验,让医学生明确学习化学的目的,强化学习化学的重要性,激发学习化学的兴趣,提高化学实验教学的质量[5]。在基础性实验中,开设"渗透现象及体液渗透压的测定""酶的催化作用""血与尿的性质""PBS缓冲溶液的配制及人造胃液的酸度测定"等与医学密切相关的实验,把基本的化学验证实验和生命体的基本性质等联系起来,使化学和医学紧密联系在一起,提高医学生的学习兴趣。在综合性实验中,选择"从牛奶中分离酪蛋白、乳糖和脂肪""卵磷脂的提取及其组成鉴定""核酸的分离和鉴定"等实验,把化学中的分离、提纯及鉴定等基本实验操作和生命体基本的组成部分:糖类、脂肪、氨基酸、蛋白质和核酸等有机地结合起来,使学生掌握基本的化学生物学实验。

3.3　强化创新能力的培养

问卷调查显示,长学制学生希望适当增加设计性和创新性实验的比例,以增强他们的创新能力。为适应培养具有创新能力的医学人才的需要,开设设计性和创新性实验,使学生初步掌握科学研究的方法,培养学生的创新能力是非常必要的[6]。具体做法是教师提前给出实验题目、实验目标、实验要求,让学生查阅资料,设计实验方案、操作步骤,然后集体讨论,教师给予适当的指导,学生自行修改实验方案后,独立完成实验,最后处理数据,撰写论文。这种科研训练模式有利于培养学生的创新意识,极大地提高学生观察问题、分析问题和解决问题的能力。开设设计性和创新性实验也可使实验教学真正成为学生学习知识、培养创新能力的基本方法和有效途径。

3.4　研发数字化虚拟实验

建立医学化学虚拟实验室是弥补实验课时数偏紧、仪器设备限制等诸多教学资源不足的有效手段。调查结果反馈出学生对虚拟实验室普遍持欢迎态度。学生可以利用课余时间随时登录学校实验教学中心网站,进行虚拟实验操作。虚拟实验可以使学生有身临其境的感觉。良好的人机互动界面,对学生的每一个动作做出相应的反馈,学生在实验中出现的问题系统会立刻提示,实验结束系统会给予每次实验一个客观公正的成绩。经过虚拟实验的先期训练,学生可以胸有成竹地进入真实实验室,真实实验以后,还可以借助虚拟实验进行复习和回顾,极大地提高了学习效率。此外,利用虚拟实验室中一系列真实实验中没有做过的综合性、探究性实验内容进行学习和操作,培养学生分析问题、解决问题的能力和探索创新的科学精神。医学化学虚拟实验作为医学化学实验课程的辅助教学手段,和医学化学实验融合为一个新的实验体系,相辅相成,提高学生对化学实验的兴趣,提高教学效率。

3.5　丰富教学资源

建立课程网站是丰富教学资源的有效方法。充分利用计算机网络提供的各种功能,借助多媒体技术、网页浏览、文件下载、电子邮件、信息发布、教学课件等多种手段,丰富网上教学资源,发挥现代网络技术在教学中的优势。调查数据表明,医学化学实验课程网站所涵盖的教学资源、学习资源和互动等栏目是学生了解实验内容,预习、复习实验的有效媒介,也是教学内容的有效延伸和拓展。同时调查还显示出网站教学资源和学习资源方面的不足,促使我们以后在形式、内容和内涵上要进一步加强建设,以满足不同层次学生的学习要求。

3.6　建立多元化的综合考核体系

考核评价体系是保证实验教学效果必不可少的环节,构建公平、公正、公开的综合考核评价体系是保障和提高实验教学质量的有效手段。由于受重理论、轻实验思想的影响,化学实验一直处于附属地位,实验成绩仅占整门课程的20%,非常不利于对学生实验进行全面的综合测评。我们将化学实验独立设课、单独计分,建立了科学合理的课程考核体系,注重对学生基本技能、综合能力、科研思维、创新能力和综合素质的考核。平时实验、虚拟实验、设计和创新性实验、实验理论考核是医学化学实验课程评价的主要部分。从调查结果分析,必须进一步完善考核体系,对不同层次的学生采用相同的权重不尽合理,可以对考核体系中的权重进行适当的调整,对不同层次的学生采用不同的权重,这样的考核体系会更加人性化,更加合理。

　　总之,通过对医学化学实验教学的改革,实验教学质量得到了明显的提高。然而,教改是一项系统工程,不可能一蹴而就,医学化学实验教学的改革之路还很漫长,虽然改革实践取得了明显的效果,但是还存在着很多不足。在以后的教学中,还需要我们不断更新教学理念,更新教学手段,与时俱进,探索改革,培养造就具有创新思维的卓越医学人才。

参考文献

[1]　Hallam S, Rogers L, Rhamie J. Staff perceptions of the success of an alternative curriculum: Skill Force[J]. Emotional and Behavioural Difficulties, 2010, 15(1): 63-74.

[2]　肖湘,贺加,刘毅敏,等.医学化学实验教学中 PBL 教学法的应用[J].医学教育探索, 2009,8(12): 1527-1529.

[3]　戴蔚荃,王小燕,曹岩,等.如何在低年级本科生中开展自主性化学实验[J].山西医科大学学报:基础医学教育版,2009,11(5):581-582.

[4]　李雪华,邱莉,黄燕军,等.医学基础化学实验教学改革探索[J].中国高等医学教育,2004, (6): 52-54.

[5]　杨振华,闫云辉,王翠红,等.运用导学法提高医用化学实验教学质量[J].中华医学教育杂志,2012,32(1): 82-84,104.

[6]　罗娅君,胡晓黎,李松,等.探索综合化学实验培养学生综合创新能力[J].实验室研究与探索,2011,30(11): 100-102,115.

"细胞与分子生物学"整合实验教学的实践、思考与再规划

沈文红,黄心智*,王保国,许伟榕,程　枫,孙岳平

(上海交通大学基础医学院基础医学实验中心,上海,200025)

[摘　要] 《细胞与分子生物学》实验课程是上海交通大学医学院于2007年构建的一门全新的、独立的、面向本科生的整合式实验课程,融合了原先生化、细胞生物学、免疫学、遗传学的主要实验教学内容。为了解并提高整合式实验教学的效果,我们在教学的实践过程中不断听取学生的反馈意见,认真进行分析,并根据这些反馈意见对整合课程的内容进行了梳理、整合和优化。依照细胞与分子生物学研究的实际进程,将课程的内容重新按科研的实际应用分别进行归类,从而使它们可以形成较为完整的、综合的一个应用体系,解决实际的科研问题。我们希望这样的重新整合和相关细节的进一步优化可以让学生能够更好地从整体上把握所学的实验技能,提高综合运用的能力,为科研创新打好基础。我们也希望通过进一步的实践来使我们的实验整合课程不断得到完善,整合的效果不断得到提升。

[关键词]　细胞与分子生物学;整合课程;实验教学

实验教学是当今医学教育中一个重要的环节,对于全面提高医学生的学习能力和综合素质,培养具有创新意识、实践能力的复合型的医学人才方面有着极其重要的作用。在20世纪80年代以前,我们的实验教学均是以学科为基础的,由教研室实行管理。其中的实验多以验证理论和培养技能为目的,实验内容基本上也都

作者简介:沈文红(1973—),女,实验师,本科;电子信箱: jyshenwh@shsmu. edu. cn。黄心智(1975—),女,讲师,硕士;电子信箱: jyhuangxz@shsmu. edu. cn。为并列第一作者。

通信作者:孙岳平,电子信箱: jysunyp@shsmu. edu. cn。

是以涵盖各学科最基本实验操作和技能的基础性实验为主。就以一个细胞生物学实验"洋葱根尖细胞有丝分裂的显微观察"为例,该实验的根本目的是通过显微观察,加深对理论授课内容有丝分裂的感性认识,当然,实验也涉及显微镜操作和观察技能的训练。这样一种实验教学的模式固然有其自身的一些长处,譬如,实验与理论知识联系紧密,管理上也比较简单直接。但是学科的单一、内容的基础以及资源配置和管理上的分散使得这种以学科为单位的实验教学模式在学科相互渗透、快速发展的今天,已经难以适应新世纪高素质创新型的医学人才培养的要求了。在此情形下,一种打破学科界限,促进相关学科交叉、融合,凸显实验教学综合性、创新性的整合实验课程便应运而生。为顺应此潮流,上海交通大学基础医学院根据学科特点、内在联系和科学发展规律以及学生培养目标的要求,打破和淡化学科界限,于 2007 年将原来隶属于教研室与学科的实验教学从教研室中分离出来,并进行重新组合,成立了基础医学院的实验中心,独立负责实验课程的教学。细胞与分子生物学实验教学平台就是在此背景下建成的,与其同时成立的还有病原、形态、功能、化学这 4 个综合性的实验教学平台[1]。

1　整合实验课程的设计和内容安排

新课改的一大特点就是学科整合。学科整合的目的是为了消除由于课程专门化而造成的各学科之间的隔膜,沟通一度相互隔绝的各个学科领域,进而发挥知识的整体性功能。因此,作为实验中心一个综合性的实验教学平台,细胞与分子生物学实验室在成立之初,就将原先的生化、细胞生物学、免疫学、遗传学这 4 个教研室的主要实验教学内容整合在一起,构建了一门全新的《细胞与分子生物学》整合实验课程,面向五年制和八年制的临床医学专业的学生进行授课,并负责课程的建设与管理。表 1 是五年制临床专业学生的《细胞与分子生物学》整合实验课程内容,共计 51 个学时,在一个学期中完成。比原先几个学科(遗传学原先没有本科生的实验)总共 62 个学时的实验减少了 9 个学时。八年制的课程在此基础上又增加了如 RNA 抽提等一些分子生物学、免疫和遗传学的实验内容,并增加了一些原先面向研究生开设的基因工程的实验内容,使课程的学时达到 100 个,分 3 个学期完成,其中,最后 30 个学时的基因工程实验内容作为选修。后文所述均以五年制的实验为例。

新的实验整合课程一改以往从属于某一学科的地位,成为一门独立的课程。

其在管理上也从原来的教研室模式中脱离出来,改由新成立的细胞与分子生物学实验平台直接管理并负责新课程的教学,实现了实验教学资源的统筹安排、调配和使用,既避免了资源的重复配置,也提高了管理的效率。

2　整合实验课程的实践与反馈

由于新成立的整合课程包含了多学科的内容,师资队伍的建设变得相当关键。我们一方面从相关学科的教研室招募热爱实验教学的教师或实验技术人员,组成一支短小精悍的专职实验教学队伍,负责实验教学的管理、准备以及部分的教学工作。另一方面,对于一些学科特点比较突出、专业性较强的实验内容,则依托相关学科的师资力量,即由相关教研室的教师或技术员参与平台的教学。同样,依靠这些师资力量,我们又根据确定的课程内容,为课程编写和出版了配套的实验教材《细胞与分子生物学实验教程》,制定了教学大纲,构建了形成性的评价体系,并在教学过程中结合运用了多种教学方法[2]。这些举措保证了实验教学从单学科模式顺利过渡至了新的整合实验的模式。

从内容上看,新构建的实验课程体系包含了细胞和生化、分子以及免疫学等多学科的知识和技能,这使得相关学科知识的交叉和融合成为可能。而我们的目的就是要让学生学会综合运用各学科知识和实验技能,从多角度、多学科、多层次研究科学问题。但在实施过程中基本上还是按照学科和技术的类别来进行安排的,例如,从表 1 中可见,前 3 次实验是原先细胞生物学的实验内容,中间的 6 次是原先生化和分子生物学的实验内容,后面的两次是免疫学的实验内容。而对于中间的 6 次实验,则遵循先基础后综合的原则,前面的 3 次都是基础性实验内容,依据电泳技术、层析技术和比色技术这样的技术类别来安排的,后面的 3 次为综合性实验,让学生将之前学到的基础技能能够综合起来运用。整个课程内容之间的关系可以用图 1 来归纳和概括。那么这些来自不同学科的实验内容以这样的方式组合在一起进行教学是否能产生整合的效果呢? 是否需要做一定的改进或辅以其他的举措呢? 带着这些问题,我们从新课程的教学实践开始后,就一直关注学生的学习感受和课程的教学效果。我们从 2011 年至 2013 年连续 5 次以学生座谈会的形式听取学生对课程的反馈意见,了解学生对课程整合的感受。表 2 是学生关于整合课程实验内容的主要反馈意见。

表 1　五年制临床专业学生的《细胞与分子生物学》整合实验课程内容

实　验　内　容	学时
1. 细胞基本形态与结构的显微观察	3
2. 动物染色体制备	4
3. 牛蛙血细胞的体外融合	3
4. 醋纤薄膜电泳分离血清蛋白、对流免疫电泳鉴定免疫球蛋白	5
5. 双向聚酰胺薄膜层析分离 DNS-氨基酸、凝胶层析技术分离脲酶和胰岛素	5
6. 双缩脲法测定蛋白质含量;葡萄糖的酶法测定	5
7. 兔肝 AKP Km 的测定	5
8. 鼠肝 DNA 的制备	5
9. PCR 技术检测 β-actin 基因;琼脂糖凝胶电泳分离 DNA 片段	5
10. ELISA(双抗体夹心法)	3
11. 小鼠脾单个核细胞的分离	3
12. 课程考试	5

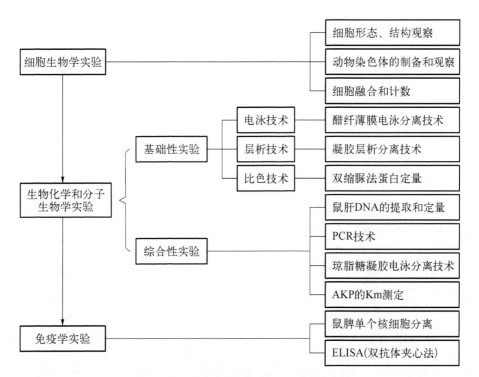

图 1　初次整合后课程内容之间的关系

表 2　学生对整合实验课程内容的主要反馈意见

编号	反　馈　意　见
1	对实验内容基本满意,但对整体缺少把握
2	实验内容相互间没有或缺少连贯性,感觉有些乱
3	最好有一个总论课,介绍课程的实验内容,总览课程所涉实验技术以及这些技术的应用
4	喜欢自己动手的实验,对动物实验比较感兴趣
5	单纯往试管里加试剂的实验少一些;不动手的实验不感兴趣
6	实验的应用方面多讲一些
7	课时太少,一些重要的实验没有学到,无法满足科创需要
8	PCR 实验印象不深,没怎么掌握
9	综合类的实验比较有意义,从中可学习科研的思路
10	最好有一些探究性的实验,不知道实验结果,只设定目标,让学生自己设计
11	染色体制备和显微镜实验重复过的;第一次实验的显微镜内容可以换成总论

　　从这些学生的反馈意见来看,学生对课程的实验内容基本是认可的,但还是存在一定的偏好,他们喜欢综合类的实验;喜欢有一些不知实验结果的探究性实验;喜欢只设定目标,让其自己设计和完成的实验;喜欢自己能够动手的实验。他们不太喜欢那些单纯往试管里加试剂的实验。还有些实验,如显微镜观察细胞化学组成和形态结构的实验,由于在内容上与以前学过的是有重复的,也会让学生觉得意义不大。而对于整合课程的印象,在 3 次反馈意见中有好几位同学反映在课程完成之后对课程的实验内容缺乏整体的印象,甚至有同学为此建议设置一个实验总论课,来为课程的实验内容做一个总的介绍和梳理。此外,学生还希望了解实验的具体应用,每一个实验都能通过问题引导学习。

3　整合实验课程的分析和思考

　　根据对学生这些反馈意见的分析,我们认为,虽然课程安排了多学科的实验内容,但对于绝大多数的学生而言,若没有很好的引导,仅靠自己的学习和理解,或许能掌握某些具体的实验,但要将这些分属不同学科的实验内容联系起来,并综合运用,还是相当困难的。那么如何才能帮助学生在学习过程中完成所学知识技能的整合呢?

　　要使整合有深度关键在于整合的内容本身要有可供利用的价值,有可供进行知识拓展和整联的生长点,使其能最大限度地发挥多方面的作用,起到整合不同学科知识的相应效果[3]。而教师也要从提高学生素养的高度,对所整合的材料积极加以开发和利用。由于我们目前的课程内容都是从这几个学科中选出的最有代表性和可操作性的内容,因此,虽然可能尚有调整的余地,但应该是不乏"含金量"的,问题的关键是如何从中开发出能够起到知识整联作用的"要点"或"生长点",让这些实验内容体现出一个"整体"的价值。

学生的反馈意见给了我们不少启示。既然学生反映对课程缺乏整体的了解,那我们能否首先将课程的内容尽可能地捏合成一个整体,并通过在课程中加强这方面的引导,让学生们更好地掌握全部内容? 既然学生喜欢更富有挑战性的、自己动手机会多的综合性的实验,那我们是否可以将若干个基础性的实验组合成学生喜欢的综合性实验,并以此来提升实验课程的整体性,提升学生整合相关实验内容的能力呢? 既然学生对实验的应用感兴趣,希望通过问题来引导他们思考和学习,说明他们并不满足于知识和技能的学习和掌握,而是更关注于它们的实际运用和应用,即如何用它们来解决实际的问题。不少研究也表明,要培养学生创新意识和能力应该注重实验教学与科研的有机结合[4]。那我们是否可以把每个实验的实际应用作为拓展的"生长点",来建立不同实验间的联系,使它们成为一个整体呢?

3.1　课程内容的再整合

要进行一个较为完整的细胞与分子生物学研究通常都需经历一个从细胞水平逐渐深入到分子水平这样的过程,而此过程通常又包含"细胞的获取""细胞特性的研究""细胞核酸和蛋白的提取"以及"核酸和蛋白的分离、检测和分析"等几个应用模块。那么,我们课程所教授的实验技能能否满足这样一个研究过程的需要呢? 正是基于上述的考量,我们对课程的实验内容进行了认真的分析和梳理,结果发现,课程所有的实验都可以按其作用分别归入上述 4 个研究的应用模块中(见图2)。通过这样的一个归类,课程的内容被研究进程这样一根主线串联在了一起,原先看上去彼此没有什么关联的课程内容相互间在应用方面形成了有机的联系。整个课程的实验通过这种联系后,被组合成一个由 4 模块组成的更大的综合性实验体系,成为可以跨越学科并解决实际科研问题的一个整体。学会综合运用这些实验技能,就可以基本满足实际科研的需要。

3.2　课程内容的再优化

在完成了实验内容的重新整合和串联之后,我们又对课程内容的合理性和完整性进行了进一步的检视,发现至少可对 3 处的课程内容做进一步地优化。

首先,第一个实验内容,即用显微镜观察细胞化学组成和形态结构的实验具有可缩减的条件。原先该实验既是与细胞生物学理论课的内容相衔接,通过细胞观察增加对细胞化学组成、形态结构等知识的感性认识和理解,同时,该实验也向学生传授显微镜的使用和操作技能,为后续需要使用显微镜的细胞融合、染色体制备等相关实验提供技术准备。但学生反映,他们在中学阶段就已经接触过相似内容的实验教学,受到过相关的技能培训,而进入大学后又在前期修习的生命科学的课程中用显微镜观察过细胞,所以,对显微镜的操作已经不感到困难。鉴于该内容基础且重要,因此,我们认为该内容可以保留,但应该精简,腾出的时间可用于新增加的实验内容。

其次,我们认为应该增加细胞培养的实验内容。获取细胞是开展细胞分子生物学研究的前提,常用的手段就是通过细胞培养或者直接从机体组织中分离,目前在我们的课程中只有分离单核细胞这样一个实验,显得十分薄弱,而细胞培养作为细胞生物学研究必不可少的基础技术手段,已经出现在很多国内外高校本科生的生物学实验教程中,因此,该内容也应该成为我们整合实验课程中的一块拼图。

第三,应该增加蛋白质提取的实验内容。蛋白质研究是现代细胞分子生物学研究的一个十分重要的环节,许多细胞功能的研究都离不开对蛋白质的研究。在原先的课程中已经包含了另一重要生物大分子 DNA 的提取和定量分析的实验内容,但对于蛋白质分子,却只有定量而没有如何从组织、细胞中提取的实验内容,成为课程的一个短板,因此有必要加以弥补。除了上述 3 项内容有调整需求外,我们还挖掘了一些实验的"附加值",譬如染色体制备的实验,由于是从小白鼠的股骨中分离骨髓细胞,然后进行细胞染色体的染色和观察,因此可以将其视为另一种组织细胞的分离技术或实验。同时,还可以借此向学生传授实验动物伦理、实验动物的抓取、处死以及动物组织的获取、冻存等相关知识。

经优化后的课程内容如图 2 所示。

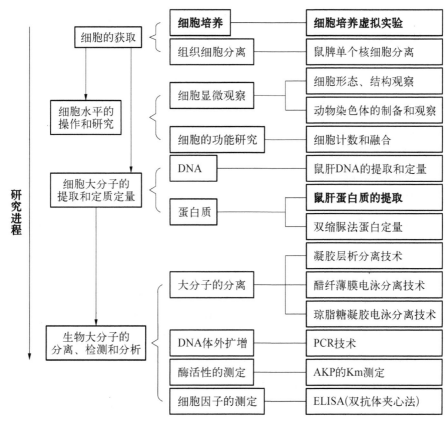

注：粗体部分是优化后增加的内容。

图 2   重新整合和优化后的课程内容之间的关系

3.3   新规划的实施设想

通过梳理,课程的内容按照实际的科研进程进行了模块化的归类,并使彼此间形成了新的联系。如能让学生明晰这些技术在应用方面的内在联系以及课程整合新的思路的话,将有助于其更好地从整体上把握课程的内容,提高综合运用这些技术的能力。为此,我们设想可以采纳学生提出的建议,在课程的开始增设一个实验总论课,对课程的总体内容、每种技术在研究中的作用以及它们彼此间在研究进程中的相互关联等加以介绍,同时在日常的授课过程中结合每一种技术对上述关系作进一步地强调,从而有效解决学生对课程内容缺乏整体认识的问题。由于原先第一次实验的内容是显微镜的使用和观察,可精简,因此,可为实验总论课腾出1.5~2个学时的时间安排。

　　第二个需要考虑的是"细胞培养"内容的安排。细胞培养技术虽然在细胞生物学研究过程中有着不可或缺的作用,但由于细胞培养需要专门的实验场地和操作环境,以中心现有的空间条件,显然无法满足成班开设这一实验课的要求。该如何解决这个问题呢?由于网络和数字技术的发展,很多虚拟实验应运而生,并出现在实验教学中[5]。既然没有实际动手操作的条件,那通过观看相应的视频,或者再结合虚拟软件操作,让学生学习该项重要的技能也是一个不错的选择。为此,我们进行了相应的准备,拍摄了相关内容的视频,并制作了虚拟操作的软件。在视频和模拟操作投入使用后,如再结合学习后的考察或测试,虽然可能无法与实际操作的效果相比,但依然可以让学生对该项技能的原理和基本操作有所了解,为进一步的学习和提高打好基础。此外,由于腾不出另外的课时来安排相关内容的学习,我们计划将该内容的学习安排在课外,借助互联网教学,让学生在课余时间上网进行相关的学习和测试,这在一定程度上也可以培养学生的自主学习能力。

　　由于原来课程中就有蛋白质定量分析的内容,即双缩脲法测定蛋白质含量,因此增加蛋白质提取的实验内容顺理成章,可以将两者放在一起,提取之后马上测含量。而原先与蛋白含量测定在一起的是葡萄糖的酶法测定,所涉及的技术也是比色分光分析,只是具体方法从标准曲线法改为标准管法,基本原理不变,因此可以将此内容移出,作为一项考核的内容。

　　除了上述对课程的实验内容进行更新和调整外,还可就这些内容的教学顺序做出调整。原先课程内容的教学顺序更多的是按照学科以及技术的特点来进行安排的。现在既然未来课程内容已经按照科研的进程进行了整合和模块化,我们认为课程的教学顺序也应该按此进程或新的模块做相应的调整,即基本上根据科研进程中先后经历的 4 个阶段依次进行。这样一方面更贴近实际的科研过程,另一方面也可以进一步加深学生对课程整合思路的理解,提升整合的效果。

4　结语

　　目前,整合式的实验课程成为高等医学院校实验教学发展的一种潮流和趋势。通过多学科内容的整合,打破学科界限,促进相关学科交叉和融合,培养学生综合运用各学科知识和实验技能的能力,为创新能力的培养奠定基础。而在课程整合的过程中,既要有整合的材料,还要通过整合促进学生的素养能够全面、持续、和谐地发展,才能获得最大的效益。我们在开展整合式实验教学的实践过程中,通过听取学生的反馈,并从实际应用的角度对实验内容进行了梳理、整合和优化,使课程的内容和相应的教学安排更贴近科研的实际需求,同时,也使课程内容的联系脉络更为清晰明了。我们期待重新整合和规划的课程内容能够使学生很好地掌握所学的各项实验技能,而且能够从整体上把握各种技能在科研工作中的作用和相关性,提高综合运用这些知识和技能的能力。当然,我们也深知课程整合的工作不可能一蹴而就,对于重新整合和规划的课程,我们将继续在实践中对其不断完善,使课程整合的效果得到真正的体现。

参考文献

[1] 丁文龙,卢健,徐大刚,等.基础医学实验教学中心的组织架构及实验教学改革的探索[J].上海交通大学学报(医学版),2008(28): 36 - 39.
[2] 许伟榕,程枫,沈文红,等.生物化学与分子生物学实验教学方法改革初探[J].实验室研究与探索,2010,29(11): 125 - 127.
[3] 苏何玲,莫之婧,朱华,刘青波,等.分子生物学虚拟实验教学平台建设的思考[J].中华医学教育探索杂志,2011,10(11): 1396 - 1398.
[4] Paul A, Bret E, Elizabeth C J. Making Connections: Integrated Learning, [Integrated Lives. Peer Review, Summer/Fall 2005, 1517.
[5] 于兵川,吴洪特.实验教学与科研有机结合培养学生创新意识和能力[J].实验室研究与探索,2010,29(2): 76 - 77.

五年制临床专业医学微生物
教学常见问题与对策

何　平，张湘燕

（上海交大医学院免疫学和微生物学系，上海，200025）

[摘　要]　根据当代医学教育的发展，提出医学微生物学教学中存在的一系列问题，并探讨了问题解决的初步设想，强调教师重点在于正确引导和培养学生探究的兴趣，养成自主学习的习惯。

[关键词]　医学微生物；教学方法；自主学习

医学微生物学是临床医学专业的一门重要基础课，是基础医学与临床医学的桥梁课程。目前，在五年制临床医学专业课程中，医学微生物学通常被安排在第二学年上学期进行。

与欧美的医学生不同，国内医科大学或医学院五年制临床医学的生源主要是以高中毕业生为主。在国内教学理念和模式下，学生普遍存在自学能力差，医学科学基础知识薄弱，以及个人职业理想不明确等问题。

而在信息互联网时代，对于知识掌握的理解与以往不同。在没有互联网的时代，知识的获得主要是通过教师的讲解、学者的专著和论文的阅读。在那个时代，教师在授课时会比较注重知识的讲解，学生比较注重知识信息的获取情况。而在知识和信息大爆炸的今天，知识的获得不再局限于课堂，且课堂所能给予的知识量

作者简介：何平(1973—)，博士，副教授。病原生物学课程组组长。电子邮箱：hpatsh@sjtu.edu.cn。

也已满足不了实际学习需求。因此,新时代的教育已经发生本质上的转变,教育的重点在于正确引导和培养学生探究的兴趣,养成自主学习的习惯[1]。

针对目前五年制临床医学专业学生医学基础知识薄弱和自学意识不强这一现状,教师必须注重因人施教。具体来说,从教学手段方面,通过运用多媒体课件等灵活的教学手段,提升学生自主学习的兴趣[2],提升学生学习的兴奋度;从教学内容方面,紧密联系生活和临床实际,利用具体生动的病例引导学生学习掌握病原体的相关知识。例如,从调查学生是否接种过流感疫苗作为引子,引出流感病毒的变异性;结合禽流感流行病例,引导学生理解流感病毒为何可以传播给人。在讲述伤寒沙门菌各论时,可以用历史上著名的"伤寒玛丽"的故事让学生了解伤寒的传播途径。而对于目前大学生学习的现状,提高他们主动学习最重要最有效的手段就是激发他们的独立思考。作为专业教师,从教学一开始就要强化这个意识,同时设计准备好高质量的问题。在具体教学实施过程中,可以课前就给出问题引导学生带着问题学习;授课过程中经常给出问题,让学生们自己思考寻求答案;此外,教师还可以布置课后作业,让学生利用业余时间通过查找资料和小组讨论来完成作业。对于学生通过自主学习后得到的有价值的学习结果,教师应及时予以肯定,并可以将其作为学生平时学习考核的一部分。

目前,许多医学院校已经开始以案例为基础的学习(case based learning,CBL)和以问题为基础的学习(problem based learning,PBL)[3,4]。但由于 CBL 和 PBL 都适用于小班教学,而掌握 PBL 教学的专业师资不足,学生数量相对较多,面对人数较多的班级就很难保证师资配备。针对这个问题,建议可以在人数较多的班级开展以小组为单位的 PBL 讨论式学习。教师课前发给学生资料,每个小组由学生组长组织大家分工查找资料,课堂上对搜集的资料进行分析和讨论。这个过程体现了学生在学习过程中完全的主体地位,而教师应该尽量少给予干预。在整个学习过程中教师可以作为督导,对有问题的学习小组进行针对性指导[5]。所有小组的学习讨论结果可在大班课堂上进行展示,教师对各组学习结果进行评价,并作必要的专业性总结。

同时,无论 CBL 还是 PBL 教学都强调要有高质量的、可自学的专业材料和资源库。而目前,医学微生物相关的中文教材和学习资源其质量和数量远远不能满足学生自主学习的需求。国内医学微生物学教材的质量以及网络资源建设等还未跟上 PBL 教学的节奏。中文教材专业内容不够详尽,知识信息更新较慢。同时,相对而言,目前缺乏科学性、专业性较高的中文网络资源,学生经常会在百度等网上搜索一些缺乏科学性和准确性的资料作为"标准答案"。另一方面,优秀的英文教材、论文和网络资源很多,大量优秀的专业论文往往是以英文发表,但学生的英语阅读和听力水平尚难达到进行流畅地自主学习的要求。要解决这个矛盾,增强学生专业英文阅读能力是比较可行的方法,可以一开始就让学生接触英语教材,循序渐进逐步增加阅读量,最终养成大量阅读英文资料的习惯。

目前,相对于医学生的总体数量,医学院校的师生比例普通偏低,也是影响医学教育质量水平的重要因素之一[6]。一方面医学微生物学学科前沿新的知识内容不断增加,一方面是医学微生物学基本课时有不断压缩减少的趋势,如何应对也是教师所面临的不小挑战。

对于教师而言,医学微生物的教学要重视科研与教学的相互促进[7]。首先,科研是教学高质量的保证,它可以为教学提供丰富的知识源泉。其次,科研能让教师真正进入专业领域,掌握最新动态和资讯,促进教学的"可持续发展"。但许多医学院校中青年教师普遍存在科研压力大的问题,由于科研与教学一样需要投入大量的精力和时间,顾此失彼常常在所难免。引起上述矛盾的主要原因还是主要在于目前中国研究性高校的师资相对缺乏,研究基础较国际一流大学来说相对薄弱,科研仍是重点关注的方向。要想真正改变这种状况,必须在制度上吸引优秀的科研人才和高年资教授不断充实到教学行列,真正成为教学的骨干力量。

参考文献

[1] Southwick F, Katona P, Kauffman C, et al. Dismukes. Commentary: IDSA guidelines for improving the teaching of preclinical medical microbiology and infectious diseases[J]. Acad Med, 2010, Jan, 85(1): 19 - 22.

[2] 谢涛. 如何在医学微生物学课堂教学中培养学生学习兴趣[J]. 医学理论与实践, 2006, 19(4): 484 - 485.

[3] 吴魏东, 许琰, 李莉, 等. 病案教学法在医学微生物学教学中的研究应用[J]. 医学理论与实践, 2006, 19(05): 606 - 608.

[4] 王险峰, 陈建宏, 钟毓娟. CBL 教学法在医学微生物学中的应用[J]. 中国高等医学教育, 2010, 4: 13 - 14.

[5] 王革非, 李康生, 辛岗, 等. 医学微生物学 PBL 教学中常见问题与解决对策[J]. 微生物学通报, 2009, 36(12): 1921 - 1924.

[6] 陈明光. 医学院师生比例分布情况的初步探讨[J]. 中华医学教育杂志, 1981, 4: 20 - 25.

[7] Marbach-Ad G, Briken V, Frauwirth K, et al. A faculty team works to create content linkages among various courses to increase meaningful learning of targeted concepts of microbiology[J]. CBE Life Sci Educ, 2007, 6(2): 155 - 162.

双语-PBL模式在组织
胚胎学教学中的探索性实践

武婷婷,李建国,郁　松,丁之德,徐　晨

（上海交通大学医学院解剖学与组织胚胎学系,上海,200025）

[**摘　要**]　双语-PBL(problem based learning,PBL)模式是一个兼顾知识传授、能力培养和专业外语提高的新教学方法,它体现了与国际化接轨的医学教育改革理念。教学实践表明在组织胚胎学中运用该模式具有可行性,它将经典的西医内容和最新的医学动态带到课堂中,培养学生自主解决问题的能力以及团队合作精神,有助于学生知识、技能、外语与素质的全面提升。

[**关键词**]　医学教育改革;双语教学;PBL(problem based learning);组织胚胎学

双语教学(bilingual education)是指在教学过程中,使用两种语言进行课堂和课外的教学活动。教育部将双语教学的课程明文规定为使用外语教材并且外语授课课时达到该课程课时的50％及以上的课程[1]。双语教学可以将经典的西医内容和最新的国际医学动态直接带到课堂教学中,是实现医学教育与国际接轨、培养具有国际竞争力人才的重要方式之一。

以问题为基础的学习(problem based learning,PBL)是由 Howard Borrows 教授于1969年在加拿大 McMaster 大学医学院首先试行的一种教学模式,它强调以学生为中心,提倡以问题为基础的讨论式、启发式教学方法,旨在充分调动学生的主观能动性,使学生达到由"学会"到"会学"的转变。国外医学教育实践证明,PBL是一种符

基金项目：2013年国家精品资源共享课(2013-382);2012年上海交通大学青年教师教育能力提升计划(YB110803)。

作者简介：武婷婷(1980—),女,讲师,硕士;电子信箱：wting555@163.com。

合现代医学人才培养要求的先进教学模式[2]。随着就业市场对医学人才素质要求的不断提高以及终身教育理念的深入人心,我国有很多医学高等院校应用或借鉴了该模式进行有益的尝试,PBL 已成为我国医学教育改革的方向之一。

组织胚胎学是一门基础医学主干课程,属于形态科学,其研究内容抽象,专业术语繁多。传统的授课方式难以激发学生的学习兴趣,学生普遍认为这是一门较枯燥的课程。目前,国内的一些医学院校已经在组织胚胎学教学中开展双语教学或 PBL 教学,取得了一定的教学成效,但双语- PBL 模式在组织胚胎学教学中的应用还未见报道[3]。我们尝试在组织胚胎学中整合这两种教学方法,以期发挥两者的优势,有效地激发学生的学习兴趣、提高学生的专业外语水平、培养学生的自主学习能力和团队合作精神。

1　教学实践

1.1　教学对象

学生素质是影响教学改革的因素之一。医学法语教育是我医学院的教学传统与特色,八年制临床医学法语班每年招生 30 名,学生历年高考录取分数线均为全院最高,我们率先在该班级中开展改革试点。2012—2014 年期间共 120 名学生参与教学改革和问卷调查,问卷回收率为 100％。

1.2　师资

教师具备扎实的医学知识和流利的外语是实施双语教学结合 PBL 模式的基本前提。参与教改的教师均接受 PBL 培训,并有在法国工作和学习的经历。

1.3　教材与学习资料

我们采用的是人民卫生出版社出版的全彩页医学法语教材《组织学与胚胎学》,该书图文并茂,符合组织学形态科学的特点;书中附有国内外优秀组织学与胚胎学专业网址,供学生在课外进行拓展学习,是学生准备双语 PBL 课堂讨论理想的参考资料之一。

1.4　教学内容

组织学总论和胚胎学依然采用传统的双语- LBL 教学模式,涉及器官系统的组织学各论选择双语- PBL 模式。

1.5　实施过程

双语- PBL 教学实施过程可分为提出问题、分析问题、课堂讨论与总结 3 个阶段。① 提出问题：课前 2 周将学生分组，布置教学任务，提供学习资料，要求学生进行课前自主学习讨论并提出问题。教师将学生的问题汇总整理出 10~12 个讨论题，确保讨论题的内容覆盖教学大纲的要求。将讨论题布置给学生，并向学生讲授 PBL 基本理论，指导学生使用检索工具查阅资料；② 分析问题：学生以小组为单位，在组长的带领下课外通过图书馆和互联网查阅资料、讨论分析，并将小组讨论结果用法文制作成 PPT；③ 课堂讨论与总结：小组代表在课堂上将本组负责的讨论题用法文进行宣讲，组内同学作补充并回答同学提出的疑问。教师对学生的演讲与讨论进行引导、纠正、补漏、总结和反馈，对学生表现优异的地方予以肯定，对不足之处给予指正和建议。

1.6　教学评估

参考国内外 PBL 教学质量评估体系，我们采用问卷调查与书面报告相结合的评估体系[4,5]。问卷调查以讲解内容的科学性与完整性、课堂讨论互动情况、PPT 制作水准和法文演讲水平 5 个方面作为评价指标，以无记名方式进行导师评估、学生相互评估以及学生自我评估。另外，学生以小组为单位将双语 PBL 教学课的内容以书面形式提交报告，包括 PPT、演讲稿、问题讨论稿、参考资料以及学习心得。

学生成绩分为平时成绩、实验成绩和期末成绩三部分，分别占 20%、20% 和 60%。其中平时成绩以导师评估（占 5%）、学生相互评估（占 5%）、学生自我评估（占 5%）以及学生作业报告完成情况（占 5%）组成。

2　总结与体会

2.1　教学效果与存在的问题

通过对学生课堂表现的观察以及问卷调查的结果分析可以看出，学生在课前做了详尽的资料查询和充分的讨论准备，所制作的 PPT 内容详尽、图随文走、布局基本合理、版式新颖；组员之间分工合理、配合默契，学生的参与热情较高；课堂气氛较活跃，大部分学生能踊跃发言。

学生的表现也存在不足之处：在讲解过程中对于讲述内容平铺直叙，未能做到重点突出、难点讲清，需要教师在总结时加以强调；PPT 中的文字多以较长句子的形式出现，需要加以提炼和精简；课堂讨论热烈有余，深度不够，偶尔会跑题，教师需适时正确引导；讨论时出现不能解答的问题时，部分学生习惯性地先求助于教师，而不是自己开动脑筋，主动找寻答案；学生在小组互评和自评过程中出现"你好、我好、大家好"的情况，未能恰如其分的进行评价。

调查问卷统计结果显示：95％学生表示乐于接受并能很快适应这种新的教学模式，认为它在激发学习兴趣、培养自学能力、增强用外语学习医学知识的自信心、提高外语水平以及增进合作互助的同窗友谊方面有良好的效果。对于在反馈环节所听到的评价和建议，90％学生持虚心接受的态度，并表示会积极改进以提高自己的自学能力和表达水平。

12％学生对新的教学模式有质疑和顾虑：新教学模式与传统的教学法相比占用大量的课外时间，增加了课业负担，有畏难情绪；在反馈环节不好意思指出同学的不足，担心因扣分而影响同学间的关系与友谊。

2.2　教学体会

双语- PBL 模式对教师和学生都是一个巨大的挑战。教师和学生都必须转变教与学的理念。教师要将课堂交给学生，让他们成为学习的主体，做到从"授之以鱼"向"授之以渔"的转变。而学生也要改变学习的模式，不再只依赖教师的讲授来获得知识，而是通过自主学习的方式在实践中内化并掌握书本知识，并养成勤于思考、善于分析解决问题的良好习惯。

教师是双语- PBL 教学的组织者和引导者，有效的组织和正确的引导是教学改革顺利开展的关键。教师在课前需精心设计教案，对学生提交的讨论题进行筛选和提炼，做到尽可能涵盖本学科教学大纲中的知识要点，确保学生所学医学知识的完整性和系统性[6]。教师可以对学生提交的讨论题进行适当的加工润色，比如关于排卵过程的讨论题可以设计为"我究竟是不是'捡来'的孩子呢？"；关于卵泡发育的讨论题可以设计为"形成我的那个卵子是什么时候、怎么样发育而来的呢？"。以趣味化、生活化的方式来提出问题可以更有效地激发学生探究学习的兴趣。另外，在课前教师需要对学生进行充分的动员和有效的 PBL 培训，鼓励他们大胆开口讲外语，勇于表现，在实践中提高自身的外语表达水平和专业知识技能。

及时到位的双向反馈以及恰如其分的客观评价是双语- PBL 教学的最后一个环节，也是比较容易被教师和学生所忽略的部分[7]。教师在做反馈和评价时既要指出学生做得不够完善的地方,敦促他们改进;同时也要肯定他们做得好的方面,继续精益求精;此外,教师还需要引导学生如何进行客观有效地自我评价和互相评价,鼓励学生大胆地肯定优点、指出缺点并提出解决方案或思路。在这一环节,学生自我评价时通常过于谦虚,只讲缺点不提优点;在评价同学时则相反。教师需要给学生解除思想包袱,明确指出肯定自身的优点不是骄傲自满,指出同学的缺点和不足才能促使其提高与进步,营造一个自由、开明、民主的教学氛围。

　　长期以来,我国的医学双语教育侧重阅读和听力,忽视口头和书面的表达;基础医学课程教学过程中偏重医学知识的传授,忽略能力的培养。我们在八年制临床医学法语班的组织胚胎学课程中进行双语-PBL模式改革,实践证明具有可行性,为该模式向其他基础医学课程的推广积累了经验。双语-PBL模式提供了一个知识、能力、外语三者兼顾的新教学平台,它可以让学生主动参与教学,在实践中掌握医学知识、培养自学能力、提高外语水平,并树立团队合作的精神和终身学习的理念。

参考文献

[1]　毛世瑞,蔡翠芳,石凯,等.新形势下双语教学课程体系建设[J].药学教育,2011,27(1):28-31.

[2]　李耀东,蒋冬梅,汤宝鹏,等.PBL教学法在医学留学生心血管内科教学中的应用[J].中国科教创新导刊,2012(1):88.

[3]　文晓红,李静,杜已萍,等.PBL在研究生组织胚胎学教学中的实践和探索[J].西北医学教育,2011,19(2):301-304.

[4]　林桦,彭伟莲,沈守荣.临床医学八年制双语教学问卷调查分析与启示[J].中国高等医学教育,2012(7):85-87.

[5]　祖雅琼,马骏,李丽剑,等.医学研究生PBL模式教学质量评价体系的构建[J].复旦教育论坛,2011,9(2):83-87.

[6]　高志华.PBL教学中的问题设置[J].河北联合大学学报(医学版),2012,14(1):133-134.

[7]　曹博,程志,曹德品,等.PBL教学模式在医学教学改革中的应用[J].中国高等医学教育,2007(7):1-2.

CBL 教学法在血液系统整合课程临床见习教学中的应用初探

徐子真[1]，王也飞[1]，王 焰[2]，程 澍[2]，胡翊群[1]，丁 磊[1]

(1. 上海交通大学医学院附属瑞金医院检验系，上海，200025；

2. 上海交通大学医学院附属瑞金医院血液科，上海，200025)

[摘 要] **目的**：探讨以病例为基础的学习(case based learning, CBL)模式在八年制医学生血液系统整合课程临床见习教学中的应用及效果。**方法**：实验组采用CBL教学法进行见习带教，对照组采取传统教学法进行带教。见习结束后，对两组采用问卷调查方法进行教学效果的评价。**结果**：CBL提高了学生的学习兴趣和自主学习能力，加强了学生运用理论知识解决实际问题的能力，培养了学生的临床思维能力。**结论**：CBL可提高八年制医学生血液系统整合课程临床见习教学效果。

[关键词] CBL(case based learning)；八年制；血液见习；教学方法

上海交通大学医学院临床医学八年制血液系统课程是以人体器官系统为基础的医学整合课程之一。课程设置在八年制的第三学年，内容整合与血液系统有关的基础知识，结合血液病分类和诊断基础进行血液病学的导论介绍[1]。课程包括6学时的临床见习内容，目的是让学生在完成血液学基础知识以及血液科常见疾病的发病机制、临床表现、分类诊断等理论课学习之后，对临床血液学有一个更形象更直观的了解，同时为八年制医学生提供早期接触临床的机会。在有限的时间内激发学生对临床血液学的兴趣，使学生更好地掌握和理解血液学基础知识，为今后进入后期的学习和临床实习打下良好的开端，是血液系统临床见习教学的主要

作者简介：徐子真(1982—)，女，讲师，博士学位，xuzizhen@126.com。
通信作者：丁磊，ding610506@hotmail.com。

目的。

以案例为基础的学习(case based learning,CBL)模式是基于以问题为基础的学习(problem based learning,PBL)发展而来的全新教学模式。CBL教学模式的核心是"以病例为先导,以问题为基础,以学生为主体,以教师为主导"的小组讨论式教学[2]。相对于"教师为中心,教师授课、学生听讲"的传统的以授课为基础的学习(lecture based learning,LBL),CBL更加强调学习过程中学生的主动性和积极性,以及培养学生分析问题、解决问题的能力[3]。CBL教学法近年来在多所医学院校均有报道[4,5],对象集中在进入临床实习的医学生中,而在前期基础阶段的医学生中研究较少。为了探讨CBL教学法在前期学生见习教学中的效果,上海交通大学医学院附属瑞金医院检验系血液教研室首次在临床医学八年制血液系统整合课程的临床见习中引入CBL教学法,初步应用总结如下。

1　对象与方法

1.1　对象

选取上海交通大学医学院2010级临床医学八年制学生共60人,随机分为2组,CBL组(实验组)30人,LBL组(对照组)30人。其中男生28名,女生32名,年龄19~21岁,平均年龄20.4岁。两组学生上学期成绩无明显统计学差异($P>0.05$)。

1.2　内容

各小组在上海交通大学医学院附属瑞金医院血液科见习2次,每次3学时。由主治医生以上血液专科医师带教,按照《血液系统》教学大纲要求,见习内容包括:血液系统疾病诊断基础(病史、症状体征、查体要点)、血液系统常见药物、贫血概述、缺铁性贫血、溶血性贫血、再生障碍性贫血、急性白血病、慢性粒细胞白血病、恶性淋巴瘤、慢性淋巴细胞白血病、骨髓增殖性疾病、骨髓增生异常综合征、出血性疾病概述、特发性血小板减少紫癜,以及参观骨髓穿刺、腰穿诊疗操作。

1.3　方法

LBL组采用传统教学法,由带教教师根据教学大纲选择病例,床旁介绍患者情况,课堂讲授该疾病的基础知识、诊断、鉴别诊断与治疗要点。CBL组采用小组讨论模式。

1.3.1　病例选择

教师首先向同学介绍 CBL 教学法的目的、意义和方法；并导入主题，明确此次实习的学习目标和重点。教师根据教学大纲要求选择血液科门诊常见疾病如贫血、特发性血小板减少性紫癜，或血液科病房常见疾病如急性白血病、非霍奇金淋巴瘤、多发性骨髓瘤等。在小组讨论前将病史、体征及相关实验室检查告知学生，使学生对疾病有初步了解。

案例举例：年轻未婚男性，20 天来出现乏力、发热、牙龈出血等症状，体格检查发现贫血貌、浅表淋巴结肿大，常规的抗感冒治疗没有效果。体格检查：脸色苍白，巩膜无黄染，咽充血（＋）扁桃体（－）。两侧颈部、耳后及多枚淋巴结，最大 1.5 cm 左右，两侧腋下、腹股沟未及淋巴结肿大。胸骨轻压痛，心律齐，听诊未及杂音，肺叩诊清音，腹平软，肝脾肋下未及，下肢不肿，神经系统检查正常。血常规：Hb 68 g/L，Ret 0.1％，Hct 0.141，MCV 92.8fl，MCH 31.1 pg，MCHC 335 g/L，WBC 31×10^9/L，中性粒细胞 4％，淋巴细胞 40％，PLT 26×10^9/L；幼稚细胞 56％。

1.3.2　小组讨论

将实验组学生随机分为 3 组，每组 10 人，进行协作式讨论。学生在教师指导下针对病例提出问题，查找相关参考资料分析问题，组织讨论，每名学生发表意见，教师听取学生讨论，观察学生的参与性和逻辑思维能力，对学生做适当引导和点拨。

提问举例：该青年发病的诱因可能是什么？考虑血液系统疾病的依据？发热、出血、贫血、淋巴结肿大的诊断和鉴别诊断思路有哪些？打算进一步做什么检查以明确诊断？

1.3.3　集中总结

学生讨论结束后指导教师进行总结性讲评，根据讨论具体情况适当引导启发学生思考分析问题，加深学生对疾病相关基础知识的理解，初步培养其临床思维。

总结举例：教师可引导学生将讨论聚焦到急性白血病的分型、诊断、鉴别诊断以及急性白血病的治疗原则和预后，并由此扩展到白血病的相关社会伦理问题，例如，如何对白血病患者进行心理疏导，如何从减轻患者经济负担角度制定个体化治疗方案、造血干细胞移植等。

1.4　效果评价

通过教学效果问卷调查以及座谈会方式进行教学效果评析。问卷内容包括基础知识的巩固与拓展、提高学习兴趣和学习主动性、培养临床思维能力、活跃课堂气氛、融洽师生关系、促进团结协作、提高临床思维能力和运用理论知识解决实际问题的能力、学生对指导教师的评价等。座谈会反馈学生及教师对血液系统见习采用 CBL 教学模式的意见与建议。

1.5　统计学方法

采用 SPSS 13.0 统计学软件进行数据分析,计量资料数据用 $\bar{x} \pm s$ 表示,两组间比较采用 t 检验;计数资料用率表示,组间比较采用 χ^2 检验,以 $P < 0.05$ 为差异有统计学意义。

2　结果

2.1　见习教学质量调查

表 1 显示 CBL 组对教学效果的评价优于 LBL 组。学生认为 CBL 教学法提高了学习兴趣和学习主动性,与 LBL 法相比存在统计学差异($P<0.05$)。CBL 法有助于基础知识的联系与应用,有助于教学内容的扩展和延伸,有助于师生交流和临床思维能力训练,提高了团队协作能力和运用理论知识解决实际问题的能力,与LBL 法相比存在明显统计学差异($P<0.01$)。在把握重点、难点和基础知识的巩固和吸收方面 CBL 的满意度高于 LBL,但差异无统计学意义。

表 1　两组教学满意程度比较

项　　目	CBL 组		LBL 组		P 值
	人数	比例/%	人数	比例/%	
有助于把握重点难点	25	83.3	22	73.3	0.347
有助于基础知识的巩固和吸收	26	86.7	23	76.7	0.317
有助于基础知识的联系与应用	27	90.0	18	60.0	0.007
有助于教学内容的扩展和延伸	28	93.3	19	63.3	0.005
提高了学习兴趣	25	83.3	17	56.7	0.024

续　表

项　　目	CBL 组		LBL 组		P 值
	人数	比例/%	人数	比例/%	
提高了学习主动性	24	80.0	16	53.3	0.028
有助于师生交流互动	27	90.0	12	40.0	0.000
有助于提高团队协作能力	23	76.7	11	36.7	0.002
有助于临床思维能力训练	22	73.3	12	40.0	0.009
提高了运用理论知识解决实际问题的能力	24	80.0	13	43.3	0.003
希望在以后见习中采用这种教学方式	27	90.0	15	50.0	0.001

2.2　学生对指导老师的评价

表 2 结果显示,CBL 组学生对指导教师的评价较高,认为教师选择的案例很有趣的占 83.3%,能全神贯注于小组讨论的占 83.3%,能鼓励学生讨论的占 76.7%,会在适当时机给予提示用问题并修正学生错误的占 83.3%,能引导学生达到教案学习目标的占 90.0%,会在讨论后对学生进行小组反馈的占 86.7%。

表 2　学生对指导教师的评价(n/%)

项　　目	非常同意	同　意	尚　可
选择的案例很有趣	25(83.3)	3(10.0)	2(6.7)
能全神贯注于小组讨论	25(83.3)	4(13.3)	1(3.3)
能给予我支持,鼓励我发言	23(76.7)	6(20.0)	1(3.3)
会在适当时机给予提示用问题	25(83.3)	4(13.4)	1(3.3)
会修正错误的推断与假设	25(83.3)	4(13.4)	1(3.3)
能引导我们达到教案的学习目标	27(90.0)	2(6.7)	1(3.3)
会在讨论后对学生进行小组反馈	26(86.7)	3(10.0)	1(3.3)
总计	176(83.8)	26(12.4)	8(3.8)

3　讨论

血液学理论性强,内容复杂而抽象,学生普遍感到学习难度大。而且对于尚未接触临床的医学生而言,他们所掌握的血液学专业知识还完全是书本化、概念式的、零散的,难以与临床实践中纷繁复杂的实际问题相结合,学生往往感到茫然。因此,如何将抽象的医学理论知识与临床实际相结合,在有限的教学时间内激发学生的学习兴趣,提高见习效率和教学效果,是临床见习教学的重要任务。此外,上海交通大学医学院教学改革对临床八年制医学生的学习主动性和创新能力要求较高[6],如何提高八年制医学生自主获取知识的能力,培养其探索和创新精神,提高其全面素质和综合能力,是医学整合课程教学研究的重点,这就要求在教学活动中不断更新教育理念,改进教学方法。

　　CBL 教学法是案例为依托、以学生为主体、以小组协作式讨论为主要形式的自我引导学习法。教师根据教学目的要求选择临床典型病例,组织学生通过对案例的调查、阅读、思考、分析、讨论和交流等活动,提高他们分析问题和解决问题的能力,加深他们对基本原理和概念的理解,培养学生的自我学习能力和临床思维能力[7,8]。与传统教学法相比,CBL 教学法应用于血液系统见习的优势主要体现在以下方面:① 有利于促进学生自主学习,发挥八年制医学生自主学习能力较强的优势,激发学习热情。在讨论急性白血病的案例时,学生们主动回顾了血细胞增殖和成熟过程;血液中红细胞、白血病和血小板的正常生理功能等基础知识,从而回答了为什么白血病会引起感染、贫血、出血和髓外浸润现象。这种学习方式提高了学生获取知识和自主学习的能力,变"授人以鱼"为"授人以渔",变被动接受为主动学习[9]。② 有利于提高学生的综合分析能力和临床思维能力。在讨论贫血的案例时,学生分组讨论了红细胞的结构和代谢,如何根据临床资料和外周血检查确定贫血类型,如何选择合理的实验室检查寻找贫血病因,以及抗贫血药物的使用等问题,增强了学生临床思维能力,提高了综合分析能力和运用理论知识解决实际问题的能力。③ 有利于提高见习教学质量。CBL 根据教学目标将临床真实病例加以典型化处理,形成供学生思考分析的案例。在第一次见习时学生首先在病房中接触患者、询问病史,然后以小组的形式围绕病例提出问题、分析问题、查阅资料;第二次见习时讨论并总结该病例的诊断、鉴别诊断和治疗原则,从而巩固并深化了对基础理论知识的理解,并使教学内容得到了扩展和延伸,学生认可度和参与性高,教学效果好。

　　CBL 教学法应用过程中也存在一些值得注意的问题。首先,CBL 法对学生要求较高。每个学生的基础知识、个人素质和理解能力不同,参与小组讨论情况也不同。有些学生已经习惯于传统的教学方法,不能积极投入到 CBL 小组讨论中去,对于这部分学生可进行课前的辅导和预习,使学生了解这种授课模式并逐渐接受,进而主动投入到学习和讨论中。其次,CBL教学法转变了教师的教学理念,对教师自身综合素质的要求有所提高[10]。授课教师需要根据教学大纲和学习目的选择难度适中、有代表性的案例提供给学生分析讨论,因为好的案例可以引导学生逐步从基础、专业到临床知识循序深入,对培养学生具有正确和清晰的临床分析思维能力非常重要[11]。在小组讨论时教师需要具备良好的组织、协调能力,善于引导、鼓励学生发言,从学生的评论和观点中发现问题、提出问题、总结问题并反馈给学生,修正学生的错误推断与假设,引导学生达到教案的学习目标,使课程进展顺利,保证良好的教学效果。另外,CBL教学法对硬件设施要求较高。教学资源如教室和课时配置不足会直接影响学生的学习兴趣和学习效果。

总之,在八年制医学生血液系统整合课程临床见习教学中应用CBL教学模式能够营造良好的学习气氛,在吸收和巩固基础知识的同时理论联系实际,提高学生自主学习和将理论运用于实际的能力,是值得推广应用的教学方式。CBL教学法在具体实施中还存在一些问题有待研究,需要在今后的实践中不断探索,不断完善。

参考文献

[1] 胡翊群,赵涵芳.高等医药院校器官系统医学教材:血液系统[M].上海:上海交通大学出版社,2012.

[2] Srinivasan M,夏颖,顾鸣敏.PBL教学法与CBL教学法的比较——基于两种教学法的转换在临床课程学习上的效果分析[J].复旦教育论坛,2009,7(5):88-91

[3] Carder L, Willingham P, Bibb D. Case-based, problem-based learning:Information literacy for the real world [J]. Res Strategies, 2001, 18(3):181-190.

[4] 林浩.案例教学法在外科学教学中的应用[J].中国医药科学,2011,01(23).

[5] 安群星,安宁.案例式教学法在临床输血学教学中的应用[J].海南医学,2013,24(2).

[6] 游佳琳,郁松.关于八年制医学教学改革新思路的探索[J].中华医学教育探索杂志,2011,10(1).

[7] 张家军.论案例教学的本质与特点[J].中国教育学刊,2004,(1):48-50.

[8] 林浩.案例教学法在外科学教学中的应用[J].中国医药科学,2011,01(23):150-151.

[9] 丁文龙,李稻,陈红,等.医学生创新能力培养的实践与探索[J].中华医学教育杂志,2007,27(6).

[10] 陈秀芳,叶辉,唐敬兰,等.案例教学法在医学生物化学教学中的应用[J].中华医学教育探索杂志,2011,10(6):718-720.

[11] 倪培华,刘湘帆,李莉,等.医学检验专业临床生化课程的PBL教学在实践中不断完善[J].诊断学理论与实践,2011,10(4).

培养医学生法律素质的思考与建议

朱建征[1]，唐　华[1]，钟舒文[2]，董　樑[3]

（1. 上海交通大学医学院，上海，200025；2. 上海交通大学医学院附属儿童医学中心，
上海，200127；3. 上海交通大学医学院附属仁济医院，上海，200127）

[**摘　要**]　从分析当前医学生法律素质与法制意识的现状切入，从医学教育、职业发展、医患关系等方面阐述了提升医学生法律素质的重要性和紧迫性，并针对现状结合课程体系、教学资源、教育环境及自我意识等方面，深入剖析了医学生法律素质教育存在的问题。在此基础上，明确提出要有针对性地转变传统医学教育观念，加强法律教学建设，建立"三位一体"的培养机制，有助于改善医疗服务质量，构建和谐医患关系。

[**关键词**]　法律素质；医患关系；医学教育；法制教育

在进行社会主义法制建设的今天，重视当代大学生的法制教育工作，培养和提高大学生的法律意识与素养，应该成为我国高等院校教育中的一项重要任务[1]。医学生作为大学生中的一员，在法制教育方面既具有一般大学生的共性，又具有其自身的特性。随着我国医疗法律法规机制的逐步健全，医疗卫生事业正逐步走向法制化的道路。当前我国医疗卫生体制改革正面临困境，医患关系紧张已是不争的事实。临床工作中医疗事故争议案件屡有发生，部分争议案件发生在低年资医师，甚至发生在临床实习生的实习活动中。因此，对医学生，尤其是即将进入临床实习的医学生，提高其法律素质具有重要意义。

作者简介：朱建征（1978—），讲师，博士生；电子邮箱：jzzhu@shsmu.edu.cn。

1　提升医学生法律素质的重要性和紧迫性

1.1　医学法律素质是医学教育的重要组成部分

《全球医学教育最低基本要求》对医学生提出了 7 项必须具备的基本能力和素质要求,其中"医学职业价值、态度、行为和伦理"这一点中要求医学生应当"认识医学职业的基本要素,包括这一职业的基本道德规范、伦理原则和法律责任"。我国2008 年发布的《本科医学教育标准——临床医学专业(试行)》对医学生职业素质的标准明确规定:"树立依法行医的法律观念,学会用法律保护病人和自身的权益。"可见,医学生法律素质在医学教育中占据重要地位。

1.2　培养医学生法律素质是医生职业发展的内在需要

医学是一门实践性和专业性很强的社会科学,具有严谨的治学要求和技术规范,医学正不断走向法制化、规范化,随着人民生活水平的不断提高,传统医学模式向生物-心理-社会医学模式转变,对医务工作者提出了新的要求。当前,医学教育还受传统医学教育影响,侧重于医学知识、医疗技能的培训,而对医疗相关法律的教育没有得到相应的重视[2]。医学生是医科院校的大学生,生活在"象牙塔"中。当他们走出校园走向工作岗位,融入社会过程中,部分学生出现了各种不适应,基本卫生法规知识的缺乏给医学生临床工作的开展带来了种种困难[3]。医生职业的法制化、规范化和高风险性,要求养成从法律角度思考、分析、处理日常的诊疗活动,使诊疗行为符合法律、规范化要求。因此,医学生法律素质教育,不仅是大学生"社会化"的基本要求,更是从医学生转变成医生的职业发展需求。

1.3　培养医学生法律素质是构建和谐医患关系的必然要求

当前我国医疗卫生改革正处一个转型期,随着人们法律意识和自我保护意识的增强,医患矛盾日显突出,甚至屡屡出现伤害医务人员人身安全的恶性事件,严重影响医患之间的信任关系,干扰了正常的医疗秩序。医疗纠纷因素是多方面的,但很重要的原因是一部分医务人员的法律素质较低所致。医学院校是培养未来医生的摇篮,培养医学生的法律素质和法律思维,可以提高防范和处理医疗纠纷的能力,真正做到依法行医,合法行医,从而构建和谐的医疗环境,维护生命和健康。

1.4　培养医学生法律素质是实现依法治国的需要

医学生是国家宝贵的人才和未来卫生事业的栋梁,他们的法律意识和法律思维水平,直接影响中国法治社会的建设进程,关系到社会公民的整体法律素质。医学生法律思维的提高,对社会的守法、用法、执法具有良好的示范作用。对医学生进行有关法律知识的教育有利于造就一支既熟悉医学科学和公共卫生专业知识又熟悉法律知识的卫生行政执法队伍,有利于加强卫生法制建设实现依法治国的目标。

2　医学生法律素质教育存在的问题

2.1　现行课程体系不尽合理

从 2006 年 9 月开始,高校"思想道德修养"课与"法律基础"课正式合并,根据高等教育出版社出版的《思想道德修养与法律基础》的教材来看,仅有四分之一的内容是法律常识。无论从教学时间来看,还是从教学的内容上来看,不利于学生掌握法学的基本理论尤其是与医务工作相关的法律法规。在这方面与国外医学院校相差甚远。我国医学院校的人文社会科学课程大约占总学时的 8% 左右,而国外医学院校中人文社会科学类课程占总学时比例较大,美国、德国多达 20%~30%,英国、日本为 10%~15%。我国医学院不仅课程体系开设不合理,而且教学讲授层偏低。目前我国高等医学院校中,由于授课学时所限,法律课只能突出与医学有关的几个卫生法律的教学[4]。由于缺乏基本法学理论作支撑,学生仅仅掌握卫生法学的一些条文,难以从法学课的学习中真正地去体验法的基本精神和价值,难以从法的基本精神与人文价值的角度考虑其在医疗活动中所体现出来的人文关怀。医学院校的法学课教学层次低,涉及面也窄,直接影响了对学生法律意识的培养和法律素质的提高[5]。

2.2　医学院校师资力量的薄弱

医学院校缺乏医、法结合复合型的师资队伍。医学生的法律教育中,一支素质优良且能同时兼顾医学与法学的教师队伍是教育的关键。纵观众多医学院校,在师资力量的引进上却对此缺乏关注。教师往往多只从事法律专业研究,缺乏医学专业知识更缺乏医疗实践经验。这导致教师在教学过程中往往只较为机械地教授专业法律知识,不能把法律教学与医疗实践相结合,教学时易产生照本宣科、"一言堂"的情况,缺乏教导学生利用法律专业知识为医疗实践服务的实践教育,易产生学生死记硬背,失去学习趣味性的效果。另一方面,学生在学习相关法律知识后,也难以将其与自身所学专业知识结合,不能形成深刻印象。在学生日后走上工作岗位从事实践工作的过程中,因缺乏相关法律知识,也难以有效地将法律与医疗实践结合起来为其工作服务。

2.3　医学院校缺乏法律环境氛围

在医学院校中,法律方面的图书资料向来较为稀少,而且比较陈旧。这导致学生查阅资料的途径上受到限制[2]。医学院校很少开展法律知识讲座、举办法律知识竞赛或其他的宣传活动。校园内缺乏法律氛围,学生在课堂外也较少学习法律、了解法律,对法律难以产生兴趣。在医学院校中,有关学习法律的社团和相关学术论坛也是极少的,从而使得医学院学生无法更进一步提升其法律素质。

2.4　医学生忽视对于自我的法律素质教育

医学院学生专业课的课程繁忙,年级越高,就业竞争压力越大。因此医学院学生往往存在重理轻文的态度,即在医学专业课程上下了很大的工夫,而忽视了人文类课程包括法律知识的学习。同时,大部分医学生未曾意识到法律在医学方面的重要性,疏忽了自我的法律素质教育。这种急功近利实用主义的价值观必然造成许多医学生法律知识缺失,从而导致法律素质的低下。

3　提升医学生法律素质的方法

3.1　转变传统医学教育观念

如何加强医学生人文素质教育,创建以培养医学生创新精神和实践技能为重点的教育模式,已经成为高等医学教育改革的重大课题和医学教育领域的迫切任务[6,7]。"全球医学教育最低基本要求"强调医学生必须具备的基本素质包括医学知识、临床技能、职业态度、行为和职业道德等。面对我国日益复杂的医患关系,高等医学院校必须充分认识加强医学生人文素质教育,特别是职业道德素质和法律素质教育对未来医学教育的发展、医学科学的进步所产生的巨大影响,把医事法律素质教育提升到"成人、立校、兴国"的战略高度去认识,转变教育观念,拓展教育改革思想,把医学生职业法律教育贯穿于医学人才培养的全过程。

3.2　丰富教学内容，改进教学方法

在对医学生开展法制教育的过程中，应当不断丰富法制教育的内容，提高医学生对宪法、行政法等重要法律的认识和理解。社会矛盾的焦点随着经济发展不断变化，法律调整的对象和内容也会与之相适应，针对医学生的专业性法律教学内容亦会紧跟立法的变化而变化。法律教学应适应社会的发展与需要。根据目前医学理论和实践，医事法律教育应以掌握医事法律知识为基础，以训练医事法律能力为重点，以塑造医事法律品格为核心，整合医事法学的教学内容，编写具有中国特色的医事法学教材和配套读物（包括案例），增开"医患关系与医疗纠纷""医疗纠纷的处理规则""医疗行为及其法律责任"等选修课等[8]。通过理论传授和案例评析，让学生能够全面了解医事法的相关内容，并运用医事法律法规和医事法律理论分析和解决医患矛盾，使医学生形成合理的知识结构。而且，法制教育的内容应立足于医学生的日常学习生活，立足于医学生的思想实际。应抓住医学生感兴趣的热点和难点，指导他们分析和解决问题。在培养医学生法律意识的过程中，要充分发挥学生的主动性和参与性，改变传统的教学模式，变"以教师为中心"为"以教师为主导，以学生为主体"此外，还可以开展辩论教学法，就医学上有争议的话题进行讨论，训练学生的表达、思维能力和临场发挥能力。以问题为基础的学习（problem based learning，PBL）是一项新的教学方法，指把学习置于有意义的问题情境中，以问题为基础、学生为中心、教师为引导的小组讨论及自学的教学方法[1,7,8]。其典型的过程是：提出问题—收集资料—小组讨论—课堂讨论—教师总结。PBL 教学方式注重培养学生分析问题、解决问题的能力，贴近临床实践，对强化医学生有效解决问题的意识大有裨益，在法律课程中通过真实的临床病例和社会医疗事件，突出以案说法，使医学生明确医患双方的权利及义务，重在培养其依法从医的法律意识。

3.3　改进法律课程的设置

针对不同医学生人群特点，设计不同的法律授课科目、设置时间、课时安排等。如对临床医学专业重点讲授执业医师法、医患关系的法律问题、患者的权利、医师的义务、医疗过失的法律责任等。就临床法规教育课程的时间安排上，对于临床专业学生，可考虑在临床实习前安排讲授，并结合对医院管理制度和各种临床规范的培训，可有效减少医疗纠纷。

3.4　加强医法结合师资队伍的建设

如果没有高素质的教师队伍作为保证,医学素质教育就难以收到成效。首先,要端正教师的教学态度,重视医学生的法律教育。学校要从培养合格医学人才的高度重视医学生法律知识教育,把法学课程教学纳入教学计划,根据具体情况作为必修课或选修课,给法律知识教育以应有的地位。作为任课教师要本着教育人、塑造人的目的,通过自己的教学活动和法制教育不但使学生掌握一定的法律基础知识,更重要的是帮助学生树立起法纪观念、增强法律意识。其次,提高任课教师素质。医学院校应在医学法律师资队伍建设上加大工作投入力度,对专门从事医事法学教育的教师进行专业培训,制定师资培训计划,鼓励法律教师学习医学知识,激励中青年教师外出进修深造,提高教师的学历层次,建立知识结构合理的师资队伍。设置专门的医学法学研究和教育机构,成立医事法律教育中心,配备专业人员,与司法、卫生行政机构合作,组建培养医事法律教学研究人才的基地,尽快建立素质较高、专兼结合的教师队伍。

3.5　营造良好的校园氛围

作为课外学习的主要场所,图书馆首先应该改善环境,增加投入,多购些相关的法律法规书刊。应充分利用学校周围可利用的环境如橱窗展览,对一些有影响的有关案例在橱窗中张贴。另外可充分利用学校的广播站和的校报,专设一个法律教育栏目,进行有关法律问题的讨论。通过营造良好的法学氛围,可以耳濡目染、潜移默化地影响到医学生的法律素质。此外,有效开展医学院校的法律教育实践活动,可通过设立实践基地、组建法律社团、开展诊所式法律教育活动、开展法律特色校园文化活动等来培养医学生的法律能力。将课堂教学与课外教学、显性教育与隐性教育结合起来,邀请人文科学造诣较深的知名专家、学者,有丰富医疗实践经验、德高望重的资深医学专家,以及具有丰富法律实践经验的法律工作者等来校讲学;聘请校内在人文素质方面有研究的优秀教师进行专题讲座和学术报告;利用报纸、杂志、播放法制教育电视录像、电影和专题广播以及法律知识竞赛、有奖征文和“模拟法庭”等多种形式,开展生动活泼、主题鲜明的各种法制教育活动,使学生在寓教于乐、潜移默化中自觉地接受法律意识的陶冶。

3.6　建立、健全"三位一体"的培养机制

对医学生的法律素质的教育绝不能停留在基础学习阶段,而是要贯穿于整个大学教育的始终,把实习医院作为教育的基地来建设,把职业法律意识的培养和提高作为岗前教育的重要内容来抓,使医学生从接触临床开始,就处于依法行医、规范执业的良好环境中,为今后当好一名合格的执业医师打下基础。因此,要强化医学生的卫生法制教育和执业法律意识的培养,除了应当把基点放在基础阶段的启蒙教育上,还需要实践阶段的突破,建立起"学校、医院、社会"三位一体的教育体系。

4　结语

卫生体制的改革和人们法律意识的提高对医疗事业和医学教育产生了巨大的影响,医学生法律素质的提升学习对改善医疗服务质量,构建和谐医患关系具有重要意义。通过一系列的医学院校法律课程改革和校园内外的实践活动学生能够在耳闻目睹中亲身感受和体验医德素质、法律素质在医疗服务中的重要性,并且掌握丰富的医学法律知识,树立正确的医疗法律意识,建立医疗法律思维,具备较强的医疗法律能力,提高工作能力,掌握处理医疗服务问题的技能。

参考文献

[1] 甄娜,谢虹,苏静静,等.对医学研究生法律意识教育现状的调研和思考[J].中国卫生法制,2010,18(4):32-35.

[2] 陈耀明.医学生法制教育研究——提高医学生法律意识[D].天津:天津医科大学,2011,5.

[3] 杨慧艳.对医学生卫生法制教育现状调查分析[J].医学与哲学,2008,29(9):66-66.

[4] 张玲,陈洁,王艺伟,等.医学生法律意识教育现状与培养[J].解放军医院管理杂志,2013,20(7):683-684.

[5] 刘铁,武丹枫.增强医学生法律意识,构建和谐医患关系[J].现代预防医学,2008,35(15):2900-2901.

[6] 邢岩.刍议医学生法律意识培养[J].中华医学教育探索杂志,2011,10(7):849-850.

[7] 石凯,张亚斌,张玲.关于医学院校培养医学生法律意识几个问题的思考[J].中国科教创新导刊,2010,(34):185-186.

[8] 陈凌,沈柱,伍津津,等.加强医学生法律意识培养促进医学秩序和谐发展[J].西北医学教育,2008,16(2):223-224.

探索微信公众号在医学
微生物学教学中新应用

朱泳璋,何　平,郭晓奎

(上海交通大学医学院免疫学与微生物学系,上海,200025)

[摘　要]　医学微生物学是衔接临床医学和预防医学的基础课程。当前医学微生物学教学普遍存在着一些问题,如病原体众多、容易混淆、课时少、内容多、易陷入填鸭式教学等。因此我们探索以学生为主体来介绍病原体的"三性"和"两法",通过微信公众号推送给所有同学的新辅助教学模式,与传统课堂教学相比,这种新辅助教学模式具有独特的优势,比如音频、视频或图文等多种表现形式、碎片化学习-学生随时随地都可以学习等;它对课堂教学是有力的补充和加强。但是必须以课堂教学为主体,微信公众平台辅助的教学理念,两者相辅相成,共同运用、互相补充,才能更好地发挥这两种教学模式的优势,显著提高教学质量和教学效果。

[关键词]　微信公众号;医学微生物学;课堂教学;辅助教学

　　医学微生物学是医学院校中非常重要的一门医学主干学科,也是衔接临床医学和预防医学重要的基础课程和桥梁,与临床医学、病原微生物学和免疫学、临床抗生素学、临床感染病学、传染病学和流行病学等多个学科联系紧密,覆盖临床、护理、检验、口腔、药学等临床和基础医学专业。同时它也是一门实践性和应用性都很强的课程。它主要学习内容是临床重要致病微生物的"三性"和"两法",包括生物学特性、致病性和免疫性以及微生物学检查法和防治原则,以便控制和消灭引起感染性疾病和传染病的病原体。因此不仅是基础医学的科研工作者,每一个临床医生也必须充分了解这个学科,其综合性和复杂性大大增加了教学难度。比如,现

作者简介:朱泳璋(1981—),讲师,博士;电子信箱:xkguo@shsmu.edu.cn。

在所有的手术之前都必须先对患者的血液样品进行病原学检测；院内感染也是当前对医院患者以及医生护士等生命健康的重大威胁，通过对院内感染患者的病原体耐药性检测为合理使用抗菌药物提供重要的指导等。

1　当前医学微生物教学现状

然而，当前医学微生物学教学普遍存在一些问题：病原体众多，内容相似，易混淆，不利于学生理解和应用；而且由于专业课时压缩，加上教学内容繁多，课堂教学时老师只能优先选择重点和要点来快速讲述，容易陷入填鸭式教学中，学生往往被动接受知识；课时有限也不能增加新发传染病病原体（如禽流感和寨卡病毒等）最新研究进展；而且医学微生物学教学通常是以教师讲解为主要形式，师生、学生之间的互动交流很少，不能充分发挥学生的积极性；另外课程内容往往与临床应用联系较少，对临床实际问题缺乏分析，学生的临床应用思维能力得不到应有的训练等。因此以往传统的医学微生物学教学模式已经完全不能满足教学新要求和学习需求[1]。急需其他的教学手段或模式来作为目前课堂教学的补充和完善。现在随着网络技术和移动技术的高速发展，网络和手机已经深入到现在生活的方方面面，现在有多种网络平台和网络工具应用到包括医学微生物学的高等教育上。

2　已有的医学微生物学辅助教学平台和网络工具

现在已经有多种辅助教学平台和工具以不同形式应用于医学微生物学，如：

（1）在国家级层面有国家精品课程资源共享平台，中国大学 MOOC 慕课在线课程学习平台、中国大学公开课"爱课程"高等教育课程资源共享平台等。这些平台一般是由国家教育部相关机构花费巨大的人力和物力为网站提供日常的管理与维护。通常这些平台一般要求普通笔记本等电脑设备、完善的网络设施和稳定的网络以及较快的网速等。而且这些国家级平台大部分都没有发展目前流行的手机或平板电脑APP，不能通过手机或平板电脑进行学习，为学生学习带来了不便，限制了其进一步推广和使用。

（2）另外像清华大学、北京大学和上海交通大学等高校建立的医学微生物学网络辅助教学体系。比如我们上海交通大学医学院从 2000 年开始探索和建立医学院课程中心以及医学微生物学网络辅助教学体系。在本课程的主题网站中，还设立了多个功能版块,包括课程介绍、测试考核、学习资源、交流平台和互动栏目,尤其是所有教学课件、教案、大纲以及习题库均挂在网上,供所有同学学习。然而和前面国家级平台一样,这些高校自己的医学微生物学习平台也往往只能通过笔记本电脑在线进行学习,还都没有发展适合手机或平板电脑的 APP,不能通过手机或平板电脑进行学习,而且往往局限在校内网使用,极大地限制了其推广和广泛应用。

　　(3) 微信作为当前最热门的社交应用程序,在潜移默化中影响着社会各个方方面面,也使得其以不同形式广泛得应用于高等教育包括微生物学教学中[2-3]。例如郭文涛等人利用微信公众号平台建立的医学微生物学移动课程,通过微信公众平台将教学重点、难点,如一些容易混淆的病原菌的生物学特性、致病性和所致疾病等以生动形象的图文甚至视频形式推送给所有学生,还通过微信投票功能,以调查问卷的形式收集课堂教学中的问题和建议,进一步改进微信平台课程的建设[4-5];刘锴等人也因为课时的压缩和师生互动时间少等,构建了基于微信平台的兽医微生物辅助教学体系,教师将上课相关学习资源通过微信朋友圈共享。还特设复习思考栏目让学生对课程思考和归纳总结,另外在最新研究动态栏目介绍最新的人兽共患传染病及病原体,如波浪热(布鲁氏菌)、鼠疫(耶尔森菌)和钩端螺旋体病(钩端螺旋体)等,大大提升了学生对兽医微生物的兴趣和关注[6]。

3　利用微信公众号辅助医学微生物学教学的新应用

　　实际上,虽然以上这几种辅助教学平台和工具极大地扩展了传统意义上医学微生物学的教学方法和模式,弥补了普通课堂教学的不足,明显提高了学生学习的兴趣和热情,也有助于师生之间和互动和交流。然而这些辅助教学平台或工具依然离不开教师主动传授和学生被动接受的模式,始终是以教师为主导,按照教师的思维模式和角度来设计和构建,包括分享课程相关的文字、图片或视频,跟学生互动交流解答课程中疑难问题等。很少从学生的角度出发,以学生为主导,让学生主动参与,用自己的方式来表达他们是如何理解和学习某一门具体课程。因此我们尝试用当下流行的社交软件-微信公众号,选择一种与传统课堂教学不同的教学模式应用于医学微生物学的辅助教学中。具体方案如下。

　　针对医学微生物学课程中病原菌种类众多,"三性"和"两法"相似易混淆,以前的教学模式往往是老师在课堂上讲每一个病原体的三性和两法,教师授课容易陷入填鸭式教学,老师讲得口干舌燥,学生在课堂上听得昏昏欲睡,学生还是容易混淆每一个病原体的差异和特点。因此我们尝试采用一种新的不同于普通课堂教学模式的辅助教学新方法,我们精心挑选了将近 100 个与人密切相关的重要病原体,包括 35 种病毒(如 HIV 病毒、登革热病毒、疱疹病毒、肝炎病毒、埃博拉病毒和朊粒等),7 种真菌(新生隐球菌、白色念珠菌、曲霉和毛霉等)和 55 种细菌(如结核分枝杆菌、布鲁氏菌、沙眼支原体、钩端螺旋体、艰难梭菌等),然后在 13 级五年制预防、儿科和临床专业、七年制临床专业和八年制临床医学专业中,选择了综合素质和能力最强的临床八年制学生为试点。要求每一个同学选择至少一个病原体作为研究对象,可以根据我们课堂上讲述的重点和要点,甚至,我们更加鼓励学生不需要完全参考我们讲课模式和传授重点,也不需要拘泥于我们使用的课本教材,不论何种形式,图片、音频、视频、图文混合等多种多媒体形式,纯文字或手绘形式也可,学生任意选择,以每一个病原体的"三性"和"两法"为基本框架,让学生自己来当"老师",向老师和其他同学来详细讲述每一个病原体的"前世今生",通过我们之前已经建立好的微信公众号病原生物学 sjtu(Pathogen Biol SJTU)进行推送,每一个同学都能通过关注病原生物学 sjtu 微信公众号进行学习,并比较课堂上教师讲解的异同和优缺点等,尤其是老师和学生之间随时互动探讨,哪些方面有不足,需要提高,哪些内容值得我们老师学习等。

最终,我们一共收到了学生的作品 91 份,涉及了 50 个细菌病原体和 31 个病毒和 5 个真菌,相比较单调枯燥的课堂授课形式,表现形式多种多样,有纯文字形式和图文混排形式的,如模拟电视采访、武侠小说体和自传体等,还有动态二维码直接扫描形式以及音频和视频形式的,详细信息如表 1 所示。

表 1　学生作品的表现形式和涉及病原体

表现形式 ＼ 病原体	病　毒	细　菌	真　菌
图文混排	22	41	4
动态二维码	8	4	
纯文字	2	2	
手　绘		1	
音频/视频	2	4	1

在这 91 份作品中,图文形式是最主要的表现形式,占 73.6%(67/91),说明图片辅助文字是学生最容易接受的学习方式,如图 1 列出了 5 个代表性病原体,包括

汉坦病毒、沙眼衣原体、噬吞噬细胞无形体、炭疽芽孢杆菌和白假丝酵母。而且即使都是相同的图文混排的形式,表现方式和内容呈现形式依然多种多样、丰富多彩,比如13级临床八年制杨骁同学模拟江苏卫视王牌电视节目"非诚勿扰"的形式,把汉坦病毒作为男嘉宾,按照嘉宾自我介绍——病毒之初体验,介绍汉坦病毒的发现历史和主要传播宿主老鼠;嘉宾详细资料——病毒之再判断,介绍病毒的主要特征包括"三性"和"两法";以及嘉宾亲朋好友祝福——病毒之终决选,以及最后评论汉坦病毒之工作表现等,完全拟人化,语言简练明了之余,还非常幽默诙谐,比如最后嘉宾致谢,感谢中国知网、pubmed、维基百科和百度百科等。而13级临床八年制黄磊杰同学选择了一种与众不同的方式介绍噬吞噬细胞无形体,它把噬吞噬细胞无形体作为犯人,引起的疾病作为犯罪形式,通过追踪犯人的基本特征即生物学特征,案情概要即感染过程和蜱作为中间宿主,被害人特征即所致疾病和临床症状,推理诊断即微生物学检查方法。此外还重点介绍了罪犯即无形体的主要致病手段包括感染宿主以及和宿主相互作用机制。最后介绍了预防措施。

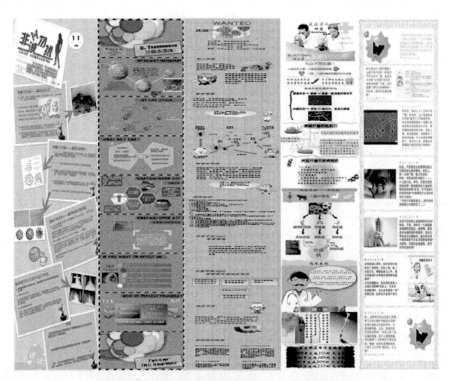

图1　图文混排形式介绍5种代表性病原体包括汉坦病毒、沙眼衣原体、噬吞噬细胞无形体、炭疽芽孢杆菌和白假丝酵母

除了最主要的图文混排形式外,学生还选择了更加多样的表现形式,包括钟京瑜同学手绘的导致梅毒的苍白密螺旋体。陆敏同学赋诗一首介绍肺炎克雷伯菌,如肺炎一语便成谶,妾身原属克雷伯,肺炎链球虽知音,革兰染色便相隔等深入浅出地介绍了肺炎克雷伯菌形态特征和所致疾病等。最具有想象力和创造力的是13级临床八年制陈珺的作品,通过我们大家都喜闻乐见的填字游戏来展现福溶血弧菌的"三性"和"两法"(见图2)。以提问问题的形式来学习福溶血弧菌的生物学性状、感染来源与传播途径、致病性和微生物检查方法以及治疗与预防,例如横1问题是副溶血弧菌嗜Y畏S,所以YS是什么物质啊? 实际上这个问题是为了了解副溶血弧菌的一个不同于霍乱弧菌的特性——嗜盐,它必须在含盐的培养基上才能生长。另外竖10问题是一种生化反应现象。用高盐血琼脂培养基,在限定条件下副溶血性弧菌出现的溶血反应。这个问题考察的是副溶血弧菌非常重要的一个生物学特性——神奈川现象,指的是副溶血弧菌在高盐血平板加D-甘露醇培养条件下产生一种β溶血现象,神奈川现象是区别副溶血弧菌致病菌和非致病菌的重要指标。把副溶血弧菌的重要特点和知识通过这种提问填字的方式更适合理解和记忆。除了图文混排的形式外,还有以视频或音频表现形式,如鸟分枝杆菌、霍乱弧菌、人乳头瘤病毒、鼠伤寒沙门菌、铜绿假单胞菌和申克孢子丝菌等,限于文章内容有限就不一一列举了。

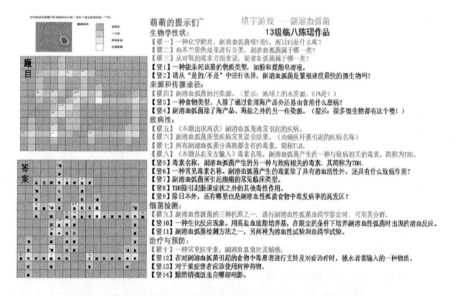

图2　填字游戏学习副溶血弧菌(13级临床八年制陈珺作品)

4   利用微信公众号辅助医学微生物学教学的优势和不足

首先,微信公众号把每一个病原体的不同表现形式如图文、音频、视频或手绘等推送给所有学生。与传统课堂教学相比,不再局限于老师传授、课堂 PPT 和黑板板书等形式,是对课堂教学的补充和加强;另外,可随时随地通过利用微信进行学习,有利于学生进行碎片化学习,学生利用零碎时间比如坐车、课堂间隙就能学习或温习,大大方便了学生。而且每次推送一个病原体,将原来课本上一个个单纯病原体变成一条条主题微信。每一个主题微信都是学生按照传统的病原体"三性"和"两法"精心编排和以不同形式呈现,主题明确突出,以一次一菌为原则,推送内容兼顾知识性和趣味性、展现形式"三化"——可视化、多元化、动态化,比较适合作为普通课堂教学的辅助教学模式。

其次,所有的推送内容不再是由教师制作而是由学生为主导,通过微信公众号发给所有同学,大家通过微信公众号可以互相评价,互相交流,哪些最吸引人,哪些不足,需要改进或优化,老师也可以进行评价,每一次推送病原体的学生作品都是一次跟学生交流互动讨论的好机会。可以实现师生之间一对多、多对多、一对一的互动交流,增进了师生的了解。另外,由于是学生自己的作品,他们更加有兴趣,远比学习枯燥的课本要有意思得多,深入了解和熟悉所选择的病原体对象,大大扩展了他们的知识面,加深学生对课堂知识的理解,这样也无形中达到了理想的教学效果。从以往教师教,考前被迫学的被动式学习模式变成了学生自己主动学习的方式,大大调动了学生的积极性。

最后,必须要明确微信公众号平台辅助教学具有常规课堂教学无法比拟的优势,但是它还是无法替代常规的课堂教学,同样,通过微信平台学习也无法替代学生在课堂中的学习,它仅是作为辅助课堂教学的一个有益的补充手段,对提高教学质量和教学效果有非常积极的作用。老师必须坚持以课堂教学为主体,微信公众平台辅助的教学理念,两者相辅相成,共同运用、互相补充,结合"线下"和"线上"的互动和交流,在"线下",老师跟学生面对面授课,突出病原体的知识要点和重点,有利于学生对"线上"平台扩展内容的理解;在"线上",通过另外不同于传统教师授课的学习模式,多种表现形式,如图文混排、音频或视频等,是对"线下"课堂教学的有力补充和加强,以进一步提高学生对课堂知识的兴趣,增加教学效率和教学效果。因此老师应该在教学中处理好"线下"和"线上"的关系,必须坚持以课堂教学为主,微信平台教学为辅的教学模式。

5　结语

微信作为强大的新型即时通信工具,已经广泛应用于包括医学微生物学在内的高等教育教学中,如何扬长避短、最大效率地发挥微信尤其是公众号在辅助医学微生物学的作用是每一个教育工作者需要思考的问题。但是无论如何,不能过于依赖使用微信辅助教学,而忽略了传统课堂教学模式的作用。必须坚持以课堂教学为主,以微信平台教学为辅的结合模式,才能最大限度地发挥两者优势,提升教学质量和教学效率。

参考文献

[1]　马兴铭,赵进昌. 对医学微生物学教学的一些看法[J]. 微生物学通报,2004,31(1):132 - 134.
[2]　朱婷婷,邵阳,赵强. 微信公众平台辅助教学研究[J]. 中国医学教育技术,2014(6):620 - 623.
[3]　方芳,陈冬梅,李新鸣,等. 微课程教学法在医学微生物学教学中的尝试[J]. 卫生职业教育,2015(6):48 - 49.
[4]　李林珂,刘新胜,李超敏,等. 微信在医学微生物学教学中的应用[J]. 继续医学教育,2014(9):100 - 101.
[5]　郭文涛,赵青,温雯静,等. 基于微信公众平台的医学微生物学微型移动课程资源的建设与实践[J]. 微生物学通报,2016(4):769 - 774。
[6]　刘锴,陈丽艳,霍晓伟,等. 微信在兽医微生物学辅助教学中的应用[J]. 微生物学通报,2013,40(12):2330 - 2334.

培养创新型医学本科人才的探索

张　勇[1]，叶薇怡[1]，王　颖[1]，陈广洁[1]，缪　青[2]

(1. 上海交通大学医学院免疫学和微生物学系，上海，200025；

2. 上海交通大学医学院学工部，上海，200025)

[摘　要]　上海交通大学医学院从 2007 年开始在本科生教学中实行"大学生创新性实验计划"，并鼓励教学科研骨干参与该计划的实施。经过 7 年多的实践，在科研产出方面取得了较好的成绩，同时也激发了本科生参与科研，不断创新的潜力，为培养创新型医学人才开辟了一条新的途径。

[关键词]　创新；医学本科；科研实践

21 世纪是生命科学的世纪，给医学教学带来无穷的机遇和挑战。为适应新世纪科学技术突飞猛进发展的需要，医学本科教学的改革和发展必须有新的思路。本科生科研已成为世界各国研究型大学在本科教学上新的特征，众多教育界人士对此有自己非常独到的见解。伯顿·克拉克认为，科研的本质是对知识的探求，教学的目的是对知识的传播，学习的内涵是对知识的索取。因此大学应建立以知识为中介的"科研-教学-学习连接体"，以此为基础解决教学与科研、教师的教与学生的学的矛盾[1]。克拉克的观点说明，研究型大学的本科教学不能仅仅停留在"教"与"学"的层面，而应充分发挥研究型大学的资源优势，加强教学与科研的内在统一，开展基于研究的本科教学。很多本科生对"基于研究的学习"机制也大为欣赏，加州大学伯克利分校一名叫 Margaret McConnell 的学生在谈及此事时说道："参与科学研究是我在伯克利最满意的经历，3 年的工作使我有了最丰富的研究经验，

作者简介：张勇(1973—)，男，讲师，博士；电子邮箱：zhangy@shsmu.edu.cn。

我热爱并且能够在课堂上学到东西,但当我能亲自参与我正在学习的领域所进行的研究工作,亲手触摸那些在课堂上离我们很远的东西时,我就感觉这简直是上天的赐予。"美国一些研究性大学的实践表明,在医学本科阶段加强创新意识和科研能力的培养的确可提高学生的学习兴趣,分析和解决问题的能力。

我国高等医学教育从创立、发展和完善已经历一个多世纪,在不断探索和改革中得到发展和完善。上海交通大学医学院于 2007 年开始在医学本科生教学中实行"大学生创新性实验计划",加强本科阶段创新意识以及科研思维和能力的培养。该计划旨在充分发挥学生自主学习和创新实践的能力,引导学生参与科研、深入实践、勇于创新,尊重学生的个性发展并根据他们的兴趣取向,因材施教,调动学生学习的积极性、主动性和创造性,培养学生实践能力和创新精神,营造校园的创新文化氛围[2]。

1　一般培养模式

"大学生创新性实验计划"由医学院统一组织,由 4～6 位学生自由组合形成项目团队,在医学院范围内自主选择导师,并在导师的指导下开展实施。实施过程具有以下 4 个特点: ① 实践性: 基础阶段二年级的本科生在指导老师的指导下,自行选题立项、自主设计实验、实施实验程序、进行数据分析和撰写总结报告等过程,提高学生的自主学习能力、团队协作能力和组织协调能力。② 创新性: 鼓励本科生结合学科专业,从自身所长与兴趣出发,在探索、研究的实践训练过程中,大胆提出自己的观点与见解,积极参与实践活动。③ 可行性: 实验计划重点资助思路新颖、目标明确、研究方案及技术路线可行、实施条件可靠的项目。④ 综合性: 实验项目不依附某一课程,注重多学科、多课程知识交叉融合和综合集成,强化基本实践技能训练,拓宽学生知识面,培养学生综合运用知识的能力。

2　我院大学生创新实验项目基本情况

我校至今已举办了七期创新实验活动,图 1 列出了 1～7 期项目数的分析结果,从中可见: 各层次的科研项目数每年基本保持稳态,2012 年、2013 年院级项目数有明显增加。医学院设立的创新实验基金每年投入 40 万元,支持近 50 个创新实验项目,国家级和上海市级项目均在医学院经费基础上追加 1 万元。因为前期的科研创新计划取得了一定成绩,因此从 2012 年开始,医学院加大了投入,院级课题项目数较之前有明显增加,体现了我院对"大学生创新性实验计划"的重视程度。

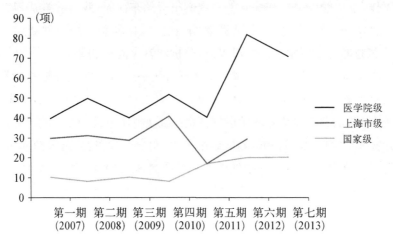

注: 第七期上海市级课题数尚未统计。

图1 第1～7期上海交通大学医学院创新项目情况

进一步对已立项项目分析可见,临床型创新项目占总 64%,明显高于基础型项目。这一方面表明本科生对于临床知识更感兴趣,另一方面也源于上海交通大学医学院院系的设置情况和临床资源的相对丰富。我们认为,基础和临床是密不可分的互补资源,基础研究需要各项临床标本与数据的支持才能更好地为临床服务;而临床研究又依赖于基础科研技术及理论的发展。医学本科生通过早期基础与临床相结合的科研训练,为今后培养"学术型""探索型"和"创新型"医务工作者奠定良好的基础。

表1列出了第1～6期创新科研成果(2013 年项目尚未结题,故未统计)。

表1 第1～6期创新科研成果

期　别	专利数	论著数
第一期(2007 年)	发明1,实用新型2	3(其中 EI：1)
第二期(2008 年)	实用新型2	7(其中 SCI：1)
第三期(2009 年)	实用新型3	5
第四期(2010 年)	实用新型3	6(其中 ISTP：1)
第五期(2011 年)	计算机软件著作权1	9(并获上海高校学生创造发明"科创杯"三等奖1项)
第六期(2012 年)	实用新型6	22(其中 SCI：7)

从中可见,我院通过本科阶段创新科研的实践训练,成果值得肯定,尤其是在世界优秀杂志领域发表文章有所建树,这更验证了设立创新项目的初衷,达到了学校与大学生个体的双赢。我们的本科学生在科研成果转化的过程中,积累了一定的经验,增加了自信心,在今后的择业和晋升中都提高了竞争力;而学校综合实力的提升也和这些基本的成果密不可分。

3　在医学本科生教学中加强创新意识和科研技能培养的探索

实践证明,人才培养,特别是创新人才的培养仅依靠理论教学是不够的。但在实际操作中,教学与科研相互脱离的现象比较普遍,如何将教学和科研在实践中结合于人才培养是一个世界性课题。我们通过带教我院 2012 级临床医学本科专业的创新项目,总结了以下几点经验和体会。

3.1　科研融入教学

从教学理论的角度来说,科学研究对人才培养的影响有直接和间接的方式,也即显见的影响与潜在的影响。从教育教学目的出发,使科学研究与教学活动相结合,如使学生参与到科研的过程中,或让科研成果及时转化为教学内容与方法,这是大力倡导的教学与科研结合的显性方式。比如,最近非洲埃博拉病毒肆虐,我在本科生免疫教学中就介绍了目前治疗埃博拉病毒的新型药物(一种单克隆抗体的混合物)以及美国科学家研制的新型疫苗。这些在世界顶级杂志上新发表的文章引起了同学们的广泛兴趣,增加了他们了解免疫学的兴趣。另一方面,教师在科研活动中的科学观点、科研方法、工作态度、探究精神对大学生潜在的影响是深远而持久的。在培养和造就富有创新意识和能力的高级人才上,通过本科生科研的教学方式,为本科生提供在教师指导下进行科研或创造性活动的机会,激发学生的科研灵感和研究欲望,产生新的科研动力。并且,高校因为广泛开展科学研究而形成的一种学术气氛与强烈的探究精神和自由研究的文化,更是大学生创新精神培养的有利环境。

3.2　独立设计,规范操作

从创造力的结构和培养过程上说,创造力包括创新精神、创新意识和创新能力。能力的培养需要付诸大量的训练和实践,特别是对必须以意志力、执着精神和良好心理素质为载体的创新能力,就更需要磨炼甚至经受挫折的锻炼了。研究型大学的本科生较早地接触科研,进行自己设计的探究性原创科学研究,可以从中体验到原理应用于实践的乐趣,可以学习到发现、分析和解决问题的能力,可以从教授、研究人员身上体会到严谨的科学精神,还可以学会如何对待研究过程中出现的不确定性的问题及应对方案,从而使创新能力获得质的飞跃。

我们在带教学生的过程中,主要以引导和鼓励学生进行设计性实验为主,而非传统的"验证性"实验模式,将实验设计的基本原则和所能采用的技术方法介绍给学生,并根据学生的具体设计提出一些问题以共同探讨,突出了学生在实验中的主体性,这样更有利于培养学生的独立性和主观能动性,激发学生科研意识和培养学生科研能力。开展设计性实验对本科生来说富有挑战性,但这符合这一年龄层次的学生心理,能激发他们的创造欲望和探究心理,使其积极主动地参与到学习实践中来。例如,我们实验室早期的研究发现,三磷酸核酸酶 DCTPP1 和人类肿瘤的发生密切相关,而最近肿瘤干细胞在肿瘤发生中所起的重要作用也受到广泛关注。我带教的这些学生主动联想到,DCTPP1 和肿瘤干细胞之间是否有某种联系呢?因此他们在实验室前期工作的基础上就通过自行构建 DCTPP1 表达水平不同的肿瘤细胞株,分别诱导这些肿瘤细胞转化成肿瘤干细胞,获得了很好的结果。正是通过开展设计性实验,学生不仅形成了基本的科研思维,还学会了运用知识去分析解决问题;同时学会了查阅文献、分析文献资料、设立实验对照、设计实验步骤、分析其合理性,为学生进一步开展科技实践活动和科技创新奠定了良好的基础。

另一方面,高效的实践活动,必然要基于规范、严谨的操作流程。我们团队已编制了各类相关实验的标准步骤,并在实验过程中始终遵循"标准化"的实验室运行模式,从仪器的校验、试剂的配制、实验对照的设立等全方位进行标准化控制。实践表明,此举不仅可增加时效、更有助于在失败中找出实验问题、分析关键步骤、制定解决方案。

3.3　尝试"论文式记录",定期汇报

实验记录是实验过程及结果的唯一原始记录,是实验研究中很重要的一部分。好的实验记录可以让你做到事半功倍。在创新性实验研究中,我们尝试采用论文式实验报告,通过建立一个比较规范的,能够开拓学生思维的实验报告模式,培养学生的基本科研素质。论文式实验报告不同于一般的实验报告形式,采用:题目、背景、目的、原理、材料和方法、设计路线、操作步骤、结果分析、参考文献等论文写

作格式。要求学生用简练的语言概括实验目的、实验器材和试剂及实验步骤,而实验结果和讨论部分是实验报告中的重点部分,要求学生结合实验原理对实验结果进行分析讨论,从而得出结论。这样就可以引导学生主动思考,学会分析问题和解决问题,对实验结果进行合理的分析,找出实验误差的原因,可以使学生养成严谨细致的工作作风,同时,也能培养学生实事求是的科研道德。有了规整数据和清晰的思路后,我们会每两周和实验室其他研究生共同举行一次数据汇报活动,一方面锻炼学生的心理素质和语言表达能力,建立自信心,更重要的是,通过对实验室其他科研人员报告的学习,能拓展本科生的科研思路,取长补短,扩大知识面,感受科研氛围,增强团队意识。

4　总结

经过多年的实践探索,我院的"大学生创新性实验计划"在影响力方面主要有以下几个方面的突显:① 进一步推动医学本科教育教学改革,促进医学生人才培养模式和教学方法的创新,改变目前教育培养过程中灌输式的教学方法,推广研究性学习和个性化培养的教学方式,形成创新教育的有效载体,提高教学质量。② 鼓励和支持医学生尽早参与科学研究、技术开发和社会实践等创新活动,探索基于科研和基于实践的创新人才培养模式,培养学生发现问题、分析问题、解决问题的能力,引导本科生参与科学研究,使本科教育与研究生教育协调发展。③ 大力倡导专家教授和学科骨干参与大学生创新性实验计划,指导本科生开展创新活动,促进科研与教学结合,深入开展研究性教学和启发式教学。

同时,我们通过对"大学生创新性实验计划"的带教经历,总结出以下几点本科生参与科研的作用和意义:① 可帮助学生了解自己的兴趣、特长与能力,确定自己未来的职业与学术发展方向,对未来做出正确的选择;② 能够激发学生的研究兴趣,增长学生的研究技能,使才华横溢的学生能在标准课程之外展示自己的特长,使学生的智力向最有利于他们的方向发展;③ 通过科研有助于学生将经验知识与事实知识、理论知识与探究发现的过程联系起来,不仅能激发学生探究的好奇心,理解科学发现的过程与本质,学会科学研究的方法,而且有助于学生逐渐形成像成熟的学者那样思考、观察、描述和分析的方式;④ 更为重要的是,本科生参与科研,如斯坦福大学校长卡斯帕尔在《斯坦福大学的成功之道》中指出的,"学生在课程学习中参与科学研究,获得的正是运用基本原理进行思考的能力,而这种能力培养可以产生创新的种子"[3]。

参考文献

[1]　伯顿·克拉克.探究的场所—现代大学的社会责任.王承绪译[M].杭州：浙江教育出版社,2001.

[2]　叶薇怡,王颖,缪青,等.医学本科生科研能力培养的实践与探索[J].中华医学教育杂志,2014,34(1)：85-87.

[3]　G.卡斯帕尔,夏洪流.斯坦福大学的成功之道[J].高等教育研究,1999,20(3)：1-5.

渥太华大学医学院和上海交通大学医学院免疫学课程设置的比较

陈广洁，钮晓音，郭晓奎

（上海交通大学医学院免疫与微生物系，上海，200025）

[摘　要]　渥太华大学医学院和上海交通大学医学院的课程整体设置不同，其中免疫学学科的学习内容、授课形式等也有很多不同之处，我们通过比较双方的特点和优点，为今后联合医学院的免疫学教学工作提供借鉴。

[关键词]　免疫学；课程设置；整合课程

医学免疫学是生命科学发展的前沿领域，是基础医学和临床医学的主要支撑学科。通过查阅文献发现，目前世界上的免疫学教学既有独立的教学模式，因为其相对独立；也有与其他课程的整合，在国内外存在着多种形式的整合，如免疫学与病原微生物学课程整合、免疫学与病理学整合、免疫学与临床的相关免疫性疾病整合等。

我们医学院从 2006 年逐渐开展了系统的整合课程教学改革。医学专业课程设置打破传统的医前教育、基础医学和临床医学三段式分隔的教学局面，通过系统整合的课程体系，使基础临床教学交错融合。免疫学课程适应学校改革的大趋势也加入了模块整合课程的改革。

作者简介：陈广洁（1969—），博士，教授。上海–渥太华联合医学院 Foundation Unit Leader，机体防御与免疫教学团队首席教师，电子邮箱：guangjie_chen@163.com。

2014年5月医学院向教育部申报"上海交通大学与加拿大渥太华大学合作举办医学本科英文班项目",同年10月获得教育部批准"上海-渥太华联合医学院"在上海成立,承担中加联合办学项目的教学工作。"上海交通大学与加拿大渥太华大学合作举办医学本科英文班项目"是国内唯一获得教育部批准的与北美临床医学教育高水平大学合作办学的项目。今后上海-渥太华联合医学院招进来的医学生将参照渥太华大学医学院的课程设置体系和授课内容,并结合我国执业医师考试大纲的要求进行教学。

渥太华大学医学院和上海交通大学医学院的课程设置有很多不同之处,我们在此对其中免疫学课程的设置进行比较,在今后联合医学院的免疫学教学工作中可以吸收双方的特点和优点,更好地培养医学生。

1　上海交通大学医学院机体防御与免疫课程内容和授课形式

我们的整合式课程《机体防御与免疫》目前在临床医学五年制和临床医学八年制中展开,在二年级的第一学期开课。该课程综合了医学免疫学和免疫系统的形态结构、组织发生学。总学时为41学时(每学时40 min),授课形式包括讲课、临床医生讲座和以案例为基础的学习(case based learning,CBL)。课程内容涵盖基础免疫和临床免疫。基础免疫学主要论述免疫学的基本概念、免疫器官、组织、细胞和分子的功能;介绍抗原作用下淋巴细胞的激活、分化和效应功能;临床免疫则着重讨论临床疾病的免疫病理机制。计划今后将进一步增加黏膜免疫的学习内容。免疫学实验课的内容与细胞、分子实验归在一起,组成了整合式的实验课程。其中免疫学实验包括基本的免疫学技术,如酶联免疫吸附实验(ELISA)、补体依赖的细胞毒实验(CDC)、外周血单个核细胞分离、流式细胞染色检测等。《机体防御与免疫》课程内容和授课形式详见表1。

表1　上海交通大学医学院机体防御与免疫课程内容和授课形式

序　号	授　课　内　容	授课学时数	授　课　形　式
第一讲	绪论	3	讲课
第二讲	免疫器官发生学和形态结构	3	讲课
第三讲	抗原与抗体	3	讲课
第四讲	细胞因子和分化抗原	3	讨论

序　号	授 课 内 容	授课学时数	授 课 形 式
第五讲	补体和主要组织相容性复合体	3	讲课
第六讲	固有免疫系统及应答	3	讲课
第七讲	抗原加工提呈与 T 细胞应答	3	讲课
第八讲	T 细胞应答和 B 细胞应答	3	讲课
第九讲	免疫耐受、免疫调节	3	讲课
第十讲	超敏反应、自身免疫病	3	讲课
第十一讲	免疫缺陷病、移植免疫	3	讲课
第十二讲	移植免疫,肿瘤免疫	3	讲课
第十三讲	免疫缺陷或自身免疫病	3	临床专家讲座
第十四讲	案例讨论	2	讨论
合　计		41	

2　渥太华大学医学院免疫学课程内容和授课形式

渥太华大学医学院的医学生为四年制,前两年为临床前阶段学习(pre-clership),后两年为临床阶段学习(clerkship)。在第一年的第一学期,有 13 周的Foundation Unit 的学习。Foundation Unit 实际上也是一个整合课程,包含了很多学科,包括基础医学的 12 个学科,分别是细胞、生物化学、解剖、遗传、组织胚胎学、生理、病理、病理生理、免疫学、微生物、寄生虫、药理;公共卫生学科的流行病学和公共卫生;临床医学的 5 个学科,包括放射科、儿科、血液科、骨关节科、风湿科;以及贯穿整个两年临床前阶段的社会、个人和医学(society, the individual, and medicine,SIM)、医生技能发展(physician skills development,PSD)和医学生核心能力培养的电子笔记本交流(electronic portfolio on core competencies, E - Portfolio)的学习。其中有些基础学科,如解剖、组织胚胎学、生理等是贯穿在整个两年内学习的,和器官系统教学联系在一起的。

Foundation Unit 中的免疫学课程总学时为 19 小时(折合为 28.5 学时,未计学生的自学时间),授课形式包括讲课(lecture)、单元导向学习(unit-directed activity,UDA)、自学模块(self-learning module,SLM)、案例讨论(CBL)和整合复习(integrative lecture)。渥太华大学医学院的免疫学课程内容也涵盖基础免疫和临床免疫,但相对上海交通大学医学院的免疫课程内容较简单。Foundation Unit 中的免疫学课程内容和授课形式详见表 2。

表 2　渥太华大学医学院的免疫学课程内容和授课形式

序　号	授 课 内 容	授课学时数	授课形式
第一讲	血型和输血	2	UDA
第二讲	免疫学绪论:区分自我和非我	1.5	Lecture
第三讲	固有免疫	1.5	Lecture
第四讲	适应性免疫应答:细胞介导的免疫(Ⅰ)	2	Lecture
第五讲	药物过敏		SLM
第六讲	重症联合免疫缺陷病		SLM
第七讲	适应性免疫应答:细胞介导的免疫(Ⅱ)	1	Lecture
第八讲	适应性免疫应答:体液免疫	2	Lecture
第九讲	过敏反应	1	Lecture
第十讲	环境和食品过敏	2	CBL
第十一讲	免疫耐受和自身免疫病	1	Lecture
第十二讲	过敏的诊断方法和评价指标	1.5	UDA
第十三讲	免疫系统:免疫应答总结	1.5	Lecture
第十四讲	整合复习	2	Lecture
合　计		19	

3　双方课程设置的特点和优点

3.1　渥太华医学院的多种授课模式有利于学生的主动学习和人文素养的培养

渥太华医学院的授课模式非常多样化[1-2],包括讲课(lecture)、单元导向学习(UDA)、自学模块(SLM)、案例讨论(CBL)、小组讨论课(TBL)、整合复习、社会、个人和医学(SIM)、医生技能发展(PSD)和医学生核心能力培养的电子笔记本交流(E-Portfolio)的学习。

根据学习内容特点不同,设置相应的教学模式。有些内容自学,节省教学时间,培养学生自学能力。有些比较重点的内容则通过讲课、UDA 和 CBL 相结合的方式。教师传授知识要点和临床经验,学生在案例讨论中从医生的视角运用所学知识,模拟临床医疗,学会使用知识。在教学过程中把学习的主动权交给学生,改变传统教育中以教师灌输为主,学生被动接受的局面。注重学生在教与学中的主体作用,重视培养学生的自主学习能力和综合分析能力,充分调动学生的学习热情和主动性,实现从"学会"向"会学"的转化。TBL课程通过小组同学共同答题的方式进行学习,可以在一个大班内将学生分成很多小组,但只需要一位老师即可开展[3-4]。通过小组同学的努力可以获得小组最好成绩,培养了学生团队合作的精神。在SLM中学习资源网络平台上有详细的自学目标、自学提纲,相应的自测和反馈机制等,这样可以保证学生自学达到的效果。渥太华大学的网络资源非常丰富,他们的教学结合学校学习网络资源、网络公共资源很好地为学生服务[5]。在渥太华大学的Shadowing Program培训中,医学生学习的主动性也给我留下很深的印象,他们学生大多经过大学的学习,再选择到医学院学习,相对我们从高中生直接到大学学习的学生要成熟很多,自学能力相当强,并且学生的学习目标也非常明确。

SIM课程,由家庭医生或相关人员主持,如重点关注弱势群体患者的诊治、关心相关疾病患者和提供相关的人道帮助,将医学伦理和人文精神融入教学中。E-Portfolio是从不同的角度对病例、患者、医师的处理方式等各方面进行观察和评价,通过老师和同学的帮助、点评有助于更好地处理医患关系,并增加学生早期接触临床的机会。这些教学模式有利于全面培养医学生的综合素质,对我们的教育有积极的指导意义。

3.2　双方课程内容侧重点不同有利于培养不同教学目标的学生

上海交通大学医学院的机体防御与免疫总学时为41学时,而渥太华大学的免疫学课程总学时为19小时(折合为28.5学时)。即使加上学生自学的时间,我们的课时比较于渥太华大学来说也比较多。从表1和表2的学习内容来看,我们的免疫基本知识如抗原、抗体、补体、MHC、免疫调节的原理学习内容丰富,机制学习更加深入。临床免疫课程在渥太华的课程中只包括过敏反应、免疫缺陷病和自身免疫病,而我们的课程除了上述内容还包括肿瘤免疫和移植免疫,并且在临床免疫的学习中我们非常注重免疫学的发病机制的学习。渥太华大学的免疫课程中有相当多的课时讨论过敏反应,因为花生过敏在加拿大发病率很高,可以致死。对此内容涉及讲课、UDA、CBL等多种授课形式,远远超过我们医学院的讲授课时安排,其授课所涉及的临床专业知识面较广。另外三型超敏反应则讲得非常少,相关机制的讲解也很少。

渥太华大学对医学生的培养目标是临床医生,50%的医生会成为家庭医生。因此对学生的能力培养注重临床专业知识、交流能力、合作能力、专业素质、学术能力、个人能力、组织能力的培养。在教学中理论与实践并重,学术与人文兼顾。学生在第一年课程中就会与临床有较多接触,并且在课程中也贯穿了大量的临床内容。

上海交通大学医学院对五年制医学生的培养目标是培养适应社会经济发展需要的、品德高尚、基础扎实、技能熟练素质较为全面,具有一定科研发展潜能的应用型专门人才;对八年制医学生的培养目标是知识、能力、素质并重,基础宽、能力强、具有临床医学专业博士学位的复合型高层次医学人才。因此,免疫学课程内容上的发病机制和免疫学原理讲解较深,结合实验课、结合大学生科创和以探究为基础的学习(research based learning,RBL),更有利于培养科研和临床并重能力的学生,学生在科研创新方面的能力更强。

4 展望

上海-渥太华联合医学院于 2015 年已经招收了第一届学生,这批医学生将参照渥太华大学医学院的课程设置体系和授课内容,并结合我国执业医师考试大纲的要求进行教学。我们将吸收双方医学院教学的优点和特点,建立完善的网络资源平台,根据课程内容和特点采取多种授课模式,培养学生的主动学习能力、人文素养、临床能力和科研潜能,培养出更多高水平的医学人才。

参考文献

［1］ Micieli A, Frank J, Jalali A. A medical educator's guide to ♯MedEd[J]. Academic Medicine, 2015,90(8): 1176.

［2］ Cook D A, Beckman T. Current concepts in validity and reliability for psychometric instruments: Theory and application[J]. The American Journal of Medicine, 2006,119, 166. e7 - 166. e16.

［3］ Thompson B M, Schneider V F, Haidet P, et al. Team-based learning at ten medical schools: two years later[J]. Medical Education, 2007,41(3): 250 - 257.

［4］ Bahramifarid N, Sutherland S, Jalali A. Investigating the applications of team-based learning in medical education[J]. Education in Medicine Journal, 2012,4(2): 1.

［5］ Flynn L, Jalali A, Moreau K A. Learning theory and its application to the use of social media in medical education[J]. Postgrad Med J, 2015,0: 1 - 5.

上海-渥太华联合医学院
解剖教学改革的探讨

李　锋，沃　雁，钮晓音，陈广洁，郭晓奎

（上海交通大学医学院，上海，200050）

[摘　要]　人体解剖学是一门医学院学生的必修课，人人皆知。但随着时代的发展，更有效地教学人体解剖学，就显得更加迫切和重要。目前人体解剖学的课程设置改革已经彻底融入医学教学改革的浪潮中，其中上海-渥太华联合医学院（上海交通大学医学院与加拿大渥太华医学院合办）打破了传统意义上的人体解剖学教学课程的设置，以全新的医学人体解剖教学内容和方法展现给大家。

[关键词]　人体解剖学；必修课；解剖教学；思维能力

上海-渥太华联合医学院医学人体解剖教学打破了传统意义上的人体解剖学教学课程的设置，在夯实传统的教学方法和内容基础上，更注重医学思维能力的培养。教学目标明确，方法可行。

1　制定教学目标

传统的人体解剖学教学以教学大纲为主要目标，人民卫生出版社出版的《系统解剖学》和《局部解剖学》作为必选的教材，教学的思维方法单一，追求人体解剖学知识的完整性和理解的深度。而上海-渥太华联合医学院的医学人体解剖的教学首先打破了人体解剖学课程的设置，以教学目标为基础，将医学人体解剖的教学融

作者简介：李峰（1961—），副教授。上海-渥太华联合医学院 Content Expert，人体构造教学团队首席教师。电子邮箱：li15818101@hotmail.com。

入整个医学教育课程体系中,不再以规划教材为主,教学的思维方法多样,追求人体解剖学知识的灵活性和有效性。例如,人体上下肢、背部的解剖知识的获取,以人体解剖的基础知识为中心,辅以临床医学。而头颈部、胸部、腹部和盆部的解剖知识的掌握,依赖于以临床医学为中心,按人体系统获得必要的人体解剖学知识。所以教学目标的制定尤为重要,关系到整个医学教育课程体系中获取知识的正确性和有效性。

2　确立教学方法

传统的人体解剖学教学追求知识的完整性和理解的深度,单纯扩大了记忆解剖知识的有效性,忽视了正确的教学思维方式。而上海-渥太华联合医学院的医学人体解剖的教学方式不再以单纯记忆解剖知识为获取方式,更注重人体解剖知识获取的思维方式,即形态思维和逻辑思维。例如,人体上下肢、背部的解剖知识的获取方式,被分解成几部分完成。第一部分是主要通过学生自学就能达到教学目标的骨学,学校和教师只提供可自学的地点、骨学资源和集中答疑,由学生合理安排时间完成教学目标。第二部分有经验的教师制作好人体各大关节和脊柱标本,并集中分小组示教,达到学生对人体各大关节和脊柱可形态思维的教学目标。第三部分是教师将完整的上下肢和脊柱(包括肌肉、神经和血管)标本展示给学生看,并配有临床医生结合案例精讲,达到对上下肢和脊柱解剖知识的正确的形态思维和逻辑思维,完成了由单纯的人体解剖学范畴向医学临床解剖转化的教学目标[1,2,3]。

3　教学形式多样

人体解剖教学目标和方法的确立,必然导致教学形式的不同选择。例如,人体解剖和骨学的绪论需要教授集中大班授课,以讲座形式出现。骨学各论就有学生单独或小组形式完成。上、下肢关节(肩关节、肘关节、腕关节、髋关节、膝关节和踝关节)的教学,因教师和实验室的限制,先中班讲述,然后有教师带领 6～7 人小组学生示教标本(上,下肢关节标本需要技术员预先制作)完成。上、下肢肌肉、神经和血管的教学,有教师带领 6～7 人小组学生示教标本(预先制作)和自学完成,并利用 CBL 达到教学目标。背部(肌肉、脊柱、神经和血管)的教学目标主要有临床医生完成。也是大、中、小班教学的结合,教师示教和学生自学的结合。一旦确立了正确的教学方法,教授集中授课(单纯记忆)必然减少,教师利用标本示教(形态思维)必然增多,学生和教师参与的案例分析(逻辑思维)必有兴趣[4,5,6,7]。

4　教学评估建立

教学目标的完成,需要可靠的教学评估。首先需建立教学题库,教学题库应该有主观题和客观题之分、难易之分、单选题和多选题之分。而且教学评估可以在教学过程中完成,也就是按照教学目标,安排教学评估。如解剖标本示教前给教学评估,评估学生自学和听课的效果。示教后评估学生思维的能力。单元完成后评估学生综合医学基础和临床知识的能力。采用问卷调查的形式,评估教学目标完成的情况[8,9,10]。

5　构建网络平台

构建丰富的解剖网络教学辅助平台将是联合医学院解剖教学的特色。加拿大渥太华医学院解剖教学已拥有网络教学辅助平台,可提供学生学习人体各系统解剖知识需要的资源,并可利用 podcasts、facebook 和 youtube 与老师互动。通过网络和多媒体技术,可将学生和老师的紧密地联系在一起,达到不断完善教学内容的目的。

上海-渥太华联合医学院解剖教学目标的制定,是按照整个医学教育的需求而制定的。将人体解剖彻底融入医学教育中,也将解剖教学方法建立在正确思维方式之上的。教学形式符合解剖教学目标和思维模式,合理有效的教学评估更促进教学目标的完善和完成。人体解剖教学将进入全新的时代,对学校和老师将提出更高、更严的要求,让上海-渥太华联合医学院和教师共同进步吧!

参考文献

[1] Flynn L, Jalali A, Moreau K A. Learning theory and its application to the use of social media in medical education[J]. Postgrad Med J, published online August, 2015.

[2] Andrew M, Jason F, Alireza J. A Medical Educator's Guide To #MedEd[J]. Academic Medicine, 2015, Aug, 90(8): 1176.

［3］　Azzi A J, Ramnanan C J, Smith J, et al. To quiz or not to quiz: Formative tests help detect students at risk of failing the clinical anatomy course[J]. Anat Sci Educ, 2014, Sep 16. doi: 10.1002/ase.1488.

［4］　Wassmer S, Jalali A. Human anatomy[J]. Academic Medicine June 2013,88(6), DOI: 10.1097/ACM.0b013e31828fa212.

［5］　Ashdown L, Lewis E, Hincke M, et al. Learning Anatomy: Can Dissection and Peer-Mediated Teaching Offer Added Benefits over Prosection Alone? [J] ISRN Anatomy, Volume 2013,Article ID 873825,DOI: 10.5402/2013/873825.

［6］　Bahramifarid N, Sutherland S, Jalali A. Investigating the applications of team-based learning in medical education[J]. Education in Medicine Journal, 2012,4(2). DOI: 10.5959/eimj.v4i2.3.

［7］　Weber M, Hincke B, Patasi A, et al. The Virtual Anatomy Lab: an eDemonstrator pedagogical agent can simulate student — faculty interaction and promote student engagement[J]. Medical Education Development, 2012, 2: e5 DOI: 10.4081/med.2012.e5.

［8］　Jalali A D, Trottier M, Tremblay M. Administering a gross anatomy exam using mobile technology: How one medical school made the switch from paper to paperless[J]. Hincke eLearn Magazine: Education and Technology in Perspective; Top Story; February 1,2011.

［9］　Sommerfeldt J, Jalali A. Generating multiple—choice questions from an existing short—answer examination［J］. Journal of the International Association of Medical Science Educators, 2010,20(2): 107—109.

［10］　Tawati S, Jalali A, Shenassa H. Introduction and assessment of the annual anatomy review course for the obstetrics and gynecology residency program[J]. Open Medicine, 2010,4(3 Suppl): 75.

渥太华大学与上海交通大学医学院医学教学体系中病理学教学的比较与思考

赵　雷[1]，王　莉[1]，张　帆[1]，陈荪红[2]，傅国辉[1]

（1. 上海交通大学医学院病理学系，上海，200025；

2. 上海交通大学基础医学院形态学实验中心；上海，200025）

[摘　要]　渥太华大学医学院和上海交通大学医学院采用了不同的整合课程体系，其共同点都是打破了原有传统学科的界限，将相关医学课程进行有机重组和优化，加强了知识的系统性和连贯性。通过比较病理学教学模式在这两种不同教学体系中的差异，探讨病理学教学方式的改革，从而促进学生对病理学知识的理解、掌握和应用。

[关键词]　病理学；医学整合课程；教学改革；实验教学

随着时代的进步、医学科技的高速发展和知识的更新，对于医学生的培养提出了更高的要求，为了适应当代社会要求的新变化，国内外多所医学院对医学教育进行了多方面的改革和探索[1-3]。上海交通大学医学院从 2008 年开始，在八年制临床医学教学中全面开展了系统整合教学课程改革，随着 2014 年上海交通大学医学院和加拿大渥太华大学医学院合作创办"上海-渥太华联合医学院"，引入渥太华大学医学院教学理念，结合国内医学教育的实际，采用模块系统整合为核心的课程模式开展临床医学本科专业（英语）的医学教育。新形势下，传统病理学教学也需要转变教学方式，进行全方位地改革以适应人才培养的要求。

作者简介：赵雷（1976—），男，博士，讲师。主要研究方向：消化道肿瘤病理。电子信箱：rayzh@126.com。

通信作者：傅国辉，电子信息：guohuifu@shsmu.edu.cn。

1　病理学课程的特点

病理学是研究疾病的病因、发病机制、病理变化、结局及转归的医学基础学科。病理学的学习目的是认识和掌握疾病本质和发生发展的规律,为疾病的诊断和预防提供理论基础[4]。在医学教育中,病理学是临床与基础医学之间的桥梁。传统的病理学教学内容包括总论和各论两部分,总论是阐述各种不同疾病发生发展的共同规律,涵盖适应与损伤、修复、循环障碍、炎症和肿瘤等内容;各论则阐述各种不同疾病的特殊规律,涵盖心血管、呼吸、消化、泌尿、生殖等各系统。在传统病理教学中,学生通过总论的学习,认识疾病的普遍规律,并在此基础上学习各系统每个疾病的特殊规律。

2　上海交通大学医学院系统整合教学课程中病理学教学形式的转变

上海交通大学医学院从 20 世纪 90 年代末开始探索器官系统整合教学,通过将相关学科课程内容融为整体,实现学科知识融通,提升学生对医学知识的综合应用能力[5]。自 2008 年在八年制临床医学专业教学中开展系统整合教学课程改革,涉及病理学教学形式转变的整合课程包括一个模块和八大系统,即医学导论中的病理和病理生理学总论模块,心血管、呼吸、消化、泌尿、生殖、血液、内分泌、神经八大系统整合课程,涵盖了传统病理教学中的总论和部分各论内容,一些系统整合课程中未涵盖到的部分病理学各论内容则以讲座的方式开展。在系统整合课程中,将组织胚胎学、生理学、病理学、病理生理学、药理学、诊断学和影像学的相关知识进行整合,同时采用以问题为基础的学习(problem based learning,PBL)教学贯通基础和临床医学知识[6],并增加学生早期接触临床案例以及加强医学生对所学医学知识的分析和运用。

3　渥太华大学医学院课程体系中病理教学形式的转变

渥太华大学医学院教学课程的核心是培养医学生的临床能力(clinician)、沟通能力(communication)、团队合作(collaboration)、健康指导(health advocate)、职业精神(professional)、学术能力(scholar)、健康人格(person)和管理能力(manager)。所有教学内容整合为 Foundation Unit、Unit 1、Unit 2 和 Unit 3 四大单元教学内容：

Foundation Unit 以免疫学为主线，贯穿了组胚、解剖、病理等基础学科的总论知识，每周围绕一个主题（topic）开展教学，传统病理学中的部分总论知识整合于相关的主题中，涵盖了适应与损伤、修复、炎症等内容。

Unit 1 以心血管系统为主线，并涉及了血液、呼吸、耳鼻喉、肿瘤、肾脏等相关基础和临床医学课程，涵盖了传统病理学中血液循环障碍、肿瘤、心血管系统疾病、呼吸系统疾病等内容。

Unit 2 以消化系统为主线，并涉及了口腔、泌尿、生殖系统等相关基础和临床医学课程，涵盖了病理学中的消化系统、泌尿系统、生殖系统等内容。

Unit 3 以神经系统为主线，并涉及精神病学、眼科学、神经内科、神经外科等相关医学课程，涵盖了病理学中的神经系统内容。

同时，渥太华大学医学院通过每周的整合性讨论课（integrative lecture）融合本周 topic 所涉及的各学科知识；以病例为基础的学习（case base learning，CBL）和自学模块（self learning module，SLM）帮助学生运用所学知识早期接触临床病例以及开展自学。

4　病理学教学中实验教学

实验教学是病理学教学中重要的组成部分，实验教学不仅能帮助学生巩固理论知识，还可使学生掌握基本技能、培养学生分析和解决问题的能力。学生运用已学过的解剖和组织学知识对病理标本和切片进行观察和辨别，启发学生思考大体标本与组织切片、临床表现的联系，做到理论联系实物、大体联系镜下、形态联系机能、病变联系临床[7]。在渥太华大学医学院的病理实验教学中，通过教师对病理标本和切片的讲解，学生对部分大体标本的实物的观察，开展实验教学，更多地需要学生在课后通过网络自学从而弥补病理大体标本和组织切片的缺乏。

5　两所医学院教学体系中病理学教学改革的思考

传统的医学教育模式是以"学科"为中心的三段式课程体系，即公共基础课—专业基础课—临床课。这种课程体系从基础理论到临床实践，循序渐进，但学生在前几年的基础课程学习中，完全接触不到临床课程；而在临床课程的学习中又罕有基础知识的教育,使得基础课程与临床课程之间存在着一个时间上的隔离。并且在以"学科"为中心的教学体系中,孤立地强调学科中的问题,忽略了与相关学科之间的内在联系,导致课程间缺乏有机联系。因此,目前在上海交通大学医学院采用的器官整合式课程,很好地解决了这一问题,按照"形态结构-生理功能-病理病生-诊断-治疗原则"将基础和临床课程有机地串联起来,体现了结构与功能、宏观与微观、生理和病理等多方面的整合,更加注重知识的系统性、连贯性,使不同学科不再彼此孤立和脱节,同时辅以 PBL 教学方式,有利于学生全面系统地掌握基础医学知识。而渥太华大学医学院的课程体系,更是针对其培养医学生八项能力的目标,在基础学习阶段(Foundation Unit)以主题(Topic)为核心,整合各基础学科的教学内容;而进阶学习阶段(Unit 1~3)以疾病为核心,整合基础和临床相关医学学科的教学内容;同时运用 CBL、SLM、PSD(physical skill development)、SIM(society, the individual and medicine)等多种教学手段,辅以网上课程平台系统,充分调动学生的学习热情和主动性,将伦理和人文精神等融入医学教育。

　　针对目前上海交通大学医学院的系统整合教学模式和上海-渥太华联合医学院将引入的渥太华大学医学院的教学模式,病理学的教学方式应当从教学理念、教学方法、考核方式等各方面进行更新,以紧跟医学教育的新进展。

5.1　教学理念的更新

　　病理学的教学模式已不是传统的总论＋各论的教学方式,而是通过病理学与基础、临床课程的整合,转变为以学生为中心、以临床思维方式解决问题为导向的教学模式,从而正确引导学生主动理解和应用所学知识、分析解决问题。

　　目前的医学教学体系中,病理学不再是一门独立的课程,而是分散到各系统/各模块的整合课程中,病理学课程的系统性和完整性受到一定的冲击,学生很难建立起病理学总论与各论之间相互联系的思维模式,这就需要教师充分利用网络平台,制定均衡的病理课程计划,建立完善的网络资源,辅导、帮助学生学习和梳理知识点之间的关系。

5.2　教学方法的优化

　　传统的教学方法存在重教学内容、轻教学方法,重教师的主导性、忽视发挥学生的主观能动性的缺陷。在病理学的教学中,可以根据教学目标和教学内容的需要,大力开展 CBL、PBL 教学,通过设置具体的案例,引导学生讨论,在分析和研究病例的过程中,激发学生的兴趣,培养学生独立思考和解决问题的能力,在讨论中掌握病理知识并相互联系、融会贯通相关学科知识。

5.3　课程考核的改革

传统病理学理论考核以闭卷考试为主,实验以切片诊断为主。传统考核只注意对知识的记忆、理解与巩固,偏重于病理专业水平测定,忽略了综合素质与能力的评估[8]。病理学课程考核的改革,应当针对系统整合/模块整合课程的要求,合并病理学和相关基础、临床知识,充分考量学生的理论笔试成绩和 CBL、PBL 教学中所反应的学生真实水平,注重对于学生综合能力的培养,灵活全面地对学生掌握的知识情况进行综合考评。

6　结语

病理学作为医学教育的主干学科及执业医师资格考试的必修课程,为医学之本,其教学质量的好坏直接关系到医学人才培养的质量。整合课程教学优化了教学体系,使医学教育更加全面系统,病理学的教学模式只有不断改进和实践,以符合当前教学体系的要求,才能达到更好的教学效果。

参考文献

[1]　Oehoa J G, Wludyka P. Randomized comparison between traditional and traditional plus interactive web-based methods for teaching seizure disorders [J]. Teach Learn Mecl, 2008, 20(2): 114 - 117.

[2]　Xu D, Sun B, Wan X, et al. Reformation of medical education in China [J]. Lancet, 2010, 375(9725): 1502 - 1504.

[3]　Barrows H S. A taxonomy of problem-based-learning methods[J]. Med Educ, 1986, (20): 481 - 486.

[4]　李玉林. 病理学[M]. 人民卫生出版社,2013.

[5]　黄钢,顾鸣敏,唐红梅,等. 医学新目标与上海交通大学医学教学改革新思路[J]. 上海交通大学学报(医学版),2008,28: 1 - 3.

[6]　黄钢,陆斌杰,张艳萍,等. 构建以医学生综合能力提升为核心的医学教育新模式——上海交通大学医学院 PRICE 医学教育模式探索[J]. 中国高等医学教育,2012(9): 1 - 3.

[7]　刘力华. 适应现代医学改革,优化病理教学创新[J]. 中国实用医药,2008(3): 155 - 156.

[8]　郁松. 改革考试方法,培养创新型医学人才[J]. 中国高等医学教育,2010(7): 23 - 24.

中英文索引